E. Herrmann, A. Klepsch

Prüfung Pflegefachperson – mündlich und praktisch

Erik Herrmann, Annett Klepsch

Prüfung Pflegefachperson – mündlich und praktisch

ELSEVIER

Elsevier GmbH, Bernhard-Wicki-Str. 5, 80636 München, Deutschland
Wir freuen uns über Ihr Feedback und Ihre Anregungen an kundendienst@elsevier.com

ISBN 978-3-437-25153-5
eISBN 978-3-437-05686-4

Aus Gründen der Barrierefreiheit sind die Bilder in elektronischen Ausgaben dieses Buches mit Alt-Text-Beschreibungen (Alternativ-Text) versehen, die von Elsevier bereitgestellt werden. Mehr Informationen erhalten Sie unter https://www.elsevier.com/about/accessibility.

Elsevier nimmt eine neutrale Position in Bezug auf territoriale Meinungsverschiedenheiten oder Zuständigkeitsansprüche in seinen veröffentlichten Inhalten ein, einschließlich Landkarten und institutionellen Zugehörigkeiten.

1. Auflage 2025

Wichtiger Hinweis: Die medizinischen Wissenschaften unterliegen einem sehr schnellen Wissenszuwachs. Der stetige Wandel von Methoden, Wirkstoffen und Erkenntnissen ist allen an diesem Werk Beteiligten bewusst. Sowohl der Verlag als auch die Autorinnen und Autoren und alle, die an der Entstehung dieses Werkes beteiligt waren, haben große Sorgfalt darauf verwandt, dass die Angaben zu Methoden, Anweisungen, Produkten, Anwendungen oder Konzepten dem aktuellen Wissensstand zum Zeitpunkt der Fertigstellung des Werkes entsprechen.
Der Verlag kann jedoch keine Gewähr für Angaben zu Dosierung und Applikationsformen übernehmen. Es sollte stets eine unabhängige und sorgfältige Überprüfung von Diagnosen und Arzneimitteldosierungen sowie möglicher Kontraindikationen erfolgen. Jede Dosierung oder Applikation liegt in der Verantwortung der Anwenderin oder des Anwenders. Die Elsevier GmbH, die Autorinnen und Autoren und alle, die an der Entstehung des Werkes mitgewirkt haben, können keinerlei Haftung in Bezug auf jegliche Verletzung und/oder Schäden an Personen oder Eigentum, im Rahmen von Produkthaftung, Fahrlässigkeit oder anderweitig übernehmen.

Für die Vollständigkeit und Auswahl der aufgeführten Medikamente übernimmt der Verlag keine Gewähr.
Geschützte Warennamen (Warenzeichen) werden in der Regel besonders kenntlich gemacht (®). Aus dem Fehlen eines solchen Hinweises kann jedoch nicht automatisch geschlossen werden, dass es sich um einen freien Warennamen handelt.

Bibliografische Information der Deutschen Nationalbibliothek
Die Deutsche Nationalbibliothek verzeichnet diese Publikation in der Deutschen Nationalbibliografie; detaillierte bibliografische Daten sind im Internet über https://www.dnb.de abrufbar.

26 27 28 29 6 5 4 3

In ihren Veröffentlichungen verfolgt die Elsevier GmbH das Ziel, genderneutrale Formulierungen für Personengruppen zu verwenden. Um jedoch den Textfluss nicht zu stören sowie die gestalterische Freiheit nicht einzuschränken, wurden bisweilen Kompromisse eingegangen. Selbstverständlich sind **immer alle Geschlechter** gemeint.

Planung: Regina Pappers; Projektmanagement: Martina Gärtner
Redaktion: Ulrike Frühwald, Hamburg
Herstellung: Felicitas Hübner, München
Satz: Thomson Digital, Noida/Indien
Druck und Bindung: Drukarnia Dimograf Sp. z o. o., Bielsko-Biała/Polen
Fotos/Zeichnungen: Heike Hübner, Berlin nach Vorlage der/des Autor*in
Umschlaggestaltung: FAVORITBÜRO München
Umschlagherstellung: SpieszDesign, Neu-Ulm
Titelillustrationen: shutterstock

Aktuelle Informationen finden Sie im Internet unter **www.elsevier.de**

Geleitwort

Liebe Leserinnen und Leser,
Sie stehen vor kurz vor der Beendigung Ihrer Ausbildung in der generalistischen Pflegeausbildung - den Abschlussprüfungen.

Im Rahmen Ihrer **Ausbildung** ist dies vielleicht das letzte Buch, dass Sie sich ansehen. Es wäre schön, wenn Sie dieses Buch im Sinne lebenslangen Lernens motiviert, sich auch nach Ihrer Ausbildung beruflich immer auf dem Laufenden zu halten. Pflege ist ein Beruf, der nicht nur fachliches Wissen und praktische Fähigkeiten, sondern auch Empathie, Kommunikationsfähigkeit und ein Bewusstsein für die Bedürfnisse von Pflegebedürftigen benötigt.

Diese Kompetenzen werden insbesondere in den mündlichen Prüfungen gefragt sein.

Die mündliche Prüfung gibt Ihnen die Gelegenheit, Ihr Wissen zu präsentieren, strukturiert zu argumentieren und unter Beweis zu stellen, dass Sie auf die vielfältigen Herausforderungen des Pflegealltags vorbereitet sind. Und vor allem: dass sich die Ihnen anvertrauten Pflegebedürftigen auf Sie verlassen können.

Sehen Sie dies als letzte Challenge, um zu beweisen, dass Sie alle Kompetenzbereiche der Ausbildung erlernt, angewandt und verstanden haben und dass Sie eine kompetente Pflegefachperson werden.

Dieses Buch soll hierfür ein wertvoller Begleiter sein. Es bietet Ihnen eine gezielte Vorbereitung auf die mündliche Prüfung, hilft Ihnen, Unsicherheiten zu überwinden und vermittelt Strategien, um Ihre gewonnenen Kompetenzen klar und überzeugend darzustellen. Für die praktische Prüfung gibt es Ihnen eine Struktur vor, an der Sie sich „langhangeln“ können.

Sie haben sich sicher intensiv vorbereitet und viele wertvolle Erfahrungen gesammelt. Sie haben drei Jahre Ausbildung geschafft und können etwas! Lassen Sie sich nicht von Prüfungsangst verunsichern –

Denken Sie in der Prüfungssituation an die wertvollen Tipps in diesem Prüfungstrainer. Die Übungen im Buch werden Ihnen helfen, die oft kompliziert erscheinenden Situationen zu sortieren und zu lösen. Wenn Sie viele Übungsbeispiele durchgegangen sind und diese bewältigt haben, ist die Prüfung für sie Routine und Sie können die in den Übungen gewonnene Erkenntnisse auf den Prüfungstag übertragen.

Ich selbst kann mich noch an meine Prüfungstage erinnern. Im Nachhinein kann ich Ihnen sagen, sie sind nicht so schlimm, wie man sie sich vorstellt. Meine beruflichen Stationen in der Pflege haben gezeigt, dass es sich lohnt ….

Vertrauen Sie auf sich und Ihr Können.

Ich wünsche Ihnen eine erfolgreiche Prüfung und einen gelungenen Start in Ihr Berufsleben!

Mit besten Wünschen
Verena Bikas

Vorwort

Liebe Leserinnen und Leser,
für die meisten von Ihnen steht vermutlich die Vorbereitung auf die Prüfungen in der Pflege bevor. Wenngleich das Wort „Prüfung" für manche ein Begriff ist, den man am liebsten gar nicht mehr hören möchte, müssen Sie diese Hürde meistern, um sich dann examinierte Pflegefachfrau/-mann/-person nennen zu dürfen.

Während mit den Werken „Prüfung Pflegefachperson schriftlich Tag 1 bis 3" die schriftlichen Prüfungen mit konkreten Prüfungs-Beispiel-Aufgaben vorbereitet werden können und von den Auszubildenden bereits sehr gut angenommen wurden, soll dieses Werk gezielt auf die mündliche und die praktische Prüfung vorbereiten.

Eine der größten Veränderungen der Pflegefachausbildung seit 2020 ist neben der Generalisierung (Zusammenfassung von drei Pflegefachberufen zu einem) die Kompetenzorientierung, die sich sowohl durch den gesamten Ausbildungsprozess in Theorie und Praxis zieht als auch in den Abschlussprüfungen widerspiegelt. Dabei sind für die schriftlichen Prüfungen und die mündliche Prüfung konkrete Kompetenzbereiche bzw. –schwerpunkte vorgegeben. In der praktischen Prüfung sind je nach Situation und umzusetzenden Aufgaben verschiedene Kompetenzen notwendig, die dann von den praktischen Prüfern eingeschätzt werden.

Damit lässt sich auch die Perspektive etwas verändern – Sie haben die Chance (und zugleich Aufgabe) Ihren Prüfern zu zeigen, welche Kompetenzen Sie besitzen. Gleichzeitig wird dadurch ersichtlich, dass Sie bereit sind Verantwortung in Ihrem Beruf zu übernehmen und eigenständig handeln können.

Das Üben mit den exemplarischen Prüfungssituationen in diesem Buch, ermöglicht es Ihnen, sich gut auf die Prüfung vorzubereiten. Um verschiedene Sinne und Lerntypen anzusprechen, beinhaltet dieses Buch die mündlichen Prüfungssituationen nicht nur in Schriftform, sondern enthält ebenfalls Audiodateien, in denen beispielhaft in mündliche Prüfungen hineingehört wird und diese auch kommentiert werden. Für die Vorbereitung auf die praktische Prüfung finden Sie hingegen die Prüfungsbestandteile nacheinander mit Übungen und Reflexionsfragen. Für beide Bereiche finden Sie Antwortvorschläge und zahlreiche Hinweise.

Wir wünschen allen angehenden Pflegefachpersonen viel Spaß beim Üben, viel Erfolg bei den Abschlussprüfungen und viel Freude im Beruf.

Görlitz im Januar 2025
Erik Herrmann

Dessau im Januar 2025
Annett Klepsch

Benutzerhinweise

Prüfungsbeispiele als Audio:

Über **die QR-Codes** im Buch erhalten Sie die Audios mit Beispielen, wie eine echte *mündliche* Prüfung ablaufen könnte.

Für den **Aufgabenteil Kapitel 2–11:** hier werden Sie nach einer Zusammenfassung gefragt und es folgen die Aufgaben zur Fallsituation von den Lehrenden.

Im **Erwartungshorizont** (Kapitel 12) bekommen Sie eine komplette exemplarische Prüfung. Diese ist aufgeteilt in eine Zusammenfassung, Beantwortung der Fragen zu einem Fall und abschließend noch ein Fazit eines Lehrers.

Zu ausgewählten Fallsituationen haben wir zudem eine Prüfung dargestellt, wie sie auch laufen kann mit Kommentaren eines Prüfenden, was hier noch verbessert werden kann.

Hinweis zu den angegebenen Punktzahlen bei den mündlichen Prüfungsbeispielen

Bei der Bearbeitung jedes Prüfungsbeispiels können Sie in unserem Buch **insgesamt 100 Punkte** erreichen: maximal **60 Punkte** für die inhaltliche Richtigkeit und Vollständigkeit und maximal **40 Punkte** für die Art und Weise, wie Sie Ihr Wissen präsentieren. Da Letzteres nur individuell und auf das gesamte Prüfungsgespräch bezogen bewertet werden kann, bezieht sich die bei den einzelnen Aufgaben angegebene Punktzahl allein auf die inhaltliche Richtigkeit und Vollständigkeit.
Die Bewertung und Bepunktung ist von Bundesland zu Bundesland unterschiedlich! Daher hat die angegebene Bepunktung nur beispielhaften Charakter. Auszubildende sollten sich bei Ihrer Schule informieren.

Diese Kästen helfen Ihnen im Buch

Fallsituation

Ein Fall wie er Ihnen auch in einer echten Prüfung begegnen kann.

ACHTUNG

Weist auf wichtige Themen hin

Für das gezielte Lernen mit dem Buch weisen die folgenden Symbole auf das Setting des Falls hin bzw. auf die Person, um die es geht:

Ⓚ Kind und Jugendliche
Ⓐ Alter Mensch
Ⓔ Erwachsener Mensch

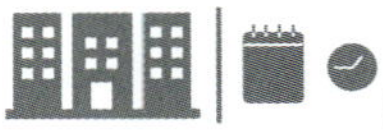 Stationäre Langzeitpflege

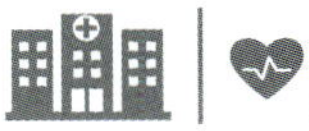 Stationäre Akutpflege

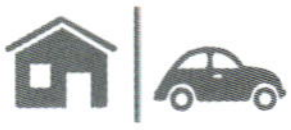 Ambulante Pflege

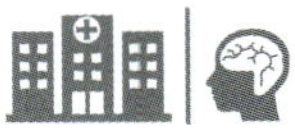 Psychiatrische Versorgung

Kapitel 12 enthält den Erwartungshorizont also die „Lösungen" zu den Fällen in den Kapiteln zur mündlichen Prüfung in Kapitel 2–11. In der Randspalte finden Sie Hinweise auf die gefragten Operatoren und den Kompetenzschwerpunkten.

Hinweise zu den Fallsituationen

Die Namen der Personen, die Beschreibungen ihrer Erkrankungen, die Orte und Situationen sind realitätsnah, aber frei erfunden. Jegliche Ähnlichkeit mit echten Personen und Geschehnissen sowie Orten und Institutionen sind daher rein zufällig und nicht beabsichtigt.

IMPULS

Hier finden Sie Anregungen zum Weiterdenken, zum Verknüpfen des Gelernten oder auch weiteführende Inhalte zum Thema.

LERNTIPP ODER TIPP

Tipps und Tricks zum besseren Lernen oder auch für die Praxis.

Abkürzungen

ABEDL	Aktivitäten, (soziale) Beziehungen und existenzielle Erfahrungen des Lebens
AD	Ausbildungsdrittel
ärztl.	ärztlich
ATL	Aktivitäten des täglichen Lebens
AZM	Arzneimittel
b. Bed.	bei Bedarf
BDSG	Bundesdatenschutzgesetz
BetrVG	Betriebsverfassungsgesetz
BGB	Bürgerliches Gesetzbuch
BGM	betriebliches Gesundheitsmanagement
B.O.K.D.	Berufsorganisation der Krankenpflegerinnen Deutschlands
BZ	Blutzucker
COPD	Chronic Obstructive Pulmonary Disease (chronisch-obstruktive Lungenerkrankung)
CPAP	Continous Positive Airway Pressure (kontinuierlicher positiver Atemwegsdruck)
DBfK	Deutscher Berufsverband für Pflegeberufe (ursprünglich: Deutscher Berufsverband für Krankenpflege)
DDR	Deutsche Demokratische Republik
DNQP	Deutsches Netzwerk für Qualitätsentwicklung in der Pflege
EACH	European Association for Children in Hospital
EBN	Evidence-based Nursing (evidenzbasierte Pflege)
EKG	Elektrokardiogramm
Fr.	Frau
GG	Grundgesetz
gtt.	Tropfen (lat. *guttae*)
Hr.	Herr
ICN	International Council of Nurses
Jh.	Jahrhundert
KB	Kompetenzbereich
l	Liter
min	Minute
NANDA	North American Nursing Diagnosis Association
n. Chr.	nach Christi Geburt
NRS	numerische Ratingskala
OP	Operation
QR-Code	Quick-Response-Code (Code für eine schnelle Antwort)
P.	Punkte
PEG	perkutane endoskopische Gastrostomie
PflAPrV	Pflegeberufe-Ausbildungs- und -Prüfungsverordnung
PflBG	Pflegeberufegesetz
PflBRefG	Pflegeberufereformgesetz
PfWG	Pflege-Weiterentwicklungsgesetz
ROT	Realitätsorientierungstraining
RR	Riva-Rocci (Blutdruck)
s.c.	subkutan
Sek.	Sekunde
SGB	Sozialgesetzbuch
SIS	Strukturierte Informationssammlung
SMART	spezifisch, messbar, akzeptiert, realisierbar, terminierbar
Std.	Stunde
StGB	Strafgesetzbuch
TCM	Traditionelle Chinesische Medizin
tgl.	täglich
UN	United Nations (Vereinte Nationen)
v. Chr.	vor Christi Geburt
WENR	Workgroup of European Nurse Researchers
WHO	World Health Organisation (Weltgesundheitsorganisation)
ZVK	zentralvenöser Katheter

Fehler gefunden?

An unsere Inhalte haben wir sehr hohe Ansprüche. Trotz aller Sorgfalt kann es jedoch passieren, dass sich ein Fehler einschleicht oder fachlich-inhaltliche Aktualisierungen notwendig geworden sind. Sobald ein relevanter Fehler entdeckt wird, stellen wir eine Korrektur zur Verfügung. Mit diesem QR-Code gelingt der schnelle Zugriff.

https://else4.de/978-3-437-25153-5

Wir sind dankbar für jeden Hinweis, der uns hilft, dieses Werk zu verbessern. Bitte richten Sie Ihre Anregungen, Lob und Kritik an folgende E-Mail-Adresse: kundendienst@elsevier.com

Inhaltsverzeichnis

I Die mündliche Prüfung zur Pflegefachperson – Vorbereitung und Ablauf

KAPITEL

1 Vorbereitung auf die mündliche Prüfung

Annett Klepsch

1.1 Gestaltung der mündlichen Prüfung

Die Gestaltung der mündlichen Prüfung wird bundesweit einheitlich durch § 15 PflAPrV „Mündlicher Teil der Prüfung" geregelt. Hier wird beschrieben, über welche Kompetenzbereiche sich die Prüfung erstreckt, welche Schwerpunkte gesetzt werden und welchen Charakter die Prüfungsaufgabe haben soll, welche Rahmenbedingungen gelten und wie die Benotung erfolgt. Diese Inhalte werden übersichtlich in ➤ Tab. 1.1 dargestellt.

ACHTUNG

Die Modalitäten der Prüfung zur Pflegefachperson sind grundsätzlich bundeseinheitlich über die Ausbildungs- und Prüfungsverordnung für die Pflegeberufe (PflAPrV) geregelt. Allerdings können die Bundesländer und auch die Pflegeschulen **Anpassungen vornehmen.** Hören Sie deshalb gut zu, wenn in der Schule über den Ablauf der Prüfungen informiert wird, und notieren Sie sich wichtige Punkte.

TIPP

Es gibt vier Kriterien, nach denen die mündliche Leistung bewertet wird:

- **Gegenstandsbezug:** Wie gut gelingt es Ihnen, die Lösungen zu den jeweiligen Aufgaben auf das Fallbeispiel zu beziehen und auch mit angrenzenden pflegerischen Themen Zusammenhänge herzustellen? Können Sie Ihre Aussagen begründen?
- **Kommunikatives Verhalten:** Halten Sie selbstständig einen kleinen Vortrag? Benötigen Sie Hilfestellung bei der Beantwortung der Fragen? Sprechen Sie korrekt und können Sie die Fachsprache einwandfrei anwenden? Zeigen Sie ein der Situation angemessenes Verhalten?
- **Selbstständigkeit:** Wie gut bewältigen Sie die Prüfungsanforderung? Wie gut nutzen Sie die zur Verfügung stehende Zeit? Wie gut gelingt es Ihnen, Ihr Wissen anzubringen und den Gesprächsfaden in der Hand zu behalten?
- **Zielgerichtetheit:** Wie zielorientiert erfüllen Sie die Aufgaben? Passen Ihre Lösungen zur Aufgabe? Wie integrieren Sie Ihre Gesprächsanteile in das Prüfungsgespräch? Folgen Sie einer Logik oder springen Sie unkoordiniert zwischen den Aufgabenstellungen hin und her?

Tab. 1.1 Prüfungsgestaltung entsprechend § 15 PflAPrV

Kriterium	Umsetzung
Kompetenzen	**KB III: Intra- und interprofessionelles Handeln in unterschiedlichen systemischen Kontexten verantwortlich gestalten und mitgestalten** • Verantwortung in der Organisation des qualifikationsheterogenen Pflegeteams übernehmen • Ärztliche Anordnungen im Pflegekontext und in Notfallsituationen eigenständig durchführen • In interdisziplinären Teams an der Versorgung und Behandlung von Menschen aller Altersgruppen mitwirken und Kontinuität an Schnittstellen sichern **KB IV: Das eigene Handeln auf der Grundlage von Gesetzen, Verordnungen und ethischen Leitlinien reflektieren und begründen** • Die Qualität der pflegerischen Leistungen sicherstellen und dabei ökologische und ökonomische Prinzipien beachten • Versorgungskontexte und Systemzusammenhänge im Pflegehandeln berücksichtigen **KB V: Das eigene Handeln auf der Grundlage von wissenschaftlichen Erkenntnissen und berufsethischen Werthaltungen und Einstellungen reflektieren und begründen** • Pflegehandeln an aktuellen wissenschaftlichen Erkenntnissen, insbesondere an pflegewissenschaftlichen Forschungsergebnissen, Theorien und Modellen ausrichten • Verantwortung für die Entwicklung (lebenslanges Lernen) der eigenen Persönlichkeit sowie für das berufliche Selbstverständnis übernehmen
Schwerpunkte	Die Prüfungsaufgabe thematisiert die Auseinandersetzung mit der eigenen Berufsrolle und dem beruflichen Selbstverständnis, teambezogene, einrichtungsbezogene sowie gesellschaftliche Kontextbedingungen und ihren Einfluss auf das pflegerische Handeln
Charakter	Bearbeitung einer komplexen Aufgabenstellung in Form einer Fallsituation. Diese thematisiert einen anderen Versorgungskontext und eine andere Altersgruppe als in der praktischen Prüfung
Rahmenbedingungen	Die Auszubildenden werden einzeln oder zu zweit geprüft. Die Prüfung soll für jede zu prüfende Person mindestens 30 und nicht länger als 45 Minuten dauern. Eine angemessene Vorbereitungszeit unter Aufsicht ist zu gewähren. Zuhörende sind mit Zustimmung des zu Prüfenden gestattet, wenn ein berechtigtes Interesse besteht
Benotung	• Gegenstandsbezug (Gewichtung 60 %): klare Darstellung der inhaltlichen Anforderungen, Herstellung von Zusammenhängen, theoriegeleitete Begründung der Aussagen • Kommunikatives Verhalten (Gewichtung 20 %): der Situation angemessen, verständlicher Ausdruck, korrekte Verwendung von Fachbegriffen • Selbstständigkeit (Gewichtung 10 %): selbstständige Bewältigung der Anforderungen, effektive Nutzung der Zeit • Zielgerichtetheit (Gewichtung 10 %): Anforderungen der Aufgabe erfüllt und eigene Gesprächsanteile logisch aufgebaut
Konkrete sich ergebende Aufgaben	• Zusammenfassung der Fallsituation • Beantwortung der in der Fallsituation gestellten Fragen im Sinne eines Fachgesprächs
Prüfungsbewertung	Die Prüfung wird von zwei Fachprüferinnen oder -prüfern, die an der Schule unterrichten, abgenommen und benotet. Aus den Noten für die in der Prüfung erbrachte Leistung bildet der Vorsitzende des Prüfungsausschusses die Prüfungsnote für den mündlichen Teil der Prüfung als arithmetisches Mittel mit einer Rundung auf zwei Stellen nach dem Komma. Der mündliche Prüfungsteil gilt als bestanden, wenn er mit mindestens „ausreichend" bewertet wurde
Berechnung der Gesamtnote für den mündlichen Teil der Ausbildung	Die Gesamtnote für den mündlichen Ausbildungsteil ergibt sich aus der Prüfungsnote und der mündlichen Vornote. Dabei fließt die Prüfungsnote zu 75 % und die Vornote zu 25 % ein. Das Ergebnis wird mit zwei Stellen nach dem Komma angegeben und erscheint als gerundete Gesamtnote auf dem Abschlusszeugnis der Absolventen. Dabei wird ab ,5 auf die nächstschlechtere Note gerundet. **Die Bewertung und Bepunktung ist von Bundesland zu Bundesland unterschiedlich**! Daher hat die angegebene Bepunktung nur beispielhaften Charakter. Auszubildende sollten sich bei Ihrer Schule informieren (siehe auch Benutzerhinweise).

1.2 Konzept der mündlichen Prüfung

Prüfungen anhand von **Fallsituationen** spiegeln wider, inwieweit Zusammenhänge verstanden wurden. Dazu wird **theoretisches Wissen in Bezug zur Praxis gesetzt** und in Form eines Fachgesprächs geprüft. Teil II dieses Buchs beinhaltet daher 16 Fallsituationen mit dazugehörigen Aufgaben, wie sie in der mündlichen Prüfungstag gestellt werden könnten.

Gesetzlich ist festgelegt, dass die in der mündlichen Prüfung vorgegebene Fallsituation ein **anderes Setting** und eine **andere Altersstruktur** als das in der praktischen Prüfung zum Thema haben muss. Wird also z. B. die praktische Prüfung im Krankenhaus bei einem erwachsenen (18- bis 59-jährigen) Patienten abgelegt, wird die mündliche Prüfung auf einer Fallsituation basieren, die weder das Krankenhaus noch eine zu pflegende Person dieser Altersgruppe zum Thema hat.

Die mündliche Prüfung dauert zwischen 30 und 45 Minuten. Hinzu kommt eine etwa 20-minütige Vorbereitungszeit, in der den Auszubildenden das Fallbeispiel und auch die Schwerpunkte des bevorstehenden Prüfungsgesprächs schon vorliegt.

In den ersten 20 Minuten der Prüfung ist der Inhalt des Fallbeispiels zu analysieren und mit eigenen Worten wiederzugeben. Dabei ist auch auf relevante Aspekte hinsichtlich der Schwerpunkte einzugehen. In den verbleibenden 10 Minuten stellen die Prüfenden Aufgaben zur Situation und den benannten Schwerpunkten, deren Lösung in einem Fachgespräch erfolgen soll.

1.3 Prüfungsvorbereitung mit diesem Buch

Die folgenden Kapitel sind so konzipiert, dass sie die Inhalte und den Ablauf der mündlichen Prüfung nachempfinden. Damit Sie sich möglichst realitätsgetreu auf Ihre mündliche Prüfung vorbereiten können, gehen Sie folgendermaßen vor:

1. Wählen Sie eine Fallsituation aus den verfügbaren Settings (Krankenhaus, ambulante Pflege, Langzeitpflege, Pädiatrie, Psychiatrie) und einer Altersgruppe, die sich in beiden Kriterien von der Fallsituation, die Sie in der praktischen Prüfung bearbeitet haben, unterscheidet.
2. Lesen Sie die Fallsituation aufmerksam durch und analysieren und bearbeiten Sie diese in der 20 Minuten dauernden Vorbereitungszeit. Die Fragen und Schwerpunkte, die Ihnen in ähnlicher Form auch in der mündlichen Prüfung zur Verfügung stehen, helfen Ihnen dabei.

LERNTIPP

Greifen Sie zum Handy und nehmen Sie Ihre Analyse als Sprachmemo auf. Wie lange können Sie ohne zu stocken über die Situation und die genannten Schwerpunkte reden?
Auf diese Weise können Sie auch üben, frei zu sprechen, und Ihren Vortrag später beurteilen. Beim Anhören ergeben sich oft überraschende Erkenntnisse, insbesondere, wie Sie etwas besser formulieren können.

3. Nun folgt der „Gang in den Prüfungsraum“. Stellen Sie sich dort zwei Lehrkräfte, die vorwiegend bei Ihnen Unterricht gehalten haben, als Prüfende vor. Diesen legen Sie in den ersten 20 Minuten Ihre Analyse der Fallsituation bezüglich der inhaltlichen Schwerpunkte dar und lösen anschließend die Aufgaben zur Fallsituation. Versuchen Sie die Fragen **zunächst selbstständig** zu beantworten und schauen Sie noch nicht gleich in den Erwartungshorizont im dritten Teil dieses Buchs.

LERNTIPP

Mittels der **Audiosequenzen** in den QR-Codes können Sie eine realitätsnahe Prüfung durchspielen. Alle Fragen und Aufgaben, die die Prüfer an Sie richten, wurden eingesprochen und können nun von Ihnen gehört werden – so wie in der echten Prüfung. Das ist etwas anderes, als eine Frage zu lesen. Probieren Sie aus, womit Sie am besten lernen können. Es ist ein Unterschied, ob man eine Frage liest oder hört. Letzteres erfordert viel mehr Konzentration.
Die Aufgaben sind ohne Pause aufgesprochen. Um sich realitätsnah zu testen, empfiehlt es sich, nach jeder Aufgabe die Audiodatei zu stoppen und die Aufgabe zu lösen. Sie können Ihre Antworten aufnehmen und/oder sich Notizen dazu machen. So können Sie mithilfe des Erwartungshorizonts (➤ Kap. 12) überprüfen, was Sie gewusst haben und was Sie darüber hinaus noch sagen hätten können.
Ein zweiter Vorteil des Lernens mit Sprachmemos ist, dass Sie auf diese Weise den Lerninhalt noch einmal hören und dadurch eine weitere Wiederholung in Ihren grauen Zellen speichern können – und darum geht es ja letztlich.

4. Im Erwartungshorizont finden Sie die ausformulierten Lösungen zu den gestellten Aufgaben zum Nachlesen. In den Audiokommentaren können Sie mögliche Lösungen eines Prüflings hören sowie das jeweilige Feedback einer prüfenden Person.

Hinweis zu den angegebenen Punktzahlen

Bei der Bearbeitung jedes Prüfungsbeispiels können Sie **insgesamt 100 Punkte** erreichen: maximal **60 Punkte** für die inhaltliche Richtigkeit und Vollständigkeit und maximal **40 Punkte** für die Art und Weise, wie Sie Ihr Wissen präsentieren. Da Letzteres nur individuell und auf das gesamte Prüfungsgespräch bezogen bewertet werden kann, bezieht sich die bei den einzelnen Aufgaben angegebene Punktzahl allein auf die inhaltliche Richtigkeit und Vollständigkeit.

1.3.1 Zusammenfassen der Fallsituation

Zur Analyse einer Fallsituation ist es hilfreich, zunächst eine kleine Strukturhilfe zu erstellen: Dazu schreiben Sie zwei, drei relevante Stichworte (Situationsmerkmale, Personen, Handlungsanlässe, Kontextbedingungen …) auf ein Blatt Papier und ordnen dann alles, was im Text zum jeweiligen Stichwort gesagt wird, diesem zu. Probieren Sie dieses Vorgehen auch bei Fallsituationen, die Sie im Unterricht bearbeiten, aus.

LERNTIPP

Das Zusammenfassen von fachlichen Texten fällt mitunter nicht leicht. Üben Sie dies auch mit anderen Texten. Lesen Sie einen Zeitungsbericht oder schauen Sie einen Film und versuchen Sie danach, einem anderen Menschen, der nichts über dessen Inhalt weiß, korrekt und folgerichtig davon zu berichten. Diese Kompetenz macht Sie übrigens auch im sonstigen Leben zu einem interessanten Gesprächspartner.

Sie sollten in der Lage sein, das Handeln der in der Fallsituation agierenden Personen und ihre eigenen Erfahrungen in Verbindung zu bringen und zu reflektieren. Die Fähigkeit zur **Analyse** von Handlungssituationen, zur kritischen **Beurteilung** und zur **Formulierung** einer angemessenen Reaktion sind wichtige Aspekte der Beurteilung Ihrer Prüfungsleistung.

1.3.2 Lösen der Aufgaben

Für die mündliche Prüfung ist es wichtig, über die Themen der Kompetenzbereiche III, IV und V Bescheid zu wissen. Diese bilden die Grundlage der mündlichen Prüfung.

LERNTIPP

Eine gute Vorbereitung ist es, sich selbst eine eigene Meinung zu den Thematiken der Kompetenzbereiche III–V zu bilden, z. B. Pro- und Kontra-Aspekte einer Theorie zu kennen. Wenn Sie diese in Ihre Analyse des Fallbeispiels oder in die Beantwortung einer Frage einfließen lassen, stellt das Ihr selbstständiges Denken unter Beweis.

- Da es bei der mündlichen Prüfung immer um die praktische Anwendung des theoretischen Wissens im Pflegealltag geht, ist es ratsam, sich **zu jedem theoretischen Thema ein praktisches Beispiel** parat zu legen. Dadurch können Sie den Prüfenden verdeutlichen, dass Sie nicht nur fleißig auswendig gelernt, sondern die Inhalte auch verstanden haben und das Wissen sogar praktisch anwenden können. Damit machen Sie jeden Prüfer glücklich!
- Zwischen einzelnen Themengebieten der Kompetenzbereiche gibt es **Schnittstellen.** Wenn Sie zum Expertenstandard befragt werden, können Sie z. B. sehr gut eine **Brücke** zum Qualitätsmanagement **schlagen.** Ist dagegen das Qualitätsmanagement unter den Schwerpunkten aufgeführt, können Sie geschickt zum Berufsverständnis überleiten. Solche Brücken können Sie sich schon im Vorfeld überlegen. Sie machen dadurch klar, dass Sie komplex denken können und die praktische Relevanz des Themas verinnerlicht haben.

LERNTIPP

Die **Beurteilung von Meinungen** erscheint vielen Auszubildenden subjektiv. Und tatsächlich ist z. B. das berufliche Pflegeverständnis sehr individuell. Wenn eine Auszubildende dieses jedoch in der Prüfung darlegt, können ihre Fachkompetenz, das Beachten ethischer Prinzipien und ihre sozialen Fähigkeiten objektiv bewertet werden.

- Das Prüfungsgespräch orientiert sich an den gestellten Fragen und Aufgaben, allerdings muss nicht jede in gleichem Umfang und in gleicher Tiefe beantwortet bzw. gelöst werden. Die eine Antwort bzw. Lösung können Sie sehr detailliert ausführen, dafür bleiben Sie bei der nächsten oberflächlicher. Dies ist möglich, da der Charakter der Prüfung eher einem Gespräch ähneln soll als einem Abfragen von Wissen. **Bieten Sie** deshalb **Ihr Wissen** von sich aus **an,** warten Sie nicht, bis Sie eine Frage gestellt bekommen, die Sie möglicherweise nicht sicher beantworten können.
- Denken Sie daran, dass das Hauptaugenmerk der Bewertung nicht auf der Vollständigkeit Ihres (Fakten-)Wissens liegt, sondern wie **kompetent** Sie **mit der Situation umgehen.** Dies fließt mit stärkerer Gewichtung in die Bewertung ein.
- Die **Einhaltung ethischer Grundsätze** und die **Demonstration von Professionalität** sind Schlüsselkriterien bei der Bewertung Ihrer Prüfungsleistung. Denken Sie deshalb immer auch an die Wahrung der Privatsphäre und die Würde der zu Pflegenden, die Einhaltung von Ethikrichtlinien und die angemessene Reaktion auf ethische Dilemmata.

LERNTIPP

Hilfreich beim Lösen einer Aufgabe ist auch die **Drei-Schritte-Methode:**

1. Die gestellte Aufgabe in ein Themengebiet einordnen und Schlüsselbegriffe nennen.
2. Die Aufgabe inhaltlich lösen, dabei Fachbegriffe verwenden.
3. Ein Beispiel geben, eine eigene Meinung dazu äußern, Pro- und Kontra-Argumente erklären, Verbindungen zu anderen Themen herstellen

1.3.3 Arbeiten mit dem Erwartungshorizont

Zu jeder Fallsituation gibt es in diesem Buch einen vollständigen Lösungsvorschlag – einen Erwartungshorizont (➤ Kap. 12). Wenn Sie diesen durchgehen, müssen Sie bedenken, dass auch andere Lösungen richtig sein können, z. B. wenn Sie einen Bogen in eine andere Richtung schlagen, die Aufgabe in einen anderen Kontext einordnen oder einen anderen Schwerpunkt setzen. Die Prüfung soll ein **Fachgespräch** unter **Fachleuten** sein – und einer dieser Gesprächspartner sind Sie.

In den Audiokommentaren finden Sie gute und sehr gute Lösungen von Auszubildenden und auch weniger gelungene. Hören Sie sich das Feedback der Prüfenden an. Sie können daraus viel lernen.

LERNTIPP

Machen Sie sich stichpunktartige Notizen, wenn Sie sich die Lösungen zu jeder Aufgabe anhören. Dies ist eine gute Methode, um sich Wissen über verschiedene Kanäle einzuprägen. Lesen, hören, schreiben – und in der Prüfung **erfolgreich sprechen!**

ACHTUNG

Kurzanleitung für die Vorbereitung auf die mündliche Prüfung:

1. Lesen Sie sich die Fallsituation durch.
2. Fassen Sie die Fallsituation unter Berücksichtigung der Schwerpunkte zusammen und nehmen Sie Ihre Antwort auf.
3. Hören Sie sich nacheinander die Aufgaben mithilfe der QR-Codes an und lösen Sie sie unter Verwendung eines Sprachmemos.
4. Hören Sie sich Ihre Antwort an und überlegen Sie, ob Ihnen noch etwas einfällt und/oder ob Sie eine andere Formulierung treffender finden.
5. Lesen oder hören Sie sich die Lösung im Erwartungshorizont an und notieren Sie, was Sie nicht gewusst oder nicht gesagt haben.
6. Prägen Sie sich das neu gewonnene Wissen und neue Erkenntnisse ein und probieren Sie es ein zweites Mal.

1.4 Weitere Tipps für die mündliche Prüfung

Eine gute Vorbereitung ist essenziell, aber es noch ein paar weitere Punkte, die Sie beherzigen sollten, um die mündliche Prüfung erfolgreich zu meistern:

- Aufregung zulassen. Sie gehört zu einer Prüfung dazu. Daher wissen alle Prüfenden, dass Sie aufgeregt sind und vielleicht auch einmal ein Wort falsch aussprechen. Das ist kein Problem.
- Angemessene Kleidung wählen. Damit erweisen Sie der Situation und den Prüfenden Respekt und Anerkennung.
- Höflich und freundlich sein. Begrüßen Sie die Prüfenden mit Namen und einem Lächeln. Eigentlich selbstverständlich – es wird in der Aufregung der Prüfung jedoch mitunter vergessen.
- Startschwierigkeiten vorbeugen: Überlegen Sie sich in der Vorbereitungszeit einen einleitenden Satz. Wenn der erste Satz gesprochen ist, und Ihnen die Prüfenden freundlich zunicken, geht es meist flüssig weiter.
- Konzentriert bleiben. Trinken Sie vorher ausreichend, essen Sie Kohlenhydrate.
- Erst denken, dann antworten. Niemand erwartet, dass Ihre Antworten wie aus der Pistole geschossen kommen.
- Für Klarheit sorgen. Haben Sie eine Aufgabe oder Frage nicht verstanden, bitten Sie den Prüfer, diese noch einmal anders zu formulieren. Dies wird Ihnen nicht negativ ausgelegt, sondern verdeutlicht, dass Sie eine klare Kommunikation schätzen.
- Geduld bewahren. Lassen Sie die Prüfenden ausreden, fallen Sie ihnen nicht ins Wort.

Und nun los! Suchen Sie sich ein Fallbeispiel aus und stürzen Sie sich unerschrocken in die Prüfungsvorbereitung.

Viel Erfolg!

LITERATUR

1. Burba S, Walter A, Westphal A. Kompetenzorientierte mündliche Prüfungen gestalten. Kompetenzorientierte mündliche Prüfungen gestalten. Eine Handreichung für Lehrerinnen und Lehrer an Pflegeschulen. 2022. Aus: www-docs.b-tu.de/fg-bildungswissenschaften-gesundheit/public/Forschung/Neksa/Neksa_Handlungs empfehlung mündliche Prüfung_Juni 2022.pdf (letzter Zugriff: 26.7.2024).
2. Becker S. Lernstrategien. Grundsätze und spezielle Techniken für dich. Deutsche Bildung. 2020. Aus: www.deutsche-bildung.de/blog/lernstrategien-grundsaetze-und-spezielle-techniken (letzter Zugriff: 26.7.2024).
3. Sofatutor-Magazin. Die 14 besten Lernstrategien für die Schule: So erreichst du deine Lernziele! Aus: https://magazin.sofatutor.com/schueler/die-besten-lernstrate gien-schule/ (letzter Zugriff: 26.7.2024).

KAPITEL

2

Annett Klepsch

Erstes Prüfungsbeispiel

Beachten Sie in ➤ 1.3 den Kasten „Hinweis zu den angegebenen Punktzahlen".

2.1 Ⓐ Fallsituation: stationäre Langzeitpflege

Älterer Mensch

Fallsituation

„Wo ist Karl?"

Sie arbeiten als Pflegefachperson in der Wohngemeinschaft „Waldstraße" in Gießen. Ute Obst, 83 Jahre und ehemalige Lehrerin, lebt schon lange in dieser Einrichtung, weil sie eine Demenzerkrankung hat. Ihr Mann ist bereits vor Jahren an Krebs verstorben, und ihre drei Kinder sind „in alle Winde verstreut", wie Frau Obst häufig sagt und damit meint, dass diese weit entfernt von Gießen leben. Frau Obst war stets eine aufgeweckte Frau, und auch jetzt kommen manchmal Kinderlieder oder kurze Reime über ihre Lippen.

Ihre Tochter Bärbel Arndt aus Fürth ist heute mit Kuchen zu Besuch. Sie kommt etwa alle vier Wochen, und wie immer ist auch jetzt ihre Unsicherheit unübersehbar, als sie das Zimmer ihrer Mutter betritt. Frau Obst erkennt ihre Tochter nicht mehr.

Beim Kaffeetrinken nimmt Frau Arndt die Hand ihrer Mutter und streichelt sie, aber Frau Obst entzieht sich immer wieder der liebevollen Berührung. „In alle Winde verstreut", murmelt sie und schüttelt den Kopf. „Wo ist Karl?", fragt sie plötzlich und blickt sich suchend nach ihrem Sohn um, um dann gleich wieder in Verlorenheit zu versinken. Unter Tränen verlässt die Tochter ihre Mutter. In diesem Moment begegnen Sie Frau Arndt und finden die richtigen Worte für die traurige Frau, sodass sie getröstet das Haus verlässt.

In der Wohngemeinschaft „Waldstraße", wo nach dem Bereichspflegesystem gearbeitet wird, leben noch weitere elf Menschen mit Demenz.

Sie erinnern sich ungern an Ihren ersten Einsatz als Auszubildende in einer anderen stationären Langzeitpflegeeinrichtung. Dort waren sehr viele Bewohner an Demenz erkrankt. Doch obwohl Betreuung und

Ausstattung hervorragend waren, ging es sehr hektisch und laut zu. Einige der Pflegenden wirkten auf Sie nicht freundlich und zugewandt. Mit einer Pflegefachperson, Frau Karstens, gerieten Sie eines Tages richtig aneinander. Sie fragten sie, warum sie so schroff mit den Bewohnern umgehe. Frau Karstens fühlte sich angegriffen, und es wurde auf beiden Seiten schnell laut. Für den Rest Ihres Einsatzes sind Sie sich dann gegenseitig aus dem Weg gegangen. Im Unterricht hatten Sie damals die Charta der Rechte hilfe- und pflegebedürftiger Menschen durchgenommen. Ihnen fiel auf, dass einige Umstände in dieser Einrichtung nicht konform mit den in dieser Charta festgeschriebenen Rechten waren. Heute wissen Sie, dass auch die häufigen Wechsel der Betreuungspersonen die Menschen mit Demenz oft erheblich aus der Balance brachten und viele Bewohner Psychopharmaka einnahmen. Stattdessen hätte es Empathie und gut ausgebildetes Personal gebraucht, um Unruhe und Konflikte im Wohnbereich zu vermeiden.

Wohnbereichsleiterin Heidi Hofmann kommt auf Sie zu: „Die Kontrolle durch den Medizinischen Dienst steht demnächst wieder an. Bitte sieh mal diese drei Akten durch, ob wir alles dokumentiert haben.“ Sie nicken und denken sich: Schade, dass dem Medizinischen Dienst oft nur die Akten wichtig sind.

Vor Dienstende schauen Sie noch mal bei Frau Obst vorbei. Sie winkt Ihnen zu: „Heile, heile Segen, morgen gibt es Regen …“ Sie können beruhigt Feierabend machen.

2.2 Aufgaben für die Vorbereitungszeit

Lesen Sie die Fallsituation und fassen Sie kurz zusammen, worum es geht. Berichten Sie darüber zu Beginn des Prüfungsgesprächs. Beziehen Sie sich dabei auf die beteiligten Personen und deren Anlässe zu handeln. Stellen Sie dar, wie diese Personen die Situation vermutlich wahrgenommen haben.

Welche Personen sind beteiligt?
Was sind die Handlungsanlässe?
Wie nehmen die Personen die Situation vermutlich wahr?
Wie gehen sie damit um?
Welche Rolle spielen die Umgebungsfaktoren in der Situation?

Im Prüfungsgespräch werden folgende Schwerpunkte thematisiert werden:

- Betreuungskonzepte für Menschen mit Demenz
- Umgang und Kommunikation mit Angehörigen
- Pflegesysteme
- Konfliktentstehung
- Charta der Rechte hilfe- und pflegebedürftiger Menschen
- Qualitätsprüfung durch den Medizinischen Dienst

2.3 Zusammenfassung der Fallsituation

Wollen Sie eine Prüfung simulieren, dann lesen Sie jetzt nicht weiter, sondern hören sich die Fragen hier als Audio an

QR-Code 002.1

https://else4.de/25153_002-1

ZUSAMMENFASSUNG
6 Punkte

Sie sind auf dem Heimweg. Frau Obst sitzt in ihrem Zimmer und singt. Frau Arndt ist hoffentlich wieder gut in Fürth angekommen. Ihnen gehen viele Gedanken durch den Kopf.

Schildern Sie anhand Ihrer Notizen die dargestellte Situation mit allem, was Ihnen dabei wichtig erscheint oder aufgefallen ist. Berücksichtigen Sie dabei Folgendes:

Analysieren Sie die Fallsituation und arbeiten Sie relevante Situationsmerkmale heraus.
Identifizieren Sie die handelnden Personen in der Fallsituation. Wie nehmen diese Personen die dargestellte Pflegesituation vermutlich wahr, was denken sie darüber und wie gehen sie damit um?
Beschreiben Sie, wie die beteiligten Personen in der Fallsituation handeln und welche Gründe es für ihre Handlungen gibt.

Sie haben für die Präsentation der Situation ca. 20 Minuten Zeit.

2.4 Im Prüfungsgespräch gestellte Aufgaben

AUFGABE 1
12 Punkte

Die Milieutherapie ist ein Konzept, das bei der Betreuung von Menschen mit Demenz Anwendung findet. Charakterisieren Sie die wesentlichen Punkte dieses Pflegekonzepts in Bezugnahme auf die Lebenssituation von Frau Obst.

AUFGABE 2
5 Punkte

Die Angehörigen von zu pflegenden Menschen mit Demenz sind besonderen psychischen Belastungen ausgesetzt und leiden vielleicht sogar unter der Situation. Beschreiben Sie, wie Sie vorgehen, um in der konkreten Situation Frau Arndt zu trösten.

AUFGABE 3
10 Punkte

Es gibt in Deutschland verschiedene Systeme, um Pflegearbeit zu organisieren: tätigkeitsbezogene wie die Funktionspflege und personenorientierte wie die Bereichspflege. Unterscheiden Sie anhand dreier Aspekte diese beiden Systeme (6 P.) und erklären Sie vor dem Hintergrund Ihrer Erfahrung mit Menschen mit Demenz die Bedeutung der Bereichspflege (4 P.).

AUFGABE 4
9 Punkte

Während Ihres ersten Einsatzes in der Langzeitpflege gerieten Sie mit einer Pflegefachperson, Frau Karstens, in Streit, da Sie deren Handeln als nicht professionell empfunden hatten. Erklären Sie die Entstehung von Konflikten am Arbeitsplatz anhand des Modells der Konflikteskalation nach Glasl und unter Bezugnahme auf eine persönliche Erfahrung.

AUFGABE 5
8 Punkte

In Ihrem Dienst haben Sie sich an die erste Pflegeeinrichtung, in der Sie eingesetzt waren, erinnert. Heute wissen Sie, dass dort vielen Bewohnern Psychopharmaka verordnet worden waren. Erörtern Sie, ob es einen Zusammenhang gibt zwischen der Verordnung von Psychopharmaka und den Gegebenheiten in einer Pflegeeinrichtung wie Ihrem jetzigen Tätigkeitsbereich, der Wohngemeinschaft „Waldstraße", und der oben genannten.

AUFGABE 6
10 Punkte

Die Kontrolle durch den Medizinischen Dienst wird erwartet. Sie sind irritiert darüber, dass es offensichtlich sehr wichtig ist, dem Medizinischen Dienst eine perfekt ausgeführte Pflegeplanung und -dokumentation vorzulegen. Begründen Sie, welche Qualitätskriterien dagegen Ihnen wichtig wären, und gehen Sie dabei auf die Charta der Rechte hilfe- und pflegebedürftiger Menschen ein.

Mögliche Lösungen zu diesen Aufgaben finden Sie im Erwartungshorizont ➤ 12.1.1.

KAPITEL

3

Annett Klepsch

Zweites Prüfungsbeispiel

Beachten Sie in ➤ 1.3 den Kasten „Hinweis zu den angegebenen Punktzahlen".

3.1 Ⓐ Fallsituation: stationäre Langzeitpflege

Älterer Mensch

Fallsituation

„Ich kann nicht mehr!"

Es ist unruhig im Wohnbereich 3 des Seniorenstifts „Abendsonne" in Kiel. Dort haben Sie Spätdienst mit Pflegefachfrau Antje Klöber. Antje ist seit 25 Jahren im Beruf, und ihr Motto lautet: „Ich pflege alle Menschen so, als wären es meine Eltern." Seit Ihrer ersten Begegnung schätzen Sie Antje sehr. Sie ist immer liebevoll und einfühlsam, trotz der hohen Arbeitsbelastung. Nie kommt ihr ein böses Wort über die Lippen, stets ist sie zugewandt und freundlich. Antje ist Ihnen wegen dieser Einstellung und ihrer mentalen Stärke ein Vorbild.

Doch als Frau Fischer, eine 76-jährige Bewohnerin mit chronischen Schmerzen heute wiederholt klingelt, verdreht Antje gereizt die Augen. „Kannst du mal gehen? Ich kann die Frau nicht mehr sehen! Sie geht mir auf die Nerven." Sie springen auf und gehen zu Frau Fischer.

Diese hat bereits ihre Bedarfsmedikation erhalten. Nun klagt sie: „Heute hilft die Tablette gar nicht, Kindchen! Es wird nicht besser. Ich kann nicht mehr!" Sie erinnern sich an den DNQP-Expertenstandard „Schmerzmanagement in der Pflege" und bieten an: „Frau Fischer, wollen Sie es mal mit Aromaöl versuchen? Ich habe gelernt, dass es die Ausschüttung von Stoffen im Körper anregt, die das Schmerzempfinden reduzieren. Soll ich Ihnen das mal auftragen?" Mit warmen Händen reiben Sie Frau Fischers Schulter ein und stellen den Rest des Öls auf ihren Nachtschrank. „Das riecht aber gut!", meint diese. Sie aber beschäftigt Antjes ungewohntes Verhalten.

Als Sie wieder ins Dienstzimmer kommen, finden Sie eine weinende Antje vor. „Ach, Antje, wein doch nicht, so kann es doch jedem mal gehen." Aber Antje erwidert: „So kenne ich mich gar nicht. Manchmal denke ich, ich muss hier raus. Ich zwinge mich oft, freundlich zu sein. Nichts fällt mir mehr leicht. Ist das nicht schlimm?!“ Sie machen sich nun ernste Sorgen um Ihre Kollegin – und auch um sich. Ob Sie selbst wohl auch eines Tages nicht mehr gern zur Arbeit kommen?

Morgen wird sich der Schmerztherapeut mit allen zusammensetzen, die an der Pflege von Frau Fischer beteiligt sind. Die Physio- und die Ergotherapeutin haben sich bereits auf die Fallbesprechung vorbereitet. Sie selbst haben mit der Pflegedienstleitung eine Pflegevisite bei Frau Fischer durchgeführt und fühlen sich bereit. Aber nun müssen Sie erst mal um Antje kümmern und sehen, ob sie sich erholt hat.

3.2 Aufgaben für die Vorbereitungszeit

Lesen Sie die Fallsituation und fassen Sie kurz zusammen, worum es geht. Berichten Sie darüber zu Beginn des Prüfungsgesprächs. Beziehen Sie sich dabei auf die beteiligten Personen und deren Anlässe zu handeln. Stellen Sie dar, wie diese Personen die Situation vermutlich wahrgenommen haben.

Welche Personen sind beteiligt?
Was sind die Handlungsanlässe?
Wie nehmen die Personen die Situation vermutlich wahr?
Wie gehen sie damit um?
Welche Rolle spielen die Umgebungsfaktoren in der Situation?

Im Prüfungsgespräch werden folgende Schwerpunkte thematisiert werden:

- Burn-out
- Expertenstandard Schmerz
- Berufliches Selbstverständnis, Leitbild
- Pflegevisite
- Fallbesprechung

3.3 Zusammenfassung der Fallsituation

Sie sitzen im Dienstzimmer und bereiten die morgige Fallbesprechung vor. Frau Fischer findet Ruhe in ihrem Schmerzempfinden, und auch Ihre Kollegin Antje hat sich erholt.

Schildern Sie anhand Ihrer Notizen die dargestellte Situation mit allem, was Ihnen dabei wichtig erscheint oder aufgefallen ist. Berücksichtigen Sie dabei Folgendes:

Analysieren Sie die Fallsituation und arbeiten Sie relevante Situationsmerkmale heraus.
Identifizieren Sie die handelnden Personen in der Fallsituation. Wie nehmen diese die dargestellte Pflegesituation vermutlich wahr, was denken sie darüber und wie gehen sie damit um?
Beschreiben Sie, wie die beteiligten Personen in der Fallsituation handeln und welche Gründe es für ihre Handlungen gibt.

Sie haben für die Präsentation der Situation ca. 20 Minuten Zeit.

Wollen Sie eine Prüfung simulieren, dann lesen Sie jetzt nicht weiter, sondern hören sich die Fragen hier als Audio an QR-Code 003.1

https://else4.de/25153_003-1

ZUSAMMENFASSUNG
6 Punkte

3.4 Aufgaben für das Prüfungsgespräch

AUFGABE 1
10 Punkte

Antje ist eine engagierte Kollegin. Heute wirkt sie gebrochen. Beurteilen Sie unter Berücksichtigung Ihres Wissens über die Entstehung eines Burn-outs Antjes emotionale Situation.

AUFGABE 2
12 Punkte

Sie empfehlen Frau Fischer eine Einreibung mit Aromaöl. Dies haben Sie im Expertenstandard „Schmerzmanagement in der Pflege" gelesen. Stellen Sie in den Ihnen bekannten Schritten dar, wie das Deutsche Netzwerk für Qualitätsentwicklung in der Pflege (DNQP) das Wissen für die Expertenstandards generiert (7 P.). Nennen Sie fünf weitere ergänzende nicht medikamentöse Maßnahmen der Schmerzlinderung (5 P.).

AUFGABE 3
8 Punkte

Sie machen sich Gedanken über Antje. Noch immer sind Sie betroffen von deren emotionaler Situation. Der Pflegeberuf fordert den Menschen, der ihn ausübt, ganz. Denken Sie über Ihr berufliches Pflegeverständnis nach. Geben Sie einen Einblick in Ihr persönliches Leitbild für die zukünftige Pflege von Menschen aller Altersstufen.

AUFGABE 4
16 Punkte

Heute haben Sie mit der Pflegedienstleitung bei Frau Fischer eine Pflegevisite durchgeführt. Erläutern Sie die Ziele von Pflegevisiten und deren Anlässe.

AUFGABE 5
8 Punkte

Morgen kommt der Schmerztherapeut zu Frau Fischer. Es soll eine Fallbesprechung zur Optimierung ihrer Schmerzsituation stattfinden. Nennen Sie alle Berufsgruppen, die an einer solchen Sitzung mitwirken sollten (4 P.), und begründen Sie deren Teilnahme anhand des jeweiligen Aufgabengebiets (4 P.).

Mögliche Lösungen zu diesen Aufgaben finden Sie im Erwartungshorizont ➤ 12.2.1.

KAPITEL

4 Drittes Prüfungsbeispiel

Annett Klepsch

Beachten Sie in ➤ 1.3 den Kasten „Hinweis zu den angegebenen Punktzahlen".

4.1 Ⓔ Fallsituation: stationäre Langzeitpflege

Erwachsener

Fallsituation

Er gehört zu mir …

Marie ist eine offene und fröhliche Frau von 24 Jahren. Sie kam mit einem Chromosom zu viel auf die Welt, zählt also zu den Menschen mit Trisomie 21. Wegen ihrer intellektuellen Einschränkungen benötigt sie Hilfe im Alltag. Deshalb lebt sie in einem Wohnprojekt für Menschen mit Behinderungen in Celle. Dort geht es fröhlich zu. Vormittags arbeiten die zwölf jungen Leute in der Werkstatt, aber am Nachmittag treffen sich erst mal alle in der WG-Küche und schwatzen aufgeregt durcheinander. Da wird viel gelacht, genascht, gesungen und manchmal auch getanzt. Sie als Pflegefachperson unterstützen die WG noch nicht lange, aber diese Zusammenkünfte lieben Sie. Nirgendwo sonst haben Sie Menschen mit Behinderungen so fröhlich und unbeschwert erlebt.

Marie hat Pflegegrad 2. Sie ist sehr anfällig für Infektionen, und ihre Pflege erfordert entsprechende Vorsorgemaßnahmen. Kürzlich haben Maries Eltern, beide fast 60, gemeinsam mit ihr und mithilfe eines Notars eine Vorsorgevollmacht erstellt. Darin haben sie festgelegt, dass Maries Bruder Heiko im Falle ihrer eigenen Entscheidungsunfähigkeit als Maries derzeitige gesetzliche Betreuer alle Angelegenheiten für Marie klären soll, sofern sie es nicht selbst kann oder will. Eine Patientenverfügung soll in Kürze folgen. So sei alles geregelt, meinten die Eltern neulich beim Sommerfest. Die Sorge um Marie, die hier zwar glücklich lebt, aber immer Hilfe brauchen wird, können Sie gut nachvollziehen.

Schon länger beobachten Sie, dass Marie die Nähe von Dennis sucht. Heute kommt sie tanzend auf Sie zu: „Den Dennis heirate ich mal! Der gefällt mir." Marie lacht verschmitzt, dreht sich um und drückt Dennis einen dicken Kuss auf den Mund. Dennis strahlt. Er ist 27 Jahre alt und hat auch eine Trisomie 21. Sie finden, dass beide prima zueinander passen. Sie sind das Herz der Truppe. Dennoch machen Sie sich Gedanken: Wie ist das geregelt? Können Menschen mit Behinderung heiraten? Wie ist das, wenn sie Kinder möchten? Was werden die Eltern und Heiko dazu sagen, wenn Marie es ernst mit Dennis meint? In unserer Gesellschaft sind die Rechte von Menschen mit Behinderungen noch immer nicht vollständig etabliert.

Ihnen fällt schlagartig ein, welche furchtbaren Verbrechen während der Zeit des Nationalsozialismus an Menschen wie Marie und Dennis verübt wurden. Über 70.000 Menschen mit Behinderungen wurden damals im Rahmen der „Aktion T4“ systematisch getötet. Auch Pflegepersonal war daran beteiligt. Ein schwarzes Kapitel in der Geschichte der Pflege.

Auf der Terrasse singt Marianne Rosenberg „Er gehört zu mir …“, und Dennis und Marie drehen sich verliebt im Kreis.

4.2 Aufgaben für die Vorbereitungszeit

Lesen Sie die Fallsituation und fassen Sie kurz zusammen, worum es geht. Berichten Sie darüber zu Beginn des Prüfungsgesprächs. Beziehen Sie sich dabei auf die beteiligten Personen und deren Anlässe zu handeln. Stellen Sie dar, wie diese Personen die Situation vermutlich wahrgenommen haben.

Welche Personen sind beteiligt?
Was sind die Handlungsanlässe?
Wie nehmen die Personen die Situation vermutlich wahr?
Wie gehen sie damit um?
Welche Rolle spielen die Umgebungsfaktoren in der Situation?

Im Prüfungsgespräch werden folgende Schwerpunkte thematisiert werden:

- Grundrechte behinderter Menschen
- Infektionsprävention
- Vorsorgevollmacht, Betreuungsverfügung, Patientenverfügung
- Geschichte der Pflege

4.3 Zusammenfassung der Fallsituation

Wollen Sie eine Prüfung simulieren, dann lesen Sie jetzt nicht weiter, sondern hören sich die Fragen hier als Audio an QR-Code 004.1

https://else4.de/25153_004-1

ZUSAMMENFASSUNG
6 Punkte

Marie tanzt mit Dennis. Sie ist glücklich. Das können Sie sehen. Sie selbst haben viele Fragen im Kopf.

Schildern Sie anhand Ihrer Notizen die dargestellte Situation mit allem, was Ihnen dabei wichtig erscheint oder aufgefallen ist. Berücksichtigen Sie dabei Folgendes:

Analysieren Sie die Fallsituation und arbeiten Sie relevante Situationsmerkmale heraus.
Identifizieren Sie die handelnden Personen in der Fallsituation. Wie nehmen diese Personen die dargestellte Situation vermutlich wahr, was denken sie darüber und wie gehen sie damit um?
Beschreiben Sie, wie die beteiligten Personen in der Fallsituation handeln und welche Gründe es für ihre Handlungen gibt.

Sie haben für die Präsentation der Situation ca. 20 Minuten Zeit.

4.4 Aufgaben für das Prüfungsgespräch

AUFGABE 1
10 Punkte

Marie sagt, dass sie Dennis heiraten werde. Ein verständlicher Wunsch, mag sie doch Dennis sehr. Eigentlich auch völlig normal. In der Realität jedoch eher selten. Wieso eigentlich? Erklären Sie die rechtliche Situation von Menschen mit Trisomie 21 am Beispiel von Marie unter Bezugnahme der Grundrechte, die im Grundgesetz geregelt sind.

AUFGABE 2
14 Punkte

Marie ist aufgrund ihrer genetischen Veranlagung besonders infektgefährdet. Erläutern Sie sieben Maßnahmen, die dazu geeignet sind, Menschen mit Trisomie 21 vor Infektionen zu schützen.

AUFGABE 3
15 Punkte

Maries Eltern machen sich Sorgen darüber, was sein wird, wenn sie eines Tages nicht mehr da sind, und haben deshalb eine Reihe von Vorsorgemaßnahmen getroffen. Grenzen Sie die Vorsorgevollmacht von der Betreuungsverfügung und der Patientenverfügung ab. Unterscheiden Sie diese.

AUFGABE 4
15 Punkte

Die „Aktion T4" ist das dunkelste Kapitel in der Geschichte der Pflege. Skizzieren Sie kurz die Entwicklung der Pflege in den letzten 5.000 Jahren. Gehen Sie dabei auf wesentliche Stationen in den Epochen Antike, Mittelalter, Frühe Neuzeit und auf die moderne Pflege des 19. Jh.s bis heute ein (10 P.) und benennen Sie jeweils ein konkretes Beispiel für die Pflege in dieser Zeit (5 P.).

Mögliche Lösungen zu diesen Aufgaben finden Sie im Erwartungshorizont ➤ 12.3.1.

KAPITEL

5

Annett Klepsch

Viertes Prüfungsbeispiel

Beachten Sie in ➤ 1.3 den Kasten „Hinweis zu den angegebenen Punktzahlen".

5.1 Ⓔ Fallsituation: stationäre Akutpflege

Erwachsener

Fallsituation

„Mein Herz, mein Herz!"

Sie haben Nachtdienst auf der Intensivstation im Klinikum Nürtingen. Die Nacht verläuft eher ruhig. Alle Patienten bleiben stabil. Sie haben daher Zeit, sich etwas intensiver mit Ihrem Kollegen Thomas Wolf zu unterhalten. Dieser ist schon länger im Dienst und verfügt über viel Erfahrung in der Intensivpflege. Er überlegt schon länger, noch ein Studium aufzunehmen: „Berufsbegleitend, das wäre was! Weiter hier arbeiten und trotzdem einen Master in Pflegewissenschaft machen. Ich hätte da voll Lust. Die Pflegewissenschaft ist noch so eine junge Disziplin. Es gibt noch so viel zu erforschen! Ich höre die Kollegen oft sagen:‚Das haben wir schon immer so gemacht!' Aber ist es deshalb auch richtig? Ich würde da gern tiefer eintauchen." Sie hören aufmerksam zu. Davon gehört haben Sie auch schon, aber an die gerade abgeschlossene Ausbildung noch ein Studium dranhängen? „Na, klar", meint Thomas, „gerade jetzt! Du hast noch keine Familie und jetzt viel mehr Zeit als später. Lass uns das zusammen machen, hm?" Er zwinkert Ihnen aufmunternd zu. Dann starten Sie beide zu Ihrer Kontrollrunde in den Zimmern Ihrer Intensivpatienten.

In den frühen Morgenstunden kündigt der Notarzt einen Zugang an. Ein 53-jähriger Mann, Heiko Grasshoff, wachte mitten in der Nacht plötzlich auf, kaltschweißig und mit starken Schmerzen in der linken Brust. Der von Herrn Grasshoffs Ehefrau sofort alarmierte Notarzt brachte Herrn Grasshoff unter Reanimation in die Notaufnahme und dann direkt auf Ihre Station. Ein schwerer Herzinfarkt. Herr Grasshoff wurde vom Rettungsteam intubiert und ist beatmet. Im Team, das aus Thomas, Oberarzt Baumann und Ihnen besteht, werden EKG und

Beatmungsgerät angeschlossen, es wird Blut abgenommen und eine arterielle Blutdruckmessung sowie ein ZVK werden gelegt. Nach etwa einer Stunde hat das Nachtschichtteam die Situation im Griff. Herr Grasshoff ist sediert, schläft und ist kreislaufstabil. Nun noch alles aufräumen. Vielleicht bleibt noch Zeit für eine Tasse Tee?

Doch plötzlich ist ein Dauerton zu hören. Sie eilen zu Herrn Grasshoff und sehen auf dem EKG-Monitor eine auffällige Veränderung. Sie drücken den Notknopf und beginnen sofort die kardio-pulmonale Reanimation mit Thoraxkompressionen. Der diensthabende Arzt, Oberarzt Baumann, und Thomas kommen schnell dazu. Gemeinsam können Sie Herrn Grasshoff wiederbeleben. Nach 20 Minuten Reanimation mit Defibrillation sind Sie total erschöpft, aber Herr Grasshoff lebt! Oberarzt Baumann bedankt sich für Ihr schnelles Handeln. „Das wäre es für Herrn Grasshoff gewesen, wenn Sie nicht so kompetent gehandelt hätten. Das war ein Kammerflimmern. Das haben Sie gut reagiert! Prima!" Thomas zwinkert Ihnen anerkennend zu. Nach dem Einsatz kocht Thomas einen starken Kaffee. Alle sind geschafft, aber glücklich. Der Oberarzt meint zu Ihnen: „Sie haben sich auf unserer Station wirklich schnell reingefunden. Haben Sie nicht Lust, sich noch weiterzuqualifizieren? Vielleicht ein Studium zum Physician Assistent zu machen? Ich traue Ihnen das zu!" Thomas und Sie tauschen einen kurzen Blick und müssen schmunzeln. „Warum lachen Sie?", will der Oberarzt wissen. „Weil wir uns schon die ganze Nacht darüber unterhalten!", platzt es aus Thomas heraus, und nun lacht auch der Oberarzt.

Herr Grasshoff erholt sich in den nächsten Tagen. Trotzdem bleibt er weiter auf der Intensivstation. Sein Zustand ist noch nicht stabil. Als man ihm erzählt, wie viel Glück er hatte, noch am Leben zu sein, bedankt er sich mehrmals mit Tränen in den Augen. Auch heute Nacht hat er wieder deutliche Rhythmusstörungen. Er erklärt Ihnen eindringlich, dass er sofort sein Testament schreiben wolle. Sie sind verwundert: „Jetzt?" „Ja, jetzt. Geht das?", fragt er Sie.

5.2 Aufgaben für die Vorbereitungszeit

Lesen Sie die Fallsituation und fassen Sie kurz zusammen, worum es geht. Berichten Sie darüber zu Beginn des Prüfungsgesprächs. Beziehen Sie sich dabei auf die beteiligten Personen und deren Anlässe zu handeln. Stellen Sie dar, wie diese Personen die Situation vermutlich wahrgenommen haben.

Welche Personen sind beteiligt?
Was sind die Handlungsanlässe?
Wie nehmen die Personen die Situation vermutlich wahr?
Wie gehen sie damit um?
Welche Rolle spielen die Umgebungsfaktoren in der Situation?

Im Prüfungsgespräch werden folgende Schwerpunkte thematisiert werden:

- Geschichte der Pflegewissenschaft
- Lebenslanges Lernen
- Bedeutung der Pflegeforschung
- Multiprofessionelles Team
- Interprofessionelle Zusammenarbeit – Teamarbeit
- Nottestament

5.3 Zusammenfassung der Situation

Wollen Sie eine Prüfung simulieren, dann lesen Sie jetzt nicht weiter, sondern hören sich die Fragen hier als Audio an QR-Code 005.1

https://else4.de/25153_005-1

Oberarzt Baumann, Thomas und Sie haben einen lebensbedrohlichen Zustand erfolgreich gemeistert. Alle sind zufrieden. Sie fahren nach dem Nachtdienst nach Hause und lassen alles noch einmal Revue passieren. Was für eine Nacht! Immer wieder denken Sie auch über die Gespräche mit Thomas und Oberarzt Baumann nach.

ZUSAMMENFASSUNG
6 Punkte

Schildern Sie anhand Ihrer Notizen die dargestellte Situation mit allem, was Ihnen dabei wichtig erscheint oder aufgefallen ist. Berücksichtigen Sie dabei Folgendes:

Analysieren Sie die Fallsituation und arbeiten Sie relevante Situationsmerkmale heraus.
Identifizieren Sie die handelnden Personen in der Fallsituation. Wie nehmen diese Personen die dargestellte Pflegesituation vermutlich wahr, was denken sie darüber und wie gehen sie damit um?
Beschreiben Sie, wie die beteiligten Personen in der Fallsituation handeln und welche Gründe es für ihre Handlungen gibt.

Sie haben für die Präsentation der Situation ca. 20 Minuten Zeit.

5.4 Im Prüfungsgespräch gestellte Aufgaben

AUFGABE 1
15 Punkte

Im Gespräch mit Thomas geht es um die Pflegewissenschaft als noch junge Wissenschaftsdisziplin. Fassen Sie die Geschichte der Pflegewissenschaft in Deutschland kurz zusammen und nennen Sie fünf Meilensteine dieser Entwicklung.

AUFGABE 2
10 Punkte

Die Generierung von wissenschaftlich fundierten Erkenntnissen ist Aufgabe der Pflegeforschung. Oft hört man: „Das haben wir schon immer so gemacht! Das hilft! Dafür brauche ich keine wissenschaftliche Forschung!" Diskutieren Sie diese Aussage vor dem Hintergrund der Aufgaben und Ziele der Pflegeforschung und im Kontext des lebenslangen Lernens.

AUFGABE 3
14 Punkte

Herr Grasshoff kommt in einer lebensbedrohlichen Situation zu Ihnen auf die Intensivstation. In Ihrem interprofessionellen Team geht alles Hand in Hand, als bei diesem Patienten das Kammerflimmern auftritt. Erläutern Sie Merkmale, die ein gut funktionierendes interprofessionelles Team auszeichnen. Gehen Sie dabei auf dessen Bedeutung für die Qualität der pflegerischen und medizinischen Behandlung ein.

AUFGABE 4
15 Punkte

Herr Grasshoff möchte mitten in der Nacht sein Testament machen. Legen Sie die Voraussetzungen dar, die für die Erstellung eines Nottestaments (Dreizeugentestaments) erforderlich sind, und wie Sie vorgehen müssen (10 P.). Beurteilen Sie, ob im Fall von Herrn Grasshoff diese Voraussetzungen erfüllt sind (5 P.).

Mögliche Lösungen zu diesen Aufgaben finden Sie im Erwartungshorizont ➤ 12.4.1.

KAPITEL

6

Annett Klepsch

Fünftes Prüfungsbeispiel

Beachten Sie in ➤ 1.3 den Kasten „Hinweis zu den angegebenen Punktzahlen".

6.1 Ⓚ Fallsituation: stationäre Akutpflege

Kind

Fallsituation

„Ich will nicht ins Krankenhaus!"

Auf der Kinderstation ist diese Woche viel los. Das Norovirus geht um. Jeden Tag kommen Säuglinge mit schlimmen Bauchkrämpfen und Diarrhö. Infusionen müssen gelegt werden, da der Flüssigkeitsverlust bei den Säuglingen teils erheblich ist. Die zur Begleitung aufgenommenen Eltern sind beunruhigt und entsprechend aufgeregt. 30 Kinder und 18 erwachsene Bezugspersonen zählen Sie heute – die Aufnahmekapazität der Station H 2 in den Ruppiner Kliniken kommt an ihre Grenzen. Sie laufen von einem Zimmer zum nächsten. Jedes Mal ist dies mit dem Wechsel der Schutzkittel verbunden. Das hält ganz schön auf, doch die Hygienestandards müssen eingehalten werden.

Gegen 16:00 Uhr ruft die Notaufnahme an: „Zugang für euch! Kind, 8 Jahre, mit Atemnot. Macht schnell, der Kleinen geht's nicht gut." Nach kurzer Absprache mit Ihrer Kollegin Ilka Mronski machen Sie sich als Pflegefachperson gemeinsam mit Vivien Bauer, einer Auszubildenden im ersten Ausbildungsdrittel, auf den Weg.

Die kleine Fatima Habib war mit ihrer Klasse auf einem Schulausflug. Ein Picknick im Park des Rheinsberger Schlosses war geplant. Doch bis dorthin kam Fatima gar nicht. Ihre Mutter musste sie vorzeitig abholen, da Fatima plötzlich schlecht Luft bekam. Ihre Mutter verabreichte Fatima ihre Bedarfsmedikation (2 × 1 Hub Sultanol), doch die Atemnot wurde nicht besser. Die Mutter entschied sich daher, ihre Tochter in die Notaufnahme zu bringen.

Als Sie in der Notaufnahme eintreffen, sieht Fatima schlecht aus. Zyanotische Lippen, Giemen, blasses Mund-Kinn-Dreieck, Nasenflügeln, juguläre Einziehungen. Die Sauerstoffsättigung liegt bei 88 %,

Sauerstoff mit 2 l/min wird über eine Sauerstoffsonde verabreicht. Cortison wurde schon i. v. gegeben, nun inhaliert Fatima auf dem Schoß ihrer Mutter. Angstgeweitete Kinderaugen blicken Sie an. „Mama, ich will nicht ins Krankenhaus!“ Frau Habib wirkt hilflos und verzweifelt. Sie haben drei jüngere Geschwister und sind deshalb darin geübt, kleinen Kindern gut zuzureden. Es gelingt Ihnen, Fatima zu beruhigen und zu überzeugen, mit auf die Kinderstation zu kommen. Bald schon verbessert sich ihre Atmung, und Fatima schläft erschöpft ein.

Am Abend, als sich alles ein wenig beruhigt hat, sagt Vivien zu Ihnen: „Toll, wie du das gemacht hast! Fatima hatte so viel Angst. Am Ende ist sie widerstandslos mit uns mitgekommen. Das möchte ich auch können.“ „Das lernst du alles. Glaub mir!“, entgegnen Sie. „Wenn du nach deinen Prüfungen zu uns auf Station kommst, werden wir dich gut einarbeiten, und irgendwann hast du es drauf. Dann gehst du allein in die Notaufnahme und findest die richtigen Worte.“

Ihr Spätdienst ist bald zu Ende. Um 22:00 Uhr wird Sabine Scholze kommen. Sie steht kurz vor der Rente und hat schon 40 Jahre Dienst im Dreischichtsystem hinter sich. Mit den vielen Säuglingen wird sie diese Nacht viel zu tun haben. „Mein Rücken tut so weh! Diese Nachtschichtwoche zehrt an meinen Kräften! Na, ich werde es schon schaffen“, klagt Sabine, als sie eintrifft. Sie gehen mit Vivien zum Umkleideraum und denken über Sabines Worte nach. Irgendwie tut sie Ihnen leid. Sie quält sich täglich zur Arbeit. Immer diese Rückenschmerzen. Neulich am Feiertag, als es etwas ruhiger war, hat Sabine erzählt, was sie in den 40 Jahren auf der Kinderstation schon so erlebt hat. Da sind ihr sogar ein paar Tränen über die Wange gerollt. Es ist eben kein einfacher Beruf. Jeden Tag mit schwer Erkrankten umgehen zu müssen ist das eine, aber noch schwerer ist es, wenn es sich um so kleine Kinder handelt. Hoffentlich halte ich selbst so lange durch wie Sabine, schießt es Ihnen durch den Kopf.

6.2 Aufgaben für die Vorbereitungszeit

Lesen Sie die Fallsituation und fassen Sie kurz zusammen, worum es geht. Berichten Sie darüber zu Beginn des Prüfungsgesprächs. Beziehen Sie sich dabei auf die beteiligten Personen und deren Anlässe zu handeln. Stellen Sie dar, wie diese Personen die Situation vermutlich wahrgenommen haben.

Welche Personen sind beteiligt?
Was sind die Handlungsanlässe?
Wie nehmen die Personen die Situation vermutlich wahr?
Wie gehen sie damit um?
Welche Rolle spielen die Umgebungsfaktoren in der Situation?

Im Prüfungsgespräch werden folgende Schwerpunkte thematisiert werden:

- Prävention von Infektionen
- Einarbeitung und Anleitung neuer Mitarbeiter
- Pflegestandards
- Berufliche Belastungen, Gesundheitsmanagement

6.3 Zusammenfassung der Situation

Ihr Spätdienst auf der voll belegten Kinderstation ist beendet. Sie sind erschöpft.

Schildern Sie anhand Ihrer Notizen die dargestellte Situation mit allem, was Ihnen dabei wichtig erscheint oder aufgefallen ist. Berücksichtigen Sie dabei Folgendes:

Identifizieren Sie die handelnden Personen in der Fallsituation. Wie nehmen diese Personen die Ereignisse vermutlich wahr? Was denken sie darüber und wie gehen sie damit um?
Analysieren Sie die Fallsituation und arbeiten Sie relevante Situationsmerkmale heraus.
Beschreiben Sie, wie die beteiligten Personen in der Fallsituation handeln, welche Gründe es für ihre Handlungen gibt und welche Umgebungsfaktoren eventuell eine Rolle spielen.

Sie haben für die Präsentation der Situation ca. 20 Minuten Zeit.

Wollen Sie eine Prüfung simulieren, dann lesen Sie jetzt nicht weiter, sondern hören sich die Fragen hier als Audio an QR-Code 006.1

https://else4.de/25153_006-1

ZUSAMMENFASSUNG
6 Punkte

TIPP

Versuchen Sie, „Brücken zu schlagen". Bei den Schwerpunkten dieser Fallsituation können Sie sehr gut von der Infektionsprävention über die Hygienestandards zur Pflegequalität überleiten. Die beruflichen Herausforderungen eignen sich gut, um über den Pflegeberuf als Profession zu reflektieren und Ihr persönliches berufliches Selbstverständnis im Sinne eines Leitbilds zu formulieren. So behalten Sie den Gesprächsfaden in Ihren Händen und werden die Prüfenden davon überzeugen, eine umfassend gebildete Pflegefachperson vor sich zu haben.

6.4 Im Prüfungsgespräch gestellte Aufgaben

AUFGABE 1
14 Punkte

Die Prophylaxe von Infektionen, gerade wenn es sich um sehr virulente Durchfallerkrankungen handelt, ist eine wichtige Aufgabe auf der Kinderstation. Beschreiben Sie anhand von sieben Aspekten das hygienische Vorgehen des Pflegepersonals zur Verhinderung der Ausbreitung von Infektionen auf einer Kinderstation.

AUFGABE 2
10 Punkte

Zur Einhaltung von Hygienevorschriften gibt es in jedem Krankenhaus Pflegestandards. Dies sind Instrumente, die die Qualität der Pflege gewährleisten und verbessern sollen. Legen Sie die Aufgaben und Ziele von Pflegestandards und ihre Bedeutung für eine gute Pflegequalität dar.

AUFGABE 3
14 Punkte

Sie erklären Vivien, dass die Einarbeitung neuer Mitarbeitender auf der Kinderstation gut organisiert sein soll. Dazu gehört auch eine detaillierte Anleitung. Erläutern Sie das Prinzip einer gezielten Anleitung. Nehmen Sie Bezug auf die Fallsituation.

AUFGABE 4
10 Punkte

Sabine Scholz arbeitet seit 40 Jahren als Pflegefachperson. Sie sehen, welche Spuren der Dienst im Dreischichtsystem hinterlassen hat. Für die eigene Gesundheit sensibilisiert zu sein ist eine wichtige Voraussetzung, um tatsächlich gesund zu bleiben. Erörtern Sie die beruflichen Belastungen von Pflegefachpersonen am Beispiel von Sabine Scholz und zeigen Sie Möglichkeiten der individuellen Kompensation auf.

AUFGABE 5
6 Punkte

Stellen Sie mindestens sechs Aufgaben des betrieblichen Gesundheitsmanagements (BGM) dar.

Mögliche Lösungen zu diesen Aufgaben finden Sie im Erwartungshorizont ➤ 12.5.1.

KAPITEL

7

Annett Klepsch

Sechstes Prüfungsbeispiel

Beachten Sie in ➤ 1.3 den Kasten „Hinweis zu den angegebenen Punktzahlen".

7.1 Ⓐ Fallsituation: stationäre Akutpflege

Älterer Mensch

Fallsituation

„Ich wollte nur mal gucken, ob es glatt ist"

Sie haben heute Frühdienst auf Ihrer Station T1 in der Klinik Dessau. Sie wollen gerade Frühstückspause machen, als das Telefon klingelt. Ein Anruf aus der Notaufnahme vom diensthabenden Traumatologen, einem Honorararzt, der erst seit Kurzem in dieser Klinik tätig ist und den Sie noch nicht persönlich kennengelernt haben: „Ich habe hier eine stationäre Aufnahme für Ihre Station: Frau Dorothee Denker ist 83 Jahre alt, Osteoporosepatientin und heute Morgen gestürzt, Schenkelhalsfraktur links. Bitte bereiten Sie sie gleich zur OP vor. Wir machen das heute noch. Legen Sie bitte noch eine größere Flexüle und geben Sie ihr eine halbe Dormicum. Sie ist sehr aufgeregt. Der OP ist in etwa einer Stunde verfügbar. Die Anästhesie weiß Bescheid und kommt noch zur Aufklärung rum. Ich muss weiter. Sie wissen Bescheid?" Sie können gerade noch „Ja, alles klar" sagen, da legt er auch schon auf. Sie rufen Ihrer Kollegin zu: „Ich gehe in die Notaufnahme, ein Zugang, eine 83-jährige Frau mit Schenkelhalsfraktur links. Wir legen sie in Zimmer 3. Ich beeile mich."

In der Notaufnahme treffen Sie auf die aufgeregte Frau Denker. Pflegefachfrau Kerstin Müller übergibt Ihnen mit knappen Worten die Dokumente, und Sie bringen Frau Denker auf die traumatologische Station. Frau Denker ist sehr erregt, und die Worte sprudeln nur so aus ihr heraus: „Ich wollte doch nur mal gucken, ob es glatt ist und ob ich mit dem Hund rauskann. Ich bin so aufgeregt, ich bin ja nicht mehr die Jüngste. Wenn mir nun was passiert bei der OP?" Ihnen ist der Umgang mit vor einer OP aufgeregten Menschen vertraut, und Sie finden die richtigen, beruhigenden Worte.

Wenig später kommt der Anästhesist und übernimmt das Gespräch. Anschließend geben Sie sich weiterhin große Mühe, Frau Denkers Sorgen zu mindern, legen bei ihr eine Flexüle in die Vena cephalica dexter und geben ihr die angeordnete halbe Dormicum-Tablette.

Frau Denker fragt Sie zögernd, ob sie vielleicht irgendwo noch mal eine Zigarette rauchen könne. Das würde sie beruhigen. Dies können Sie nicht ermöglichen. Doch Frau Denker redet einfach weiter, u. a. davon, dass sie seit einem halben Jahr in der Seniorenresidenz an der Elbe lebe. „Dort schmeckt der Kaffee besonders gut. Können Sie sich das vorstellen? Ich weiß das genau – Kaffee ist für mich das, was für andere Wasser ist! Ich trinke viel Kaffee. Und ich gönne mir immer eine Zigarette dazu – herrlich!"

Da kommt auch schon der Anruf aus dem OP. Sie bringen Frau Denker in die OP-Schleuse und wünschen ihr alles Gute. „Danke, Sie sind wirklich nett!", ruft sie Ihnen noch zu. Sie machen sich auf dem Weg zurück zur Station Gedanken über Ihre Patientin. Sie ist so klein und zierlich und hat erzählt, dass sie früher als Sekretärin gearbeitet habe und jetzt seit Jahren an Schmerzen im Rücken leide, die in den letzten Jahren immer stärker geworden seien. Ihre Beweglichkeit werde immer eingeschränkter, und sie nehme schon seit Jahren starke Analgetika. Sie hat es wirklich nicht leicht …

Schon oft wurden Sie mit ähnlichen Patientensituationen konfrontiert. Manchmal dachten Sie schon daran, sich detaillierter darüber zu informieren, wie man als Pflegefachperson Menschen erfolgreich zu gesundheitsförderlichem Verhalten anregen kann. Wissenschaftliche Erkenntnisse gibt es dazu doch bestimmt genug. Nur wie werden diese in der Praxis eingeführt?

7.2 Aufgaben für die Vorbereitungszeit

Lesen Sie die Fallsituation und fassen Sie kurz zusammen, worum es geht. Berichten Sie darüber zu Beginn des Prüfungsgesprächs. Beziehen Sie sich dabei auf die beteiligten Personen und deren Anlässe zu handeln. Stellen Sie dar, wie diese Personen die Situation vermutlich wahrgenommen haben.

Was sind die Handlungsanlässe?
Wie nehmen die Personen die Situation vermutlich wahr?
Wie gehen sie damit um?
Welche Rolle spielen die Umgebungsfaktoren in der Situation?

Im Prüfungsgespräch werden folgende Schwerpunkte thematisiert werden:

- Verantwortung und Organisation im heterogenen Team
- Übertragung ärztlicher Tätigkeiten an Pflegefachpersonen
- Evidence-based Nursing
- Transfer pflegewissenschaftlicher Erkenntnisse in die Praxis
- Lebenslanges Lernen
- Möglichkeiten der beruflichen Weiterentwicklung

7.3 Zusammenfassung der Fallsituation

Wollen Sie eine Prüfung simulieren, dann lesen Sie jetzt nicht weiter, sondern hören sich die Fragen hier als Audio an QR-Code 007.1

https://else4.de/25153_007-1

ZUSAMMENFASSUNG
6 Punkte

Sie sind auf Station, Frau Denker ist im OP. Sie sind zuversichtlich, dass die OP komplikationslos verlaufen wird und Sie Frau Denker in drei Stunden aus dem Aufwachraum abholen können.

Schildern Sie anhand Ihrer Notizen die dargestellte Situation mit allem, was Ihnen dabei wichtig erscheint oder aufgefallen ist. Berücksichtigen Sie dabei Folgendes:

Analysieren Sie die Fallsituation und arbeiten Sie relevante Situationsmerkmale heraus.
Identifizieren Sie die handelnden Personen in der Fallsituation. Wie nehmen diese Personen die dargestellte Pflegesituation vermutlich wahr, was denken sie darüber und wie gehen sie damit um?
Beschreiben Sie, wie die beteiligten Personen in der Fallsituation handeln und welche Gründe es für ihre Handlungen gibt.

Sie haben für die Präsentation der Situation ca. 20 Minuten Zeit.

7.4 Im Prüfungsgespräch gestellte Aufgaben

AUFGABE 1
10 Punkte

Das Gespräch mit dem diensthabenden Traumatologen enthält Anweisungen, die Sie umsetzen sollen. Beurteilen Sie das Telefonat zwischen dem Honorararzt und Ihnen. Berücksichtigen Sie dabei die jeweiligen Aufgaben- und Verantwortungsbereiche.

AUFGABE 2
10 Punkte

Sie verabreichen auf telefonische Anweisung des Traumatologen das Medikament und legen eine Flexüle. Erörtern Sie die gesetzlichen Regelungen, die bei der Durchführung von ärztlichen Tätigkeiten grundlegend sind.

AUFGABE 3
18 Punkte

Sie machen sich Gedanken über Frau Denker. Sie ist klein und zierlich sowie eine starke Raucherin und trinkt viel Kaffee – dies sind alles Faktoren, die das Fortschreiten der Osteoporose, die hier zugrunde liegt, beschleunigen. Sie möchten Frau Denker davon überzeugen, einige ihrer Lebensgewohnheiten zu überdenken. Erklären Sie vor dem Hintergrund evidenzbasierter Pflege die Möglichkeiten, die sich dafür anbieten. Gehen Sie auf die Schritte ein, die den Transfer von evidenzbasiertem Wissen in die Praxis beschreiben.

AUFGABE 4
16 Punkte

Sie interessieren sich für die Pflegewissenschaft. Erläutern Sie die Bedeutung lebenslangen Lernens als ein Element der persönlichen und beruflichen Weiterentwicklung (6 P.). Nehmen Sie Stellung zu Ihren Überlegungen (5 P.) und beschreiben Sie Entwicklungsoptionen, die Ihnen offenstehen (5 P.).

Mögliche Lösungen zu diesen Aufgaben finden Sie im Erwartungshorizont ➤ 12.6.1.

KAPITEL

8

Annett Klepsch

Siebtes Prüfungsbeispiel

Beachten Sie in ➤ 1.3 den Kasten „Hinweis zu den angegebenen Punktzahlen".

8.1 Ⓐ Fallsituation: ambulante Pflege

Älterer Mensch

Fallsituation

Herr Carius kann nicht mehr sprechen

Der Leidensweg von Josef Carius begann vor vier Monaten: Beim Schachspielen mit seinem Enkel fiel der 81-jährige insulinpflichtige Diabetiker plötzlich vom Stuhl. In der Notaufnahme wurde ein Apoplex durch Verschluss der Arteria cerebri media sinister festgestellt. Herr Carius wies u. a. eine Hemiparese rechts und eine Aphasie auf und kam auf eine Stroke-Unit zur Lysetherapie. Vier Tage später wurde er ins neurologische Rehazentrum nach Worms verlegt. Zwölf Wochen später soll er nun nach Hause entlassen werden. Herr Carius kann nicht laufen, er sitzt im Rollstuhl und ist harninkontinent. Kognitiv ist er nicht beeinträchtigt. Seine Sprache ist verwaschen, aber mit Geduld kann man ihn verstehen. Seine Frau Helene, 73 Jahre, ist eine couragierte, vitale Frau. Dass ihr Mann wieder zu Hause ist, freut sie, aber sie zweifelt auch, ob sie seine Pflege schaffen wird. Ihr Mann wiegt ja über 80 kg. Wie wird er zu Hause mit ihrer Unterstützung zurechtkommen? Ein ambulanter Pflegedienst wird ihr helfen. Dieser wie auch die ambulante Physiotherapie wurden bereits von Sofia Martinez, der Casemanagerin des Rehazentrums, organisiert.

Der ambulante Pflegedienst „Hoffnung", bei dem Sie als Pflegefachperson beschäftigt sind, wird Familie Carius bei der häuslichen Pflege unterstützen. Wie verabredet kommen Sie heute zum ersten Besuch. In der folgenden Stunde erhalten Sie einen Überblick über die Situation des Paares. Einiges haben Sie schon dem Überleitungsbogen des Rehazentrums entnommen. Sie unterbreiten Herrn Carius ein Angebot für die Pflege und auch für einige Umbaumaßnahmen im Haus. Es gelingt Ihnen, Frau Carius' größte Sorge zu mildern: „Frau Carius, wir schaffen das. Wir kommen regelmäßig zu den verabredeten Zeiten, und schon bald wird sich eine Routine eingestellt haben.“

Zeitnah hat Familie Carius einen Termin mit dem Medizinischen Dienst (MD). Die Einstufung in den Pflegegrad soll festgelegt werden. Frau Carius hat viele Fragen dazu.

In den nächsten Wochen werden Sie ein perfektes Team. Familie Carius freut sich jedes Mal, wenn Sie kommen. Das Waschen, Anziehen, Duschen und die Insulininjektionen übernehmen Sie. Manchmal übernimmt auch Pflegehelferin Hannah Späth diese Runde. Die Dekubitus- und Thromboseprophylaxe möchte Frau Carius selbst durchführen. Hierzu haben Sie sie umfassend beraten.

Der Pflegedienst „Hoffnung“ hat einen Termin für eine Pflegevisite mit Familie Carius vereinbart, um die Wirksamkeit der Pflegemaßnahmen zu evaluieren. Leider wird die Pflegedienstleiterin krank, weshalb Pflegehelferin Hannah diesen Termin wahrnimmt.

Nach vier Wochen bemerken Sie, dass Frau Carius angespannt ist. Als Sie sie darauf ansprechen, klagt sie über Rückenschmerzen und bekommt feuchte Augen. „Ach, wissen Sie, es ist doch alles sehr schwer. Manchmal bin ich richtig fertig. Mein Mann und ich können uns ja auch nicht mehr so richtig unterhalten. Das ist das Schlimmste!“ Sie blicken zu Herrn Carius, der ausdruckslos geradeaus starrt. Haben Sie nicht neulich einen Forschungsbericht zum Thema „Pflegecafés“ in einer Fachzeitschrift gelesen?

8.2 Aufgaben für die Vorbereitungszeit

Lesen Sie die Fallsituation und fassen Sie kurz zusammen, worum es geht. Berichten Sie darüber zu Beginn des Prüfungsgesprächs. Beziehen Sie sich dabei auf die beteiligten Personen und deren Anlässe zu handeln. Stellen Sie dar, wie diese Personen die Situation vermutlich wahrgenommen haben.

Was sind die Handlungsanlässe?
Wie nehmen die Personen die Situation vermutlich wahr?
Wie gehen sie damit um?
Welche Rolle spielen die Umgebungsfaktoren in der Situation?

Im Prüfungsgespräch werden folgende Schwerpunkte thematisiert werden:
- Casemanagement
- Vorbehaltsaufgaben
- Beurteilung der Pflegebedürftigkeit durch den MD
- Grund- und Behandlungspflege
- Sicherung der Pflegequalität im ambulanten Bereich
- Forschungsprozess

8.3 Zusammenfassung der Fallsituation

TIPP

Sie werden gleich aufgefordert, die Fallsituation mit eigenen Worten wiederzugeben. Versuchen Sie dabei, so viel Ihres Wissens anzubringen wie möglich. Schlagen Sie Brücken zu den in den Schwerpunkten genannten Themen. Verknüpfen Sie die geschilderte Situation mit weiteren Aspekten der ambulanten Pflege. Behalten Sie den Gesprächsfaden in der Hand.

Wollen Sie eine Prüfung simulieren, dann lesen Sie jetzt nicht weiter, sondern hören sich die Fragen hier als Audio an QR-Code 008.1

https://else4.de/25153_008-1

Herr Carius starrt ausdruckslos geradeaus. Frau Carius kommen die Tränen. Sie stehen dabei und müssen nun reagieren.

ZUSAMMENFASSUNG
6 Punkte

Schildern Sie anhand Ihrer Notizen die dargestellte Situation mit allem, was Ihnen dabei wichtig erscheint oder aufgefallen ist. Berücksichtigen Sie dabei Folgendes:

Analysieren Sie die Fallsituation und arbeiten Sie relevante Situationsmerkmale heraus.
Identifizieren Sie die handelnden Personen in der Fallsituation. Wie nehmen diese Personen die Ereignisse vermutlich wahr? Was denken sie darüber und wie gehen sie damit um?
Beschreiben Sie, wie die beteiligten Personen in der Fallsituation handeln, welche Gründe es für ihre Handlungen gibt und welche Umgebungsfaktoren eventuell eine Rolle spielen.

Sie haben für die Präsentation des Beispiels ca. 20 Minuten Zeit.

8.4 Im Prüfungsgespräch gestellte Aufgaben

AUFGABE 1
10 Punkte

Die Versorgung durch einen ambulanten Pflegedienst und die physiotherapeutische Versorgung wurden von der Casemanagerin des Rehabilitationszentrums organisiert. Arbeiten Sie die Aufgaben des Casemanagements in der beschriebenen Situation heraus, in der Herr Carius schwer pflegebedürftig nach Hause entlassen wird.

AUFGABE 2
8 Punkte

Der Medizinische Dienst (MD) meldet sich an. Der Pflegegrad soll festgelegt werden. Beschreiben Sie das Vorgehen des MD bei der Feststellung der Pflegebedürftigkeit.

AUFGABE 3
8 Punkte

Bei Herrn Carius werden Maßnahmen der medizinischen Behandlungspflege und Maßnahmen der Grundpflege vom ambulanten Pflegedienst übernommen. Unterscheiden Sie die beiden Tätigkeiten voneinander (4 P.), nennen Sie die zugrunde liegenden Rechtsnormen (2 P.) und geben Sie die dazu nötige Qualifikation sowie weitere Beispiele an (2 P.).

AUFGABE 4
5 Punkte

Bei Herrn Carius soll der Erfolg der pflegerischen Maßnahmen evaluiert werden. Ein Termin wurde vereinbart. Leider wurde die Pflegedienstleitung krank, und nun fährt Pflegehelferin Hannah Späth zur Pflegevisite zu Familie Carius. Nehmen Sie mit dem Hintergrundwissen bezüglich der Vorbehaltsaufgaben in der Pflege Stellung zu diesem Sachverhalt.

AUFGABE 5
14 Punkte

Frau Carius führt einige Pflegetätigkeiten wie die Dekubitus- und die Thromboseprophylaxe selbst aus. Erläutern Sie die Bedeutung der Beratung im ambulanten Bereich der Pflege als Beitrag zur Sicherung der Pflegequalität. Gehen Sie dabei auch auf die rechtlichen Aspekte ein.

AUFGABE 6

9 Punkte

Frau Carius klagt manchmal über Rückenschmerzen. Auch ihr seelisches Gleichgewicht scheint aus der Balance zu sein. Sie machen sich Sorgen um sie und überlegen, wie Sie ihr helfen können. Skizzieren Sie den Forschungsprozess am Beispiel der Forschungsfrage „Sind von ambulanten Pflegediensten organisierte ‚Pflegecafés' als spezielle Kommunikationsorte für pflegende Angehörige geeignet, um deren emotionale Belastungen zu reduzieren?".

Mögliche Lösungen zu diesen Aufgaben finden Sie im Erwartungshorizont ➤ 12.7.1.

KAPITEL

9

Annett Klepsch

Achtes Prüfungsbeispiel

Beachten Sie in ➤ 1.3 den Kasten „Hinweis zu den angegebenen Punktzahlen".

9.1 Ⓚ Fallsituation: ambulante Pflege

Kind

Fallsituation

Nie wieder Nutella?

Rico Lehmann ist ein achtjähriger Junge, der gerne Fußball spielt und in Mathe ein Ass ist. Vor Kurzem wurde bei ihm ein Diabetes mellitus Typ 1 diagnostiziert. Nach einer Woche im Krankenhaus wurde er vor einigen Tagen auf Wunsch der Mutter entlassen. Diese hatte im Krankenhaus beobachtet, wie eine Pflegefachfrau in einem Moment der Unachtsamkeit ihrem Sohn beinahe eine zu hohe Insulindosis gespritzt hätte. Frau Lehmann war entsetzt, meldete den Vorfall dem Stationsarzt und bat um sofortige Entlassung.

Nun soll Ihr ambulanter Pflegedienst „Kleeblatt" in Meiningen, der sich auf die Beratung von jungen Menschen mit Diabetes spezialisiert hat, die weitere Betreuung der Familie übernehmen.

Sie sind Pflegefachperson und zum Thema Diabetes mellitus besonders geschult. Mit sehr viel Einfühlungsvermögen für die individuelle Situation besuchen Sie Ricos Familie am Tag der Entlassung das erste Mal. Sie spüren die Skepsis. Doch es gelingt Ihnen, das Eis zu brechen, und schon bald werden Sie mit vielen Fragen konfrontiert. Die Insulininjektionen kosten Rico und seine Mutter große Überwindung. Beide sind noch sehr unsicher, nicht nur was das Spritzen betrifft, sondern auch bei der Alltagsbewältigung. Deshalb übernehmen Sie in den ersten Tagen die Insulininjektionen und zeigen Mutter und Sohn noch einmal das Vorgehen. Für diese kurzen Schulungen haben Sie kleine Übungen und Aufgaben vorbereitet, bei denen der Spaß nicht zu kurz kommt. Rico glänzt beim Berechnen der Kohlenhydrateinheiten mit seinen Mathekenntnissen, und Sie sind zuversichtlich, dass es Ihnen gelingen wird, ihm und seiner Mutter die Angst vor einem Leben mit Diabetes zu nehmen.

Bei Frau Lehmann legt sich die Anspannung allerdings nur langsam. Sie ist noch immer sehr unsicher. Bei jedem Besuch werden Sie aufgeregt von ihr in Empfang genommen. Sie ist sehr besorgt und verängstigt, dass ihrem Sohn etwas passieren könnte: „Wenn Rico nun einfach umkippt, weil der Zucker zu niedrig ist, und keiner ihm hilft?“ „Und wenn er Sport macht – da kann ihm ja auch etwas passieren!“ „Keine Schokolade mehr? Die isst er doch so gern, besonders Nutella morgens auf dem Brötchen.“

Als Sie nach einem Besuch bei Familie Lehmann wieder ins Auto steigen, spricht Sie erfreut eine junge Frau an – Ihre frühere Schulfreundin Justine Moore. Schnell kommen Sie mit ihr ins Gespräch und stellen fest, dass sie besorgt ist: „Ich bin die Nachbarin der Lehmanns. Rico ist schon so lange krank. Was hat er denn?“ Sie sind kurz irritiert. Weiß Justine denn nicht, dass Sie einer Schweigepflicht unterliegen? Doch dann fällt Ihnen eine passende Antwort ein: „Sprich die Lehmanns doch bitte selbst mal an. Du weißt ja, Schweigepflicht und so.“ „Ach, du hast ja recht. Ich wollte nur mal fragen“, antwortet Justine einsichtig.

Wieder zurück im Büro des Pflegedienstes platzen Sie in ein Gespräch zweier Kolleginnen, die sich zu wenig von der Pflegedienstleitung verstanden fühlen: „Immer diese Teildienste! Morgens, mittags und abends müssen wir rausfahren. Zwar sind es nur kurze Touren, aber mit ein bisschen Engagement könnte man das auch anders organisieren.“ Ihnen gefallen diese Schichten auch nicht. Sie überlegen, ob Sie sich für mehr Mitbestimmung der Beschäftigten engagieren sollten. Könnte man vielleicht einen Betriebsrat gründen? Dazu müssen Sie sich heute Abend mal belesen.

9.2 Aufgaben für die Vorbereitungszeit

Lesen Sie die Fallsituation und fassen Sie kurz zusammen, worum es geht. Berichten Sie darüber zu Beginn des Prüfungsgesprächs. Beziehen Sie sich dabei auf die beteiligten Personen und deren Anlässe zu handeln. Stellen Sie dar, wie diese Personen die Situation vermutlich wahrgenommen haben.

Was sind die Handlungsanlässe?
Wie nehmen die Personen die Situation vermutlich wahr?
Wie gehen sie damit um?
Welche Rolle spielen die Umgebungsfaktoren in der Situation?

Im Prüfungsgespräch werden folgende Schwerpunkte thematisiert werden:
- Haftung
- Patientenedukation
- Emotionale Lage der Eltern chronisch kranker Kinder
- Professionelle Kommunikation mit Eltern kranker Kinder
- Schweigepflicht
- Betriebliche Mitbestimmung

9.3 Zusammenfassung der Fallsituation

Hinter Ihnen liegt ein typischer Tag im ambulanten Pflegedienst. Das Gespräch mit den beiden Kolleginnen klingt nach. Sie suchen im Internet nach Möglichkeiten der betrieblichen Mitbestimmung. Auch über Frau Lehmann denken Sie nach. Sicherlich hat Sie sehr impulsiv gehandelt, als sie den Fehler der Pflegefachfrau bemerkte, aber verstehen können Sie sie durchaus. So etwas darf nicht passieren! Das hätte schlimm ausgehen können. Dass Frau Lehmann nun skeptisch ist, liegt auf der Hand.

Wollen Sie eine Prüfung simulieren, dann lesen Sie jetzt nicht weiter, sondern hören sich die Fragen hier als Audio an QR-Code 009.1

https://else4.de/25153_009-1

ZUSAMMENFASSUNG
6 Punkte

Schildern Sie anhand Ihrer Notizen die dargestellte Situation mit allem, was Ihnen dabei wichtig erscheint oder aufgefallen ist. Berücksichtigen Sie dabei Folgendes:

Analysieren Sie die Fallsituation und arbeiten Sie relevante Situationsmerkmale heraus.
Identifizieren Sie die handelnden Personen in der Fallsituation. Wie nehmen diese Personen die dargestellte Pflegesituation vermutlich wahr, was denken sie darüber und wie gehen sie damit um?
Beschreiben Sie, wie die beteiligten Personen in der Fallsituation handeln und welche Gründe es für ihre Handlungen gibt.

Sie haben für die Präsentation der Situation ca. 20 Minuten Zeit.

9.4 Im Prüfungsgespräch gestellte Aufgaben

AUFGABE 1
12 Punkte

Auf der Kinderstation wäre es fast zu einer Insulinfehlinjektion gekommen. Prüfen Sie die Haftungsfrage mit den möglichen Konsequenzen im Falle einer tatsächlichen Fehlinjektion.

AUFGABE 2
16 Punkte

Ihre Gespräche mit Frau Lehmann sind Bestandteil der Schulung und Beratung von Eltern zu pflegender Kinder. Diese zeigen erste Erfolge. Beschreiben Sie mithilfe der Fallsituation die emotionale Lage der Eltern von Kindern mit einer chronischen Erkrankung und Möglichkeiten des professionellen Umgangs vonseiten der Pflegefachpersonen damit.

AUFGABE 3
12 Punkte

Sie wurden auf der Straße von Ihrer früheren Schulfreundin angesprochen und nach dem Befinden eines Ihrer Klienten gefragt. Sie haben professionell gehandelt. Gut so! Begründen Sie die Bedeutung der Einhaltung der Schweigepflicht (10 P.). Geben Sie die entsprechende Rechtsnorm an (2 P.).

AUFGABE 4
14 Punkte

Sie sind im Internet unterwegs, um sich über Details der betrieblichen Mitbestimmung zu informieren. Sie lesen, dass lediglich sechs Prozent der Firmen in Deutschland mit bis zu 50 Mitarbeitern eine gewählte Arbeitnehmervertretung haben. Das überrascht Sie. Sie möchten einen Betriebsrat gründen. Zählen Sie die Aufgaben eines Betriebsrats auf (5 P.) und nennen Sie die Voraussetzungen, die für die Bildung eines Betriebsrats vorliegen müssen (4 P.). Legen Sie Ihre Gedanken zur Notwendigkeit der betrieblichen Mitbestimmung dar (5 P.).

Mögliche Lösungen zu diesen Aufgaben finden Sie im Erwartungshorizont ➤ 12.8.1.

KAPITEL

10 Neuntes Prüfungsbeispiel

Annett Klepsch

Beachten Sie in ➤ 1.3 den Kasten „Hinweis zu den angegebenen Punktzahlen".

10.1 Ⓔ Fallsituation: psychiatrische Versorgung

Erwachsener

Fallsituation

Herr Müller wird aggressiv …

Der 42-jährige Wolfgang Müller erhielt vor einigen Jahren die Diagnose paranoide Schizophrenie. Der Bahnbegleiter wurde in der Folge erwerbsunfähig und erhält seit drei Jahren soziale Grundsicherung. Da er seine Medikamente ebenso wie seine Mahlzeiten in letzter Zeit nur unregelmäßig eingenommen hat, wird er in der Psychiatrischen Klinik Bielefeld zur Optimierung der medikamentösen Einstellung auf der Station behandelt, auf der Sie am Ende des dritten Ausbildungsdrittels eingesetzt sind. Oft erhält Herr Müller Besuch von seinen vier Geschwistern, die sehr besorgt wegen seiner gesundheitlichen Entwicklung sind.

Herrn Müllers Schizophrenie äußert sich im Wesentlichen durch Halluzinationen und Wahnvorstellungen. Diese treten mehrmals am Tag auf. Herr Müller ist dadurch emotional sehr gestresst und wird schnell aggressiv.

Kürzlich wusste sich Vanessa Strunk, eine Pflegeassistentin, nicht besser zu helfen, als Herrn Müller in seinem Zimmer einzuschließen. Doch das verbesserte die Situation nicht, sondern trug zu ihrer Eskalation bei. Es wurde richtig laut. Sie waren froh, dass an diesem Tag der sehr erfahrene Pflegefachmann und Praxisanleiter Samuel Rosenberg Dienst hatte. Seine deeskalierende Gesprächsführung des Talking-down entspannte die Krise. Beim Praxisanleitungstag zwei Tage später analysierte er gemeinsam mit Ihnen und Vanessa die Situation, und Samuel erklärte Ihnen alles ganz genau.

Da Herrn Müllers Aggressionspotenzial aktuell recht hoch ist, bemüht sich das Pflegepersonal um Maßnahmen zur Gewaltprävention. Es geht dabei nicht nur um die Sicherheit von Wolfgang Müller, sondern auch um die der anderen Patienten. Vanessa äußerte etwas unsicher die Idee, im Zimmer von gewaltbereiten Patienten eine Kamera zu installieren, um rechtzeitig aggressives Verhalten bemerken und Eskalationen verhindern zu können.

Wolfgang Müller musste im Zuge des Fortschreitens seiner Erkrankung auch kognitive Einbußen hinnehmen. So fällt es ihm schwer, sein Geld zu verwalten. Er hat diesbezüglich eine reduzierte Urteilsfähigkeit. Kürzlich entdeckte er in seiner Hosentasche 50 Euro und schenkte diese spontan einer ihm zufällig begegnenden Besucherin. Weiterhin fällt auf, dass aus dem früher sehr aktiven Sportler ein eher antriebsarmer Mann geworden ist, der vorwiegend auf Kommandos, die ihm in seinen Halluzinationen erteilt werden, reagiert. Er ist zunehmend nicht mehr in der Lage, eigenständig sinnvolle Entscheidungen zu treffen.

Besorgt wendet sich seine ältere Schwester Heike Wagner eines Nachmittags an Sie: „Ich weiß nicht so recht, der Wolfgang wird zunehmend aggressiver und unzugänglicher. Ich habe mich ja immer um ihn gekümmert, aber manchmal ist er mir jetzt richtig unheimlich. Verstehen Sie das? Ich weiß gar nicht, ob ich das noch weiter leisten kann.“ Sie reagieren verständnisvoll: „Das kann ich gut nachvollziehen, liebe Frau Wagner, ich rede mit dem Sozialdienst. Er kann die rechtlichen Ansprüche Ihres Bruders auf Unterstützung im Alltag prüfen.“ Frau Wagner entgegnet: „Manchmal habe ich schon gedacht, er schafft es nicht mehr, allein in seiner Wohnung zu leben.“ „Ja, Frau Wagner, das beobachte ich auch. Im Augenblick sieht es tatsächlich nicht danach aus. Vielleicht wäre ein Umzug in eine betreute Wohneinrichtung eine Option.“

10.2 Aufgaben für die Vorbereitungszeit

Lesen Sie die Fallsituation und fassen Sie kurz zusammen, worum es geht. Berichten Sie darüber zu Beginn des Prüfungsgesprächs. Beziehen Sie sich dabei auf die beteiligten Personen und deren Anlässe zu handeln. Stellen Sie dar, wie diese Personen die Situation vermutlich wahrgenommen haben.

Was sind die Handlungsanlässe?
Wie nehmen die Personen die Situation vermutlich wahr?
Wie gehen sie damit um?
Welche Rolle spielen die Umgebungsfaktoren in der Situation?

Im Prüfungsgespräch werden folgende Schwerpunkte thematisiert werden:

- Gewaltprävention
- Sozialrecht
- Grundrechte
- Ethische Prinzipien in der Pflege
- Ethische Entscheidungsfindung
- Kommunikation in Akutsituationen
- Prinzipien des Sozialrechts

10.3 Zusammenfassung der Fallsituation

Wollen Sie eine Prüfung simulieren, dann lesen Sie jetzt nicht weiter, sondern hören sich die Fragen hier als Audio an QR-Code 010.1

https://else4.de/25153_010-1

ZUSAMMENFASSUNG
6 Punkte

Sie können gut nachvollziehen, dass Frau Wagner sich Sorgen macht, ob sie ihren Bruder weiterhin im benötigten Umfang unterstützen kann. Nicht zuletzt hängt davon ab, ob Herr Müller in eine betreute Wohneinrichtung ziehen sollte oder ob er weiterhin allein in seiner Wohnung leben kann.

Schildern Sie nun anhand Ihrer Notizen die dargestellte Situation mit allem, was Ihnen dabei wichtig erscheint oder aufgefallen ist. Berücksichtigen Sie dabei Folgendes:

Identifizieren Sie die handelnden Personen in der Fallsituation. Wie nehmen diese Personen die dargestellte Pflegesituation vermutlich wahr, was denken sie darüber und wie gehen sie damit um?
Analysieren Sie die Fallsituation und arbeiten Sie relevante Situationsmerkmale heraus.
Beschreiben Sie, wie die beteiligten Personen in der Fallsituation handeln und welche Gründe es für ihre Handlungen gibt.

Sie haben für die Präsentation der Situation ca. 20 Minuten Zeit.

10.4 Im Prüfungsgespräch gestellte Aufgaben

AUFGABE 1
15 Punkte

Der erfahrene Praxisanleiter Samuel Rosenberg kann die eskalierende Situation abschwächen und Herrn Müller beruhigen. Er handelt professionell in der Gesprächsführung mit einem aggressiven Patienten. Erläutern Sie Grundsätze der Gewaltprävention insbesondere im psychiatrischen Kontext. Gehen Sie dabei auf aggressionsauslösende Faktoren und die Technik des Talking-down ein.

AUFGABE 2
9 Punkte

Vanessa Strunk hat die Idee, zur frühen Erkennung von Aggressivität und damit zur Verhinderung von Eskalationen Beobachtungskameras in den Zimmern der Patienten zu installieren. Beurteilen Sie diese Idee in Bezug auf einzelne Artikel, die im Grundgesetz der Bundesrepublik Deutschland verankert sind.

AUFGABE 3
15 Punkte

Herr Müller erhält soziale Grundsicherung und wurde einige Jahre von seiner Familie im Alltag unterstützt. Nun steht die Frage im Raum, ob er in eine betreute Wohneinrichtung umziehen sollte. Erläutern Sie vier Prinzipien des Sozialrechts, die für Herrn Müllers Situation relevant sind.

AUFGABE 4
15 Punkte

Das von Frau Wagner angesprochene Problem zieht eine ethische Entscheidungsfindung nach sich: Soll Herr Müller ins betreute Wohnen ziehen, oder kann er weiterhin allein in seiner Wohnung leben? Schildern Sie den Prozess dieser ethischen Entscheidungsfindung am Beispiel von Herrn Müllers Lebenssituation und anhand der vier ethischen Prinzipien in der Pflege.

Mögliche Lösungen zu diesen Aufgaben finden Sie im Erwartungshorizont ➤ 12.9.1.

KAPITEL

11

Annett Klepsch

Zehntes Prüfungsbeispiel

Beachten Sie in ➤ 1.3 den Kasten „Hinweis zu den angegebenen Punktzahlen".

11.1 Ⓚ Fallsituation: psychiatrische Versorgung

Kind

Fallsituation

Alles ist so schwer …

Laura Koslowski leidet unter schweren Depressionen. Sie ist 17 Jahre alt und besucht die elfte Klasse eines Gymnasiums in Rosenheim. Der Hausarzt ist in großer Sorge um sie und bespricht mit ihr eine Einweisung in die Psychiatrie. Laura schläft viel, hat Anzeichen von Interesselosigkeit, zieht sich von ihren Freunden zurück, hat keinen Appetit, und negative Gedanken kreisen ständig in ihrem Kopf.

Heute wird Laura von Ihrer Mutter Birgit Koslowski auf die Station II der Psychiatrie in Rosenheim gebracht, wo Sie als Pflegefachperson arbeiten. Sie begrüßen Laura freundlich und zeigen ihr das Zimmer, das für einige Wochen ihr zu Hause sein wird, und die restliche Station. Laura ist klein und zierlich, wirkt traurig und niedergeschlagen. Langsam kommen Sie ins Gespräch mit ihr. Sie spricht sehr leise und zögernd und erwähnt ein Gefühl der Hoffnungslosigkeit und innerer Leere. „Ich höre dich, Laura. Es tut mir leid, dass du dich so fühlst. Du bist hier in einem sicheren Ort, und wir werden dich unterstützen. Wir möchten verstehen, wie wir dir am besten helfen können." Mit diesen warmen, liebevollen Worten finden Sie Zugang zu dem Mädchen. In der Psychiatrie haben Sie viel Zeit zum Zuhören und um eine vertrauensvolle Beziehung aufzubauen. Das gefällt Ihnen in diesem Fachbereich. Hier können Sie das, was unter guter Pflege verstanden wird, umsetzen. Während Ihrer Praxiseinsätze in der Ausbildung haben Sie bemerkt, dass dies nicht in allen Fachabteilungen gleichermaßen möglich ist. Darum haben Sie sich für die Psychiatrie entschieden.

Einfühlsam mit jemandem zu sprechen, das haben Sie von Pflegefachmann Michael Köhler gelernt. Er hat Sie in Ihren ersten Wochen auf der Station begleitet und auf die Versorgung von Patienten mit einer psychischen Erkrankung gut vorbereitet. Sie sind dankbar für Michaels intensive Unterstützung und seine Ratschläge sowie dafür, dass Sie nicht einfach „ins kalte Wasser geworfen wurden", wie Sie es neulich von einer älteren Kollegin hörten.

In den ersten Tagen erhält Laura eine umfassende psychiatrische Begutachtung. Ihre persönliche Geschichte, ihr soziales Umfeld und ihre Symptome werden dabei berücksichtigt. Sie wird in eine Therapiegruppe für Jugendliche mit Depressionen aufgenommen, in der sie Unterstützung und den Austausch mit Gleichaltrigen findet. Ein individueller Behandlungsplan wird erstellt. Laura beginnt parallel eine medikamentöse Therapie unter ärztlicher Aufsicht, damit sich ihre Stimmungsschwankungen stabilisieren.

Im weiteren Verlauf von Lauras Aufenthalt arbeitet das interdisziplinäre Team eng zusammen. Es erstellt einen umfassenden Behandlungsplan für Laura, der regelmäßige Einzelgespräche mit Therapeuten, eine Familientherapie, die Anpassung der Medikamente und die Förderung der Selbstfürsorge umfasst. Auch Bewältigungsstrategien für schwierige emotionale Situationen werden eingeübt.

An einem Samstag, an dem Sie Dienst haben, kommt Laura spätabends ins Dienstzimmer und sagt: „Ich möchte sofort entlassen werden." Michaels Regeln fallen Ihnen ein, und Sie antworten: „Laura, ich verstehe, dass du diesen Wunsch hast. Es ist wichtig, dass wir darüber sprechen. Kannst du mir sagen, was dich dazu veranlasst, jetzt nach Hause zu wollen?" Sie wissen, dass es nicht gut für Laura wäre, die Therapie jetzt zu unterbrechen, deshalb setzen Sie alles daran, Laura vom Bleiben zu überzeugen. Aber natürlich ist Ihnen klar, dass letztendlich Laura die Autonomie über ihre Behandlung hat und selbst entscheiden darf.

11.2 Aufgaben für die Vorbereitungszeit

Lesen Sie die Fallsituation und fassen Sie kurz zusammen, worum es geht. Berichten Sie darüber zu Beginn des Prüfungsgesprächs. Beziehen Sie sich dabei auf die beteiligten Personen und deren Anlässe zu handeln. Stellen Sie dar, wie diese Personen die Situation vermutlich wahrgenommen haben.

Was sind die Handlungsanlässe?
Wie nehmen die Personen die Situation vermutlich wahr?
Wie gehen sie damit um?
Welche Rolle spielen die Umgebungsfaktoren in der Situation?

Im Prüfungsgespräch werden folgende Schwerpunkte thematisiert werden:

- Berufliches Selbstverständnis
- Beratung und Einarbeitung von Teammitgliedern
- Interdisziplinäres Team
- Ethisch-moralische Grundhaltung
- ICN-Ethikkodex
- Theorien der Entstehung von psychischen Erkrankungen

11.3 Zusammenfassung der Fallsituation

Wollen Sie eine Prüfung simulieren, dann lesen Sie jetzt nicht weiter, sondern hören sich die Fragen hier als Audio an QR-Code 011.1

https://else4.de/25153_011-1

Eine schwierige Situation für Sie als Pflegefachperson. Laura ist 17 Jahre alt, möchte nach Hause und ihre Therapie abbrechen oder zumindest unterbrechen. Sie wollen sie zum Bleiben motivieren.

Schildern Sie anhand Ihrer Notizen die dargestellte Situation mit allem, was Ihnen dabei wichtig erscheint oder aufgefallen ist. Berücksichtigen Sie dabei Folgendes:

ZUSAMMENFASSUNG
6 Punkte

Identifizieren Sie die handelnden Personen in der Fallsituation. Wie nehmen diese Personen die dargestellte Pflegesituation vermutlich wahr, was denken sie darüber und wie gehen sie damit um?
Analysieren Sie die Fallsituation und arbeiten Sie relevante Situationsmerkmale heraus.
Beschreiben Sie, wie die beteiligten Personen in der Fallsituation handeln und welche Gründe es für ihre Handlungen gibt.

Sie haben für die Präsentation der Situation ca. 20 Minuten Zeit.

11.4 Im Prüfungsgespräch gestellte Aufgaben

AUFGABE 1
15 Punkte

Es gibt verschiedene Theorien, die für die Entstehung von psychischen Erkrankungen herangezogen werden. Nennen Sie mindestens vier dieser Theorien (4 P.) und erläutern Sie diese kurz (4 P.). Begründen Sie anschließend die Bedeutung eines multiprofessionellen Therapieansatzes in diesem Setting (7 P.).

AUFGABE 2
16 Punkte

In der Psychiatrie wird, wie in der Fallsituation beschrieben, ein multiprofessioneller Ansatz verfolgt. Beschreiben Sie anhand von mindestens sechs Aspekten die Grundsätze erfolgreicher interprofessioneller Zusammenarbeit.

AUFGABE 3
10 Punkte

Laura möchte nach Hause und könnte dies in ihrem Alter auch selbst entscheiden. Sie wissen, dass es besser wäre, wenn Sie die Therapie nicht abbrechen würde. Sie müssen die richtigen Worte finden. Ihre ethisch-moralische Grundhaltung als Pflegefachperson ist gefragt. Erläutern Sie den ICN-Ethikkodex für Pflegefachpersonen, der Ihnen für das Gespräch mit Laura als Leitfaden dienen kann.

AUFGABE 4
13 Punkte

Sie fühlen sich von Ihrem Kollegen Michael gut eingearbeitet, und Sie konnten von ihm viel lernen. Neulich hörten Sie, wie eine ältere Kollegin etwas vorwurfsvoll meinte: „Uns hat man damals einfach ins kalte Wasser geworfen, und wir haben es auch geschafft! Die jungen Leute werden heute zu lange eingearbeitet. Man lernt am besten durch Selbermachen!“ Vergleichen Sie zunächst das Selbermachen als Lernmethode mit der strukturierten Einarbeitung (8 P.). Positionieren Sie sich anschließend zur Aussage aus der Fallsituation (5 P.).

Mögliche Lösungen zu diesen Aufgaben finden Sie im Erwartungshorizont ➤ 12.10.1.

KAPITEL

12 Erwartungshorizonte

Hinweis zu den aufgeführten Lösungsmöglichkeiten

Zu jeder Aufgabe finden Sie im Folgenden **eine** von vielen Lösungsmöglichkeiten und eine damit einhergehende Bepunktung. Da die Art der Aufgabenstellung und die Bepunktung in allen Bundesländern, manchmal sogar von Schule zu Schule verschieden sind, gibt es **nicht** die eine ideale Lösung für jede Aufgabe. Es ist also möglich, dass Ihre Antworten inhaltlich und sprachlich – also in der Darstellung – davon abweichen und trotzdem ein sehr gutes Ergebnis liefern können.
Die bei jeder Aufgabe angegebene Punktzahl bezieht sich **nur** auf die **inhaltliche Richtigkeit und Vollständigkeit.** Dafür können je Fallsituation maximal 60 Punkte erzielt werden. Zusätzlich wird in der mündlichen Prüfung aber auch die **kommunikative Kompetenz** bewertet – dafür werden maximal 40 Punkte vergeben. Insgesamt wird eine Fallsituation also mit maximal 100 Punkten bewertet.
Auch wenn die Antwortmöglichkeiten offen sind, gibt der Erwartungshorizont zu jeder Aufgabe eine Lösungsmöglichkeit vor. Trotz des unterschiedlichen Ablaufs mündlicher Prüfungen: Das Üben an Fallsituationen und das mündliche Formulieren von Antworten sind in jedem Fall sinnvoll, um dieses Prüfungsformat zu trainieren.

12.1 Erstes Prüfungsbeispiel – Fallsituation: stationäre Langzeitpflege (> Kap. 2) „Wo ist Karl?"

12.1.1 Ideale Aufgabenbearbeitung

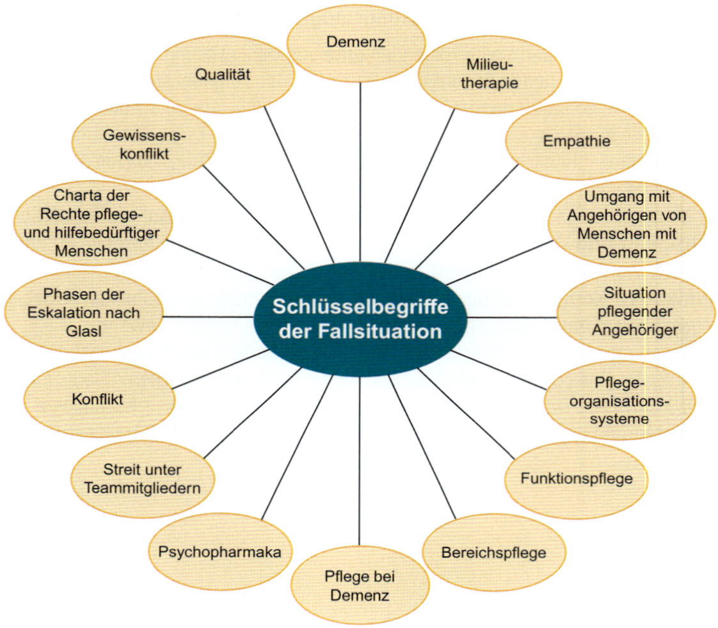
Schlüsselbegriffe der Fallsituation
Demenz
Milieu-therapie
Empathie
Umgang mit Angehörigen von Menschen mit Demenz
Situation pflegender Angehöriger
Pflege-organisations-systeme
Funktionspflege
Bereichspflege
Pflege bei Demenz
Psychopharmaka
Streit unter Teammitgliedern
Konflikt
Phasen der Eskalation nach Glasl
Charta der Rechte pflege- und hilfebedürftiger Menschen
Gewissens-konflikt
Qualität

Zusammenfassung der Fallsituation — 6 Punkte

QR-Code 012.1 Zusammenfassung der Fallsituation

https://else4.de/25153_012-1

Sie sind auf dem Heimweg. Frau Obst sitzt in ihrem Zimmer und singt. Frau Arndt ist hoffentlich wieder gut in Fürth angekommen. Ihnen gehen viele Gedanken durch den Kopf.

Schildern Sie anhand Ihrer Notizen die dargestellte Situation mit allem, was Ihnen dabei wichtig erscheint oder aufgefallen ist. Berücksichtigen Sie dabei Folgendes:

Analysieren Sie die Fallsituation und arbeiten Sie relevante Situationsmerkmale heraus.
Identifizieren Sie die handelnden Personen in der Fallsituation. Wie nehmen diese Personen die dargestellte Pflegesituation vermutlich wahr, was denken sie darüber und wie gehen sie damit um?
Beschreiben Sie, wie die beteiligten Personen in der Fallsituation handeln und welche Gründe es für ihre Handlungen gibt.

Sie haben für die Präsentation der Situation ca. 20 Minuten Zeit.

Relevante Situationsmerkmale, handelnde Personen, Gründe und Umgebungsfaktoren

- Es wird eine Alltagssituation zur Besuchszeit geschildert.
- Eine Bewohnerin mit Demenz wird von ihrer Tochter besucht.
- Frau Obst …
  - lebt schon lange in der Wohngemeinschaft „Waldstraße" und leidet an Demenz,
  - ist Witwe, hat drei Kinder, die nicht in der Nähe leben,
  - war früher Lehrerin und sehr aufgeweckt,
  - singt heute gern Kinderlieder und liebt kurze Reime.
- Ihre Tochter Bärbel Arndt …
  - kommt regelmäßig zu Besuch, hat Kuchen mitgebracht, um mit ihrer Mutter Kaffee zu trinken,
  - ist verunsichert, weil ihr die Mutter so fremd ist,
  - streichelt die Hand ihrer Mutter, die Mutter entzieht sich der Berührung,
  - muss weinen, als die Mutter, scheinbar orientiert, nach ihrem Sohn Karl sucht und nach ihm fragt.
- Ich …
  - habe Spätdienst in einer Demenz-WG, und es ist gerade Besuchszeit,
  - treffe auf Frau Arndt, die weint, und tröste sie,
  - erinnere mich an meinen ersten Einsatz in der Langzeitpflege und dass ich damals Diskrepanzen zwischen dem Umgang mit den Bewohnern dort und deren Rechten, die in der Charta der Rechte hilfe- und pflegebedürftiger Menschen aufgeführt sind, bemerkt habe,
  - denke dabei besonders an Frau Karstens, die zu den zu pflegenden Menschen manchmal sehr unfreundlich war,
  - begegne später am Tag noch der Wohnbereichsleiterin Heidi Hofmann, die mich auffordert, drei Akten durchzusehen, weil bald die Überprüfung durch den Medizinischen Dienst ansteht. Ich frage mich, warum dem Medizinischen Dienst die Dokumente so wichtig sind und er nicht mehr darauf achtet, wie die zu pflegenden Menschen betreut werden,
  - schaue am Dienstende noch mal bei Frau Obst vorbei. Sie winkt mir zu und summt Kinderlieder. Es ist alles wie immer. Ich mache beruhigt Feierabend.

IMPULS

Der österreichische Psychologe Paul Watzlawick kam bei seinen Forschungen über die Psychotherapie zu der Erkenntnis, dass *Einsicht zu Blindheit führen kann.* Blindheit gegenüber dem Problem und auch gegenüber einer möglichen Lösung.
Lässt sich diese Erkenntnis aus der Psychotherapie möglicherweise auch auf den Pflegealltag übertragen? Sind junge Pflegefachpersonen nicht viel sensibler für Veränderungsbedarfe als Personal, das schon lange im Dienst ist und *„eingesehen" hat, dass es nicht anders geht?*
Denken Sie an Ihren ersten praktischen Einsatz zurück. Gibt es Dinge, Situationen, Handlungen, die Sie damals befremdlich fanden, aber heute als unabänderbar hinnehmen?

Lösungsmöglichkeiten zu den im Prüfungsgespräch gestellten Aufgaben

1. Die Milieutherapie ist ein Konzept, das bei der Betreuung von Menschen mit Demenz Anwendung findet. Charakterisieren Sie die wesentlichen Punkte dieses Pflegekonzepts in Bezugnahme auf die Lebenssituation von Frau Obst. 12 Punkte

TIPP

Die Milieutherapie verfolgt das Ziel, das zwischenmenschliche und situative Milieu den kognitiven Einschränkungen und noch vorhandenen Fähigkeiten des Menschen mit Demenz anzupassen.

QR-Code 012.2
Fragen

https://else4.de/25153_012-2

- **Berücksichtigung der Lebensgeschichte:** Die Lebensgeschichte des zu pflegenden Menschen einschließlich seiner Vorlieben und prägenden Erfahrungen wird in die Therapie einbezogen. Bei Frau Obst ist dies ihr Hintergrund als Lehrerin. Das gemeinsame Singen von Kinderliedern wäre hierfür ein konkretes Beispiel.
- **Individuelle Anpassung:** Die Milieutherapie passt sich den individuellen Bedürfnissen und Fähigkeiten des zu pflegenden Menschen an. Das könnte z. B. sein, dem zu pflegenden Menschen zu ermöglichen, später ins Bett zu gehen oder länger zu schlafen.
- **Schaffung einer sicheren Umgebung:** Die Umgebung wird so gestaltet, dass sie Sicherheit und Geborgenheit bietet. So ist z. B. die Sorge um eine sturzsichere Umgebung eine konkrete Aufgabe des Pflegepersonals. Allerdings sollte der Freiraum nicht zu sehr durch Sicherheitsdenken eingeschränkt werden.
- **Wohnliche Gestaltung:** Krankenzimmer und Stationen werden gemütlich und ansprechend eingerichtet, um eine wohnliche Atmosphäre zu schaffen. Menschen mit Demenz sollte es unbedingt ermöglicht werden, ihr Zimmer mit eigenen Möbeln, Pflanzen und Bildern zu gestalten. Für Frau Obst wären Bilder von früheren Schulklassen oder von ihrer alten Schule eine Gestaltungsidee.
- **Bereitstellen von Orientierungshilfen:** Persönliche Gegenstände und visuelle Hilfsmittel dienen der Orientierung und helfen dabei, Verwirrung zu reduzieren. Farblich unterschiedlich gestaltete Korridore, Türen und das Anbringen von Personalisierungssymbolen erleichtern die Orientierung. An der Zimmertür von Frau Obst könnte ein Bild von ihr als junge Frau angebracht werden und Orientierung geben.
- **Erhalt des gewohnten Tagesablaufs:** Soweit möglich wird der gewohnte Tagesablauf des Patienten aufrechterhalten, um Kontinuität und Sicherheit zu gewährleisten. Abweichungen vom Tagesablauf sollten unbedingt vermieden werden, sie erzeugen Unruhe und Aggressivität.
- **Alltagsnahe Beschäftigung:** Die Milieutherapie umfasst Aktivitäten und Beschäftigungen, die dem bisher gewohnten Alltag des zu pflegenden Menschen ähneln und ihm eine sinnvolle Tätigkeit bieten. Die Beteiligung am Kochen, Backen und Putzen ist für die Frauengeneration, die heute in

Kompetenzen und Operatoren

Diese Aufgabe kann dem Kompetenzschwerpunkt V.1 (Anlage 2 PflAPrV) zugeordnet werden.
Der Operator „Charakterisieren Sie" fordert, dass Sie Sachverhalte und Vorgänge mit ihren typischen Merkmalen beschreiben und in ihren Grundzügen bestimmen.

Pflegeeinrichtungen betreut wird, eine geeignete Beschäftigung. Männer dieser Generation könnten eine sinnvolle Aufgabe im Laubfegen und in Gartenarbeit finden. Frau Obst würden wahrscheinlich Beschäftigungen wie Malen, Schreiben, Rechnen und Zeichnen Freude bereiten.

- **Förderung der Selbstständigkeit:** Die Therapie zielt darauf ab, die Selbstständigkeit des Menschen mit Demenz zu erhalten oder wiederherzustellen. Das Anleiten bei der Körperpflege – statt der vollständigen Übernahme aus Zeitdruck – ist ein Beispiel für die Förderung der Selbstständigkeit.
- **Strukturierter Tagesablauf:** Ein klar strukturierter Tagesablauf gibt Sicherheit und Orientierung. Zu berücksichtigen sind hierbei:
  - Einhalten klarer Routinen
  - Wechsel von Aktivierung und Stimulation
  - Einplanen regelmäßiger Pausen und Ruhezeiten
  - Eine auf Menschen mit Demenz abgestimmte Kommunikation
  - Anwendung der Validation

  Obwohl die klare Struktur wichtig ist, muss das Pflegepersonal dennoch auf individuelle Besonderheiten flexibel reagieren. Frau Obst vermisst anscheinend ihre Kinder sehr. Sie spricht häufiger davon, dass diese „in alle Winde verstreut“ seien. Diesbezüglich sollte validierend mit ihr kommuniziert werden.
- **Kontinuität:** Durch die Anpassung des Milieus an den zu pflegenden Menschen wird angestrebt, seine Zufriedenheit zu steigern und eine hohe Lebensqualität zu erhalten. Der Betreuung durch einen konstanten Stamm von Mitarbeitenden, die speziell zu den Bedürfnissen von Menschen mit Demenz geschult sind, ist hierbei eine hohe Priorität einzuräumen. In Demenz-WGs wie der von Frau Obst leben wenige erkrankte Menschen zusammen in einer familiären Wohnatmosphäre. Dies ermöglicht einen kleinen Stamm von Pflegepersonen.

2. Die Angehörigen von zu pflegenden Menschen mit Demenz sind besonderen psychischen Belastungen ausgesetzt und leiden vielleicht sogar unter der Situation. Beschreiben Sie, wie Sie vorgehen, um in der konkreten Situation Frau Arndt zu trösten. 5 Punkte

LERNTIPP

Bestimmt ist in der nächsten Zeit ein Mensch, der Ihnen nahesteht, einmal traurig. Wenden Sie sich ihm zu und beachten Sie die hier beschriebenen Hinweise zum Führen von tröstenden Gesprächen. In der mündlichen Prüfung werden Sie sich an dieses Gespräch erinnern und es wird Ihnen leichtfallen, Merkmale dieser Kommunikationsart aufzuzählen.

In der geschilderten Situation würde ich folgendermaßen handeln:

- **Empathie zeigen:** Ich würde mein Mitgefühl, meine Empathie zum Ausdruck bringen, indem ich die Technik des aktiven Zuhörens anwende.
- **Aktives Zuhören** ist eine Kommunikationstechnik, bei der ich mich als zuhörende Person aktiv darauf konzentriere, was Frau Arndt sagt. Ich bin

Kompetenzen und Operatoren

Diese Aufgabe kann dem Kompetenzschwerpunkt III.3 (Anlage 2 PflAPrV) zugeordnet werden.
Der Operator „Beschreiben Sie“ erfordert, dass Sachverhalte klar dargestellt und Probleme benannt werden. Es kommt auf eine zutreffende Formulierung an.

aufmerksam, zeige Verständnis, frage nach, fasse zusammen und spiegle Frau Arndts Emotionen.
- **Blickkontakt herstellen:** Dazu richte ich meine Augen direkt auf die Augen von Frau Arndt. Dabei achte ich darauf, den Blick natürlich und angenehm zu halten und nicht zu starren. Ich konzentriere mich und vermeide es, meinen Blick abwandern zu lassen, während ich spreche oder zuhöre. Natürliche Pausen im Gespräch kann ich nutzen, um kurz Blickkontakt herzustellen und zu zeigen, dass ich aufmerksam bin. Ein sanftes Lächeln kann den Blickkontakt angenehmer machen und ein positives Signal senden, das Frau Arndt meine Offenheit und mein Interesse zeigt.
- **Offene Fragen formulieren:** Offene Fragen machen Gespräche tiefgehender und liefern mehr Informationen und Einblicke, da sie dazu ermutigen, ausführliche Antworten zu geben. Um offene Fragen zu formulieren, verwende ich Fragewörter wie: wer, was, wann, wo, warum oder wie. Fragewörter eröffnen den Raum für persönliche Interpretationen und ermutigen Frau Arndt, ihre Gedanken, Gefühle und Erfahrungen ausführlich zu teilen.
- **Körperliche Nähe vermitteln:** Ich kann durch meine Körperhaltung und Gesten Empathie ausdrücken. Die sanfte Berührung ihrer Schulter kann Frau Arndt das Gefühl geben, dass sie verstanden und unterstützt wird.
- **Urteilsfrei reagieren:** Ich kommuniziere einfühlsam und respektvoll mit Frau Arndt. Ich kann ihre Gefühle validieren, indem ich Verständnis und Mitgefühl zeige, anstatt sie zu bagatellisieren oder zu ignorieren.
- **Zur Selbstfürsorge ermutigen:** Ich ermutige Frau Arndt, Verantwortung für ihre Gesundheit zu übernehmen. Ich kann ihr unterstützende Ressourcen wie Selbsthilfegruppen oder Entspannungstechniken anbieten.
- **Vertraulichkeit vermitteln und wahren:** Ich kommuniziere gegenüber Frau Arndt klar, dass all ihre persönliche Informationen vertraulich behandelt werden und gegebenenfalls vor der Weitergabe von Informationen ihre Einwilligung eingeholt wird. Ich verhalte mich stets diskret und gebe vertrauliche Informationen nicht preis. Dadurch kann ich eine vertrauensvolle Beziehung aufbauen und offene Kommunikation fördern.
- **Beim nächsten Besuch an Gespräch anknüpfen** und darauf achten, ob sich Frau Arndt stabilisiert hat: Ich werde sie bei ihrem nächsten Besuch beobachten und mich nach ihrem Befinden erkundigen. Für diese Gespräch plane ich genügend Zeit ein.

ACHTUNG

Die Angehörigen von zu pflegenden Menschen mit Demenz benötigen von Zeit zu Zeit Unterstützung vonseiten des Pflegepersonals, da es für sie schmerzhaft ist mitanzusehen, wie ein geliebter Mensch zunehmend weniger die Person ist, die sie einst kannten. Sie erleben mitunter durch den Verlust der zwischenmenschlichen Beziehung zu ihren Eltern eine tiefere emotionale Belastung als die Betroffenen selbst.

TIPP

An dieser Stelle könnten Sie geschickt einen Bogen zur ambulanten Pflege schlagen und Ihr Wissen über die Situation in der Häuslichkeit anbringen. Das Verknüpfen von in den Prüfungsfragen gestelltem Wissen mit eigenen Beobachtungen beeindruckt Prüfende im Allgemeinen sehr.

Tatsächlich werden fast 70 % der zu pflegenden Menschen mit Demenz von ihren Angehörigen betreut und gepflegt, was eine erhebliche physische und emotionale Belastung für sie darstellt. Viele Angehörige fühlen sich schuldig oder haben das Gefühl zu versagen, wenn sie sich dazu durchringen müssen, externe Hilfe in Anspruch zu nehmen. In der Regel wenden sie sich erst dann an professionelle Pflegedienste, wenn sie physisch und psychisch am Ende ihrer Kräfte sind. Das erste Gespräch sollte deshalb besonders einfühlsam geführt werden, mit genügend Zeit und in einer ruhigen Atmosphäre. Die Angehörigen, die am Ende ihrer Kräfte sind, erleben zu diesem Zeitpunkt das erste Mal, dass sie Hilfe bekommen, und sind entsprechend aufgewühlt.

3. Es gibt in Deutschland verschiedene Systeme, um Pflegearbeit zu organisieren: tätigkeitsbezogene wie die Funktionspflege und personenorientierte wie die Bereichspflege. Unterscheiden Sie anhand dreier Aspekte diese beiden Systeme (6 P.) und erklären Sie vor dem Hintergrund Ihrer Erfahrung mit Menschen mit Demenz die Bedeutung der Bereichs- oder Bezugspflege (4 P.). 10 Punkte

Unterscheidung der Organisationssysteme

Funktionspflege:

- Pflegefachpersonen haben spezifische Aufgaben oder Funktionen.
- Unterschiedliche Pflegepersonen sind für verschiedene Aufgaben zuständig.
- Die Aufgaben sind klar verteilt.
- Vorteile:
  - Einteilung der Mitarbeitenden entsprechend ihrer Qualifikation.
  - Effizienteres Arbeiten, Ausbildung von Routinen.
  - Optimierung von Arbeitsprozessen.
- Nachteile:
  - Unterschiedliche Pflegepersonen sind für einen zu pflegenden Menschen zuständig. Dadurch könnten die Ganzheitlichkeit der Pflege und die individuellen Bedürfnisse des zu pflegenden Menschen möglicherweise vernachlässigt werden.
  - Es könnten Informationen verloren gehen, da mehrere Personen Informationen einholen und zeitversetzt dokumentieren.

Bereichspflege:

- Die Pflegeeinheiten oder -stationen sind in definierte Bereiche (Zimmer) oder Gruppen unterteilt.
- Jeder Bereich wird von speziell zugewiesenen Pflegefachpersonen betreut, deren Zuordnung von der Stationsleitung vorgenommen wird.
- Vorteile:
  - Enge, vertrauensvolle Beziehungen können entstehen.
  - Eine intensivere Beobachtung der Pflegeempfänger wird ermöglicht.
  - Individuelle Bedürfnisse können besser berücksichtigt werden.
  - Eigenverantwortlichkeit des Pflegepersonals wird gestärkt.

Kompetenzen und Operatoren

Diese Aufgabe besteht aus zwei Aufgabenteilen, die beide dem Kompetenzschwerpunkt III.1 (Anlage 2 PflAPrV) zugeordnet werden können.
Der Operator „Unterscheiden Sie" fordert Sie auf, unter vorgegebenen oder selbst gewählten Gesichtspunkten nach Gemeinsamkeiten, Ähnlichkeiten oder Unterschieden zu suchen und diese dementsprechend gegliedert zum Ausdruck zu bringen. Der Operator „erklären Sie …" verlangt, dass Sie Informationen durch eigenes Wissen und eigene Einsichten begründet in einen Zusammenhang stellen.

- Nachteile:
  - Die kurzfristige Übernahme eines fremden Bereichs verursacht Probleme, da wenig Vorinformationen vorliegen.
  - Das Entwickeln einer guten Beziehung zwischen Pflegepersonal und Pflegeempfänger ist auch von gegenseitiger Sympathie abhängig.
  - Die Hilfsbereitschaft zwischen den Teammitgliedern nimmt ab, da sich feste Gruppen bilden.

Gemeinsamkeiten:

- Sowohl die Funktionspflege als auch die Bereichspflege haben letztlich das Wohl des zu pflegenden Menschen im Blick.
- Beide Ansätze erfordern die Zusammenarbeit mit anderen Fachkräften im Gesundheitswesen, um eine umfassende Betreuung sicherzustellen.
- Sowohl in der Funktions- als auch in der Bereichspflege ist die Pflegequalität von entscheidender Bedeutung, jedoch werden jeweils verschiedene Aspekte der Qualität betont.

Bedeutung der Bereichspflege bei Demenz

- Schafft kontinuierliche Beziehung zum betroffenen Menschen.
- Vertrauen kann aufgebaut werden.
- Pflegefachpersonen können den zu pflegenden Menschen mit Demenz besser verstehen und individuell auf ihn eingehen.
- Veränderungen im Verhalten werden früher bemerkt, es kann schneller reagiert werden.
- Bereichspflege wirkt beruhigend und stabilisierend.
- Herausforderndes Verhalten wird minimiert, da Auslöser besser verstanden werden und präventiv reagiert werden kann.
- Die Qualität der Pflege wird i. d. R. verbessert und damit auch die Lebensqualität der Menschen mit Demenz.

Kompetenzen und Operatoren

Diese Aufgabe kann dem Kompetenzschwerpunkt III.1 (Anlage 2 PflAPrV) zugeordnet werden.
Der Operator „Erklären Sie" fordert Sie dazu auf, Sachverhalte auf der Basis Ihrer Kenntnisse differenziert darzustellen und mit zusätzlichen Informationen zu veranschaulichen.

4. Während Ihres ersten Einsatzes in der Langzeitpflege gerieten Sie mit einer Pflegefachperson, Frau Karstens, in Streit, da Sie deren Handeln als nicht professionell empfunden hatten. Erklären Sie die Entstehung von Konflikten am Arbeitsplatz anhand des Modells der Konflikteskalation nach Glasl und unter Bezugnahme auf eine persönliche Erfahrung. 9 Punkte

TIPP

Das Wort Konflikt leitet sich vom Lateinischen *confligere* = zusammentreffen, kämpfen ab. Es bezeichnet das Aufeinandertreffen unterschiedlicher, sich gegenseitig ausschließender oder unvereinbar wirkender Positionen oder Motive, das eine Entscheidung erforderlich macht. Konflikte können zwischen Personen, Gruppen und auch innerhalb einer Person auftreten. Dabei sind Konflikte nicht statisch, sondern verlaufen in Phasen mit entsprechenden Eskalationsstufen.

Konfliktphasen nach Friedrich Glasl

- In der **1. Konfliktphase „Win-Win"** (Gewinn für beide) arbeiten die Konfliktparteien zusammen, um Lösungen zu finden, von denen alle profitieren. In dieser Phase geht es darum, gemeinsame Interessen zu erkennen und zu fördern.

- Auf der **1. Eskalationsstufe „Verschlimmerung und Verhärtung“** entstehen Spannungen, und Meinungen prallen aufeinander.
- Auf der **2. Eskalationsstufe „Polarisation und Debatte“** wird verstärkt für die eigene Position argumentiert. Die Konfliktparteien beginnen, Druck aufeinander auszuüben, um ihre Sichtweise durchzusetzen.
- Auf der **3. Eskalationsstufe „Taten statt Worte“** werden Gespräche abgebrochen und das Mitgefühl für den anderen geht verloren. Der Konflikt wird handlungsorientiert, und die Kommunikation bricht zusammen.

- In der **2. Konfliktphase „Win-Lose“** (Gewinn für eine Seite) wird klar, dass nur eine Konfliktpartei als Gewinner hervorgehen kann. Alle Bemühungen konzentrieren sich auf den eigenen Sieg.
  - Die **4. Eskalationsstufe „Sorge und Ansehen“** beinhaltet die Suche nach Verbündeten für die eigene Sache und das Herabsetzen des Gegners.
  - Auf der **5. Eskalationsstufe „Gesichtsverlust“** erfolgt die Vernichtung des Gegners durch Unterstellungen, was zu einem Verlust der moralischen Glaubwürdigkeit führt.
  - Die **6. Eskalationsstufe „Gewaltandrohung“** ist durch Drohungen und Machtdemonstration gekennzeichnet.
- Schließlich kommt es zur **3. Konfliktphase „Lose-Lose“** (Verlust für beide), in der kein Gewinner ermittelt werden kann. Hier versucht jede Konfliktpartei, den Schaden der anderen Partei zu maximieren.
  - Die **7. Eskalationsstufe „Begrenzte Vernichtungsschläge“** zielt darauf ab, dem Gegner empfindlichen Schaden zuzufügen, ohne ihn völlig zu vernichten.
  - Auf der **8. Eskalationsstufe „Zersplitterung“** soll das Unterstützungssystem des Gegners zerstört werden.
  - Die **9. Eskalationsstufe** steht unter dem Motto **„Gemeinsam in den Abgrund“.** Die eigene Vernichtung wird in Kauf genommen, um dem Gegner zu schaden.

TIPP

Das Verständnis dieser Phasen und Eskalationsstufen ermöglicht es, Konflikte frühzeitig zu erkennen und gezielte Maßnahmen zur Konfliktbewältigung zu ergreifen. Der Fokus sollte darauf liegen, Konflikte in Richtung einer „Win-Win"-Lösung zu lenken, um das Wohl aller Beteiligten zu fördern.

LERNTIPP

Die Darstellung der Konfliktentstehung in Eskalationsstufen erfordert das Lernen von viel Faktenwissen. Dieses auswendig zu lernen ist sehr anstrengend. Machen Sie es sich einfacher! Denken Sie an einen Konflikt aus der Politik, Gesellschaft oder auch aus Ihrem Leben, der richtig eskaliert ist, und illustrieren Sie die einzelnen Stufen mit den Ereignissen dieses Konflikts.
Im Übrigen ist dieses Wissen über die Konfliktentstehung für alle Lebensbereiche von Bedeutung. Konflikte zu erkennen und diese sachlich zu analysieren lässt Sie kompetent reagieren und Eskalationen vermeiden. Es lohnt sich also, dafür etwas Zeit zu verwenden.

Bezug zum persönlichen Konflikt

- Als ich Frau Karstens zu ihrem Verhalten gefragt habe, könnte meine Frage von ihr als Angriff wahrgenommen worden sein. Möglicherweise wurde meine Absicht, das Verhalten zu verstehen, falsch interpretiert, was zu Verteidigung und Missverständnissen führte. Die Konfliktphase „Win-Win" wurde übersprungen.
- In einer hektischen und lauten Umgebung wie einer Langzeitpflegeeinrichtung mit vielen an Demenz erkrankten Bewohnern kann Stress und Druck entstehen. Dies kann dazu führen, dass Pflegende weniger geduldig und freundlich sind, da sie unter starkem Arbeitsdruck stehen.
- Es ist möglich, dass Frau Karstens persönliche Gründe für ihr Verhalten hatte, die ich nicht kannte. Möglicherweise hatte sie eine schlechte Phase oder war mit persönlichen Problemen belastet, was sich auf ihre Interaktionen mit den Bewohnern auswirkte. Wenn ich davon gewusst hätte, hätte ich mein Verhalten anpassen und verständnisvoll reagieren können.
- Ich bin davon ausgegangen, dass ihr die Sensibilität für die Bedürfnisse und Gefühle der demenzerkrankten Bewohner fehlt. Deshalb bin ich laut geworden.
- Die Situation ist schnell eskaliert, da wir nicht in der Lage waren, unsere Standpunkte konstruktiv zu kommunizieren und Missverständnisse auszuräumen.
- In der Folge hat sich Frau Karstens von mir abgewendet hat, und auch ich habe mich von ihr zurückgezogen. Dadurch ist ein Konflikt im Team entstanden, und auch bei der Kommunikation mit den Bewohnern hat sich ebenso nichts verbessert – eine „Lose-Lose"-Situation.

5. In Ihrem Dienst haben Sie sich an die erste Pflegeeinrichtung, in der Sie eingesetzt waren, erinnert. Heute wissen Sie, dass dort vielen Bewohnern Psychopharmaka verordnet worden waren. Erörtern Sie, ob es einen Zusammenhang gibt zwischen der Verordnung von Psychopharmaka und den Gegebenheiten in einer Pflegeeinrichtung wie Ihrem jetzigen Tätigkeitsbereich, der Wohngemeinschaft „Waldstraße", und der oben genannten. 8 Punkte

Kompetenzen und Operatoren

Diese Aufgabe kann dem Kompetenzschwerpunkt IV.1 (Anlage 2 PflAPrV) zugeordnet werden.
Der Operator „Erörtern Sie" fordert von Ihnen, durch verschiedene Argumentationen eine eigene Meinung zu einem Problem zu formulieren.

Es ist möglich, dass es einen Zusammenhang zwischen den Gegebenheiten in einer Pflegeeinrichtung und der Verordnung von Psychopharmaka gibt. Dieser könnte folgende Ursachen haben:

- **Mangelnde Ressourcen und Zeitmangel:** In großen Pflegeeinrichtungen oder Einrichtungen mit begrenzten Ressourcen könnten Pflegende möglicherweise nicht ausreichend Zeit haben, um individuelle Bedürfnisse und Verhaltensweisen der Bewohner angemessen zu berücksichtigen. Dies könnte dazu führen, dass vermehrt auf Psychopharmaka zurückgegriffen wird, um herausfordernde Verhaltensweisen zu kontrollieren, anstatt alternative, nicht medikamentöse Interventionen zu nutzen.
- **Mangelnde Schulung und mangelnde Ressourcen für nicht medikamentöse Interventionen:** In Pflegeeinrichtungen, die ihre Mitarbeitenden nicht ausreichend in nicht medikamentösen Interventionen schulen oder nicht über die erforderlichen Ressourcen für alternative Ansätze zur

Verhaltenskontrolle verfügen, wird möglicherweise vermehrt auf Psychopharmaka zurückgegriffen.

- **Mangelnde Einbindung der Bewohner und ihrer Angehörigen:** Die Charta der Rechte hilfe- und pflegebedürftiger Menschen betont die Einbindung der Bewohner und ihrer Angehörigen in Entscheidungen bezüglich ihrer Pflege und Behandlung. Wenn diese Einbindung vernachlässigt wird, könnten Entscheidungen über die Verordnung von Psychopharmaka ohne ausreichende Beratung und Zustimmung der Bewohner oder ihrer Familien getroffen werden.
- **Fehlende kulturelle Sensibilität:** In großen Pflegeheimen mit vielfältigen Bewohnerpopulationen könnten kulturelle Unterschiede und individuelle Präferenzen in Bezug auf die Pflege und Behandlung vernachlässigt werden. Dies könnte dazu führen, dass sich Menschen mit Migrationshintergrund unverstanden fühlen und dadurch herausfordernde Verhaltensweisen entwickeln. Psychopharmaka könnten auch hier als eine „einfache" Lösung angesehen werden.

6. Die Kontrolle durch den Medizinischen Dienst wird erwartet. Sie sind irritiert darüber, dass es offensichtlich sehr wichtig ist, eine perfekt ausgeführte Pflegeplanung und -dokumentation vorzulegen. Begründen Sie, welche Qualitätskriterien dagegen Ihnen wichtig wären, und gehen Sie dabei auf die Charta der Rechte hilfe- und pflegebedürftiger Menschen ein. 10 Punkte

Qualitätskriterien zur Prüfung der Pflegequalität in Pflegeeinrichtungen sollten eng an die Charta der Rechte hilfe- und pflegebedürftiger Menschen angelehnt sein, um sicherzustellen, dass die Rechte und Bedürfnisse der Bewohner respektiert werden.

- **Wahrung der Menschenwürde:** Pflegeeinrichtungen müssen sicherstellen, dass die Menschenwürde aller Bewohner geachtet wird. Dies schließt den respektvollen Umgang, die Privatsphäre und die Anerkennung der Autonomie der Bewohner ein.
- **Selbstbestimmung und Partizipation:** Bewohner haben das Recht auf Selbstbestimmung und sind in Entscheidungen über ihre Pflege und ihren Alltag einzubeziehen. Pflegeeinrichtungen sollten Mechanismen schaffen, um die aktive Teilnahme der Bewohner zu fördern.
- **Gewährleistung der Lebensqualität:** Die Pflegequalität muss sich auch daran messen lassen, ob die Lebensqualität der Bewohner gefördert wird. Dazu gehören soziale Interaktion, kulturelle Aktivitäten, angemessene Ernährung und angenehme Wohnbedingungen.
- **Kultursensible Pflege:** Einrichtungen sollten kultursensible Pflegepraktiken implementieren, um die Bedürfnisse von Bewohnern unterschiedlicher kultureller Hintergründe zu berücksichtigen und zu respektieren.
- **Schutz vor Vernachlässigung und Missbrauch:** Pflegeeinrichtungen müssen gewährleisten, dass Bewohner vor Vernachlässigung und Misshandlung geschützt sind. Dies erfordert die Implementierung von Schutzmaßnahmen und die Schulung des Personals.

Kompetenzen und Operatoren

Diese Aufgabe kann dem Kompetenzschwerpunkt V.2 (Anlage 2 PflAPrV) zugeordnet werden.
Der Operator „Begründen Sie" fordert Sie auf, komplexe Grundgedanken – in diesem Fall die Rechte von hilfebedürftigen Menschen – argumentativ schlüssig zu entwickeln und im Zusammenhang darzustellen.

- **Transparenz und Information:** Bewohner haben das Recht auf umfassende Informationen über ihre Pflege und Behandlung. Pflegeeinrichtungen sollten transparent sein und Bewohnern und ihren Familien Zugang zu relevanten Informationen gewähren.
- **Kontinuität der Versorgung:** Eine kontinuierliche und qualitativ hochwertige Versorgung der Bewohner ist entscheidend. Pflegeeinrichtungen haben sicherzustellen, dass die Gesundheitsbedürfnisse der Bewohner angemessen gedeckt sind.
- **Beschwerderecht:** Bewohner sollten das Recht haben, Beschwerden zu äußern, ohne Angst vor negativen Konsequenzen haben zu müssen. Pflegeeinrichtungen sollten Mechanismen zur Entgegennahme und Bearbeitung von Beschwerden bereitstellen.
- **Qualifikation und Schulung des Personals:** Das Personal muss angemessen qualifiziert und geschult sein, um die Bedürfnisse der Bewohner zu erfüllen und die Pflegequalität sicherzustellen.
- **Qualitätssicherung und -verbesserung:** Pflegeeinrichtungen sollten regelmäßig die Qualität ihrer Pflegepraktiken evaluieren und Maßnahmen zur kontinuierlichen Verbesserung implementieren.

IMPULS

Sicher fällt Ihnen auf, dass neben dem Fachwissen die sprachlichen Kompetenzen in den mündlichen Prüfungen sehr hoch bewertet werden. Dies erscheint auf den ersten Blick vielleicht fragwürdig. Aber: Das Leben findet mündlich statt! Überall muss mündlich kommuniziert werden. In beruflichen Situationen ist es eine sehr wertvolle Kompetenz einer Pflegefachperson, wenn sie in der Lage ist, sich klar und präzise, d. h. ohne Umschweife und nebensächliche Informationen, auszudrücken.

QR-Code 012.3
Fazit zum Prüfungsbeispiel

https://else4.de/25153_012-3

QR-Code 012.4
Prüfungsbeispiel mit Kommentaren

https://else4.de/25153_012-4

12.1.2 Umgang mit Nachfragen und weitere Tipps

Unter den beiden QR-Codes hier können Sie sich das Fazit eines Prüfers zum Prüfungsbeispiel anhören.

Unter dem weiteren QR-Code können Sie sich ein weiteres Beispiel dieser Prüfung anhören, in dem die Prüfenden mehr Nachfragen haben.

LITERATUR

1. Geist M. Pflege von unheilbar kranken Menschen (Palliative Care). In: Schröder S, Rey J (Hrsg.). Innere Medizin. Pflege konkret. 8. A. München: Elsevier, 2022. S. 511–530.
2. Herrmann E. Spezielle Herausforderungen. In: Böhmer-Breuer R, Herrmann E (Hrsg.). PFLEGEN. Fokus Alter Mensch. München: Elsevier, 2021. S. 259–266.
3. Richter M-P. Pflege in der Gerontopsychiatrie. In: Gold K, Geiermann S (Hrsg.). Neurologie Psychiatrie. Pflege konkret. 7. A. München: Elsevier, 2022. S. 407–438.
4. Schmal J. Berufliches Selbstverständnis. Aufbauwissen Pflege. München: Elsevier, 2022.
5. Schraut V, Albrecht L. Kommunikation und Beratung. Aufbauwissen Pflege. München: Elsevier, 2023.

12.2 Zweites Prüfungsbeispiel – Fallsituation: stationäre Langzeitpflege (➤ Kap. 3): „Ich kann nicht mehr!“

Beachten Sie in ➤ 12.1 den Kasten „Hinweis zu den aufgeführten Lösungsmöglichkeiten“.

12.2.1 Ideale Aufgabenbearbeitung

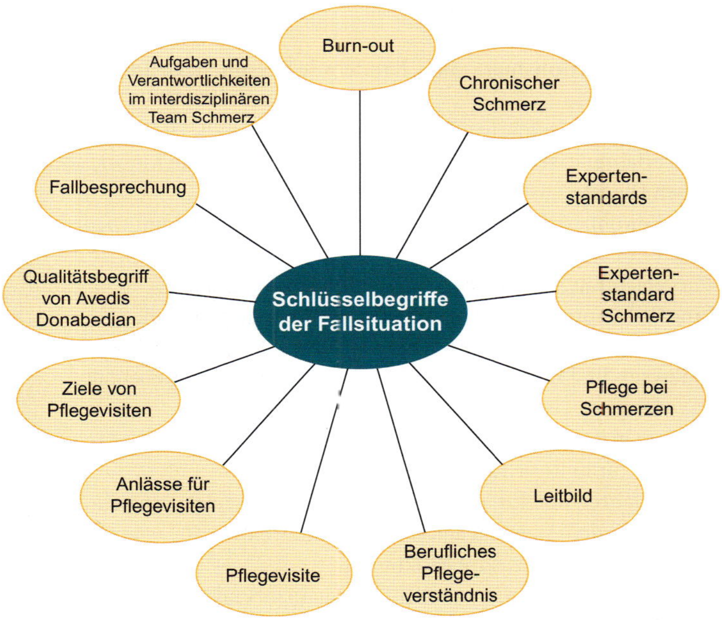
Schlüsselbegriffe der Fallsituation
Burn-out
Chronischer Schmerz
Experten-standards
Experten-standard Schmerz
Pflege bei Schmerzen
Leitbild
Berufliches Pflege-verständnis
Pflegevisite
Anlässe für Pflegevisiten
Ziele von Pflegevisiten
Qualitätsbegriff von Avedis Donabedian
Fallbesprechung
Aufgaben und Verantwortlichkeiten im interdisziplinären Team Schmerz

Zusammenfassung der Fallsituation **6 Punkte**

Sie sitzen im Dienstzimmer und bereiten die morgige Fallbesprechung vor. Frau Fischer findet Ruhe in ihrem Schmerzempfinden, und auch Ihre Kollegin Antje hat sich erholt.

QR-Code 012.5 Zusammenfassung

https://else4.de/25153_012-5

Schildern Sie anhand Ihrer Notizen die dargestellte Situation mit allem, was Ihnen dabei wichtig erscheint oder aufgefallen ist. Berücksichtigen Sie dabei Folgendes:

Analysieren Sie die Fallsituation und arbeiten Sie relevante Situationsmerkmale heraus.
Identifizieren Sie die handelnden Personen in der Fallsituation. Wie nehmen diese Personen die dargestellte Pflegesituation vermutlich wahr, was denken sie darüber und wie gehen sie damit um?
Beschreiben Sie, wie die beteiligten Personen in der Fallsituation handeln und welche Gründe es für ihre Handlungen gibt.

Sie haben für die Präsentation der Situation ca. 20 Minuten Zeit.

Relevante Situationsmerkmale, handelnde Personen, Gründe und Umgebungsfaktoren

- Spätdienst im Seniorenstift.
- Eine erfahrene, sehr motivierte Pflegefachperson, Antje Klöber, und ich haben Dienst.
- Eine Bewohnerin mit chronischen Schmerzen klingelt zum wiederholten Mal.
- Pflegefachfrau Antje Klöber reagiert ungewohnt genervt.
- Eine Fallbesprechung steht an und soll vorbereitet werden.
  - Eine Pflegevisite wurde bei Frau Fischer durchgeführt.
  - Physio- und Ergotherapie haben die Fallbesprechung ebenfalls vorbereitet.
  - Morgen kommt der Schmerztherapeut dazu.
- Pflegefachfrau Antje Klöber …
  - ist erfahren und für Sie aufgrund ihrer Arbeitseinstellung ein Vorbild,
  - rollt mit den Augen, reagiert gereizt und weint,
  - ist verzweifelt über ihre Reaktion,
  - muss sich zwingen, freundlich zu sein; nichts fällt ihr mehr leicht.
- Frau Fischer …
  - hat chronische Schmerzen,
  - helfen heute die Schmerzmittel nicht,
  - fragt zum wiederholten Mal nach der Schmerzmedikation,
  - lässt sich auf Anwendung von Aromaöl ein.
- Ich …
  - gehe nach dem Klingelruf zu Frau Fischer,
  - verabreiche Frau Fischer eine Massage mit Aromaöl,
  - kümmere mich um die weinende Antje,
  - bin irritiert über Antjes Reaktion, weil ich sie immer als sehr stark wahrgenommen habe,
  - sorge mich, ob es mir irgendwann auch so ergehen wird,
  - bereite die Fallbesprechung vor.

Lösungsmöglichkeiten zu den im Prüfungsgespräch gestellten Aufgaben

1. Antje ist eine engagierte Kollegin. Heute wirkt sie gebrochen. Beurteilen Sie unter Berücksichtigung Ihres Wissens über die Entstehung eines Burn-outs Antjes emotionale Situation. 10 Punkte

TIPP

Burn-out ist ein Zustand chronischer emotionaler Erschöpfung, der oft mit Arbeitsstress und berufsbedingter Überlastung in Verbindung gebracht wird.

Antjes emotionale Situation scheint auf den ersten Blick von Stress und emotionaler Belastung geprägt zu sein. Ihre Sie irritierende Reaktion und ihr plötzlicher Weinkrampf deuten darauf hin, dass sie sich in einer akuten emotionalen Krise befindet. Im Kontext ihrer Arbeit als Pflegefachperson könnte dies auf ein Burn-out hinweisen. Einige Faktoren dafür sind:

- **Verändertes Verhalten:** Antje reagiert genervt, zieht sich zurück, weint.
  → Anzeichen für emotionale Belastung und Überforderung
- **Verzweiflung:** Antje hat ein Gefühl der Hilflosigkeit und empfindet Unfähigkeit, mit den Anforderungen des Arbeitsumfelds umzugehen.
  → Häufiges Merkmal von Burn-out
- **Stressfaktoren am Arbeitsplatz:** Gab es in letzter Zeit vermehrten Arbeitsdruck, lange Arbeitszeiten oder andere stressige Ereignisse für Antje?
  → Sind oft mit der Entstehung eines Burn-outs verbunden
- **Emotionale Erschöpfung:** Antje hat das Gefühl, dass ihre emotionalen Ressourcen aufgebraucht sind.
- **Rückzug und Isolation:**
  - Antje zieht sich ins Dienstzimmer zurück und weint.
  - Antje hat den Wunsch, sich von belastenden Situationen oder zu pflegenden Menschen zu isolieren.

  → Zeichen von Burn-out

Es ist jedoch wichtig zu beachten, dass es auch andere persönliche oder berufliche Faktoren geben könnte, die Antjes emotionale Reaktion ausgelöst haben. Um eine genauere Beurteilung vorzunehmen und angemessene Unterstützung anzubieten, wäre ein offenes Gespräch mit Antje über ihre Gefühle und die Stressfaktoren in ihrem Leben notwendig.

2. Sie empfehlen Frau Fischer eine Einreibung mit Aromaöl. Dies haben Sie im Expertenstandard „Schmerzmanagement in der Pflege" gelesen. Stellen Sie in den Ihnen bekannten Schritten dar, wie das Deutsche Netzwerk für Qualitätsentwicklung in der Pflege (DNQP) das Wissen für die Expertenstandards generiert (7 P.). Nennen Sie fünf weitere ergänzende nicht medikamentöse Maßnahmen der Schmerzlinderung (5 P.). 12 Punkte

QR-Code 012.6
Fragen

https://else4.de/25153_012-6

Kompetenzen und Operatoren

Diese Aufgabe kann dem Kompetenzschwerpunkt V.2 (Anlage2 PflAPrV) zugeordnet werden.
Der Operator „Beurteilen Sie" fordert eine umfangreiche Beantwortung in Sätzen. Es soll ein objektives Urteil gefunden werden, welches auf Fachwissen basiert.

Kompetenzen und Operatoren

Diese Aufgabe besteht aus zwei Aufgabenteilen, die beide dem Kompetenzschwerpunkt V.1 (Anlage 2 PflAPrV) zugeordnet werden können.
Der Operator „Stellen Sie … dar" meint, dass Strukturen beschrieben und Zusammenhänge verdeutlicht werden sollen. Bei dieser Aufgabe geht es darum, den Zusammenhang zwischen wissenschaftlicher Forschung und professioneller Pflege bei chronischen Schmerzen sachlich, strukturiert und unter Verwendung fachsprachlicher Begriffe zu formulieren. Der Operator „Nennen Sie" verlangt, eine Aufzählung. Antworten Sie knapp. Ein Zusammenhang zwischen den genannten Informationen muss nicht hergestellt werden.

TIPP

Das Deutsche Netzwerk für Qualitätsentwicklung in der Pflege (DNQP) ist eine wichtige Institution in Deutschland, die sich mit der Entwicklung von Expertenstandards in der Pflege befasst. Die Generierung von Wissen durch das DNQP zur Erstellung von Expertenstandards erfolgt auf wissenschaftlich fundierte Weise und beinhaltet mehrere Schritte.

Schritte der Erstellung von Expertenstandards

1. **Bedarfsanalyse:** Das DNQP identifiziert zunächst relevante Themen und Bereiche in der Pflege, für die Expertenstandards entwickelt werden sollten. Dies geschieht in der Regel aufgrund aktueller Herausforderungen in der Pflegepraxis oder aufgrund neuer wissenschaftlicher Erkenntnisse.
2. **Literaturrecherche:** Das DNQP führt umfassende Literaturrecherchen durch, um vorhandenes wissenschaftliches Wissen zu einem bestimmten Thema zu sammeln. Dies beinhaltet die Überprüfung von nationalen und internationalen Studien, Richtlinien und Empfehlungen.
3. **Bewertung und Interpretation des gesammelten Wissens:** Das DNQP stellt Expertengruppen zusammen, die aus erfahrenen Pflegefachpersonen, Wissenschaftlern und anderen relevanten Fachleuten bestehen. Diese Experten arbeiten zusammen, um das gesammelte Wissen zu bewerten und zu interpretieren.
4. **Konsensbildung:** Die Expertengruppen arbeiten darauf hin, Konsens über die besten Pflegepraktiken zu erzielen, die in den Expertenstandard aufgenommen werden sollen. Dies erfolgt durch ausführliche Diskussionen und Bewertungen der vorhandenen Evidenz.
5. **Formulierung des Expertenstandards:** Auf Grundlage des Konsenses entwickelt das DNQP den Expertenstandard. Dieser enthält klare Empfehlungen und Handlungsanweisungen für Pflegefachpersonen, um die Pflegequalität zu verbessern.
6. **Validierung:** Der entworfene Expertenstandard wird einer Validierung, d. h. der Feststellung seiner Gültigkeit, unterzogen, bei der Experten und in der Praxis tätige Pflegefachpersonen die Richtigkeit und Relevanz der Empfehlungen überprüfen.
7. **Implementierung und Schulung:** Nach der Validierung wird der Expertenstandard veröffentlicht und in der Pflegepraxis implementiert. Dies kann zu Änderungen in der Pflegepraxis und dadurch zu nötigen Schulungen für Pflegefachpersonen führen.

Weitere nicht medikamentöse Maßnahmen zur Schmerzlinderung

TIPP

Patchouliöl wird in der Aromatherapie oft zur Schmerzlinderung eingesetzt.

Neben der Aromatherapie gibt es auch andere nicht medikamentöse Maßnahmen zur Schmerzlinderung, die in der Pflegepraxis angewandt werden können. Dazu gehören:

- **Physikalische Therapie:** Dazu gehören Maßnahmen wie Wärme- oder Kältetherapie, Massage, TENS (transkutane elektrische Nervenstimulation) und Bewegungstherapie.

- **Entspannungstechniken:** Techniken wie progressive Muskelentspannung, Atemübungen, Yoga oder Meditation können helfen, Schmerzen zu lindern und Stress abzubauen.
- **Akupunktur und Akupressur:** Diese Techniken aus der Traditionellen Chinesischen Medizin (TCM) können Schmerzen reduzieren, indem sie die Energieflüsse im Körper beeinflussen.
- **Musik- und Kunsttherapie:** Musik und Kunst können dazu beitragen, Schmerzen zu lindern und das allgemeine Wohlbefinden zu verbessern.
- **Soziale Unterstützung:** Die Unterstützung von Familie, Freunden und anderen sozialen Netzwerken kann einen positiven Einfluss auf die Schmerzbewältigung haben.

3. Sie machen sich Gedanken über Antje. Noch immer sind Sie betroffen von deren emotionaler Situation. Der Pflegeberuf fordert den Menschen, der ihn ausübt, ganz. Denken Sie über Ihr berufliches Pflegeverständnis nach. Geben Sie einen Einblick in Ihr persönliches Leitbild für die zukünftige Pflege von Menschen aller Altersstufen. 8 Punkte

TIPP

Ein persönliches Leitbild ist sehr individuell, daher gibt es hier so viele Lösungsmöglichkeiten wie Befragte. Gefordert ist, Ihre ethische und moralische Haltung im Beruf zum Ausdruck bringen. Sie können auch frei erzählen, was Ihnen in Ihrer beruflichen Tätigkeit wichtig erscheint. Bei der Formulierung eines persönlichen Leitbilds können Sie Aussagen zu den unten aufgeführten Aspekten machen. Dabei gilt: Alles kann, nichts muss!

In meiner beruflichen Tätigkeit als Pflegefachperson verpflichte ich mich, für das Wohl und die Gesundheit der zu pflegenden Menschen unabhängig von ihrem Alter, ihrer Krankheit oder ihrem Entwicklungsstand Sorge zu tragen. Mein Handeln orientiert sich an den Grundwerten der Menschlichkeit, Respekt, Empathie und Professionalität.

- **Würde und Respekt:** Jeder Mensch verdient uneingeschränkte Würde und Respekt. Ich werde die zu pflegenden Menschen mit Anstand und Achtung behandeln und ihre individuellen Bedürfnisse und kulturellen Unterschiede respektieren.
- **Empathie und Mitgefühl:** Ich werde stets einfühlsam und mitfühlend handeln, um das körperliche und seelische Wohlbefinden der zu pflegenden Menschen zu fördern. Ich werde ihre Ängste und Sorgen ernst nehmen und für ein unterstützendes Umfeld sorgen.
- **Ganzheitliche Pflege:** Ich verstehe die Bedeutung ganzheitlicher Pflege und werde mich nicht nur auf die körperliche Gesundheit der zu pflegenden Menschen konzentrieren, sondern auch auf ihre psychische und soziale Gesundheit. Ich werde die Lebensgeschichte und die individuellen Bedürfnisse jedes Einzelnen berücksichtigen.
- **Förderung der Selbstbestimmung:** Ich werde die Selbstbestimmung der zu pflegenden Menschen respektieren und sie in Entscheidungen über

Kompetenzen und Operatoren

Diese Aufgabe kann dem Kompetenzschwerpunkt IV (Anlage2 PflAPrV) zugeordnet werden.
Der Operator „Geben Sie einen Einblick" verlangt, dass Sie Ihre persönliche Haltung und Meinung darlegen.

ihre Pflege und ihr Leben einbeziehen. Ich werde sie dabei unterstützen, so autonom wie möglich zu sein.
- **Qualitätsorientierung:** Ich werde danach streben, auf dem neuesten Stand der Pflegewissenschaft zu bleiben, um die bestmögliche Pflegequalität zu gewährleisten. Ich werde evidenzbasierte Praktiken in meine Pflege integrieren.
- **Zusammenarbeit:** Ich werde eng mit anderen Gesundheitsdienstleistern, Familienmitgliedern und Betreuungsteams zusammenarbeiten, um eine umfassende und koordinierte Versorgung sicherzustellen.
- **Fürsorge für Kinder:** Bei der Pflege von Kindern werde ich besonders achtsam sein. Ich werde sicherstellen, dass ihre besonderen Bedürfnisse, Entwicklungsetappen und ihre spielerische, kindliche Natur respektiert werden.
- **Ethik und Integrität:** Ich werde nach den höchsten ethischen Standards handeln und mich stets integer verhalten. Das Vertrauen der zu pflegenden Menschen und ihrer Familien in meine Pflegepraxis ist von höchster Bedeutung.
- **Lebenslanges Lernen:** Ich werde mich kontinuierlich weiterbilden und nach Möglichkeiten suchen, meine Pflegepraxis zu verbessern. Ich werde offen sein für neue Ideen und Innovationen.
- **Hoffnung und Trost:** Ich werde den zu pflegenden Menschen in schwierigen Zeiten Hoffnung und Trost spenden und sie dabei unterstützen, die bestmögliche Lebensqualität zu erreichen.

Dieses Leitbild soll mich in meiner täglichen Arbeit leiten und sicherstellen, dass ich die bestmögliche Pflege für Menschen jeden Alters und in unterschiedlichen Lebenssituationen bieten kann. Ich werde meine Verantwortung als Pflegefachperson mit größtem Engagement wahrnehmen und stets danach streben, das Leben der zu pflegenden Menschen zu bereichern und zu verbessern.

LERNTIPP

Das Formulieren des eigenen Pflegeverständnisses fällt mitunter schwer, insbesondere wenn es mündlich erfolgen soll. Man gibt dabei sehr persönliche Gedanken preis. Hören Sie sich deshalb den Audiokommentar an. Vielleicht bekommen Sie ein paar Anregungen, die Sie auch für sich so oder ähnlich formulieren würden. Und zu guter Letzt hilft auch: Lassen Sie Ihr Herz sprechen oder denken Sie an ein Vorbild aus der Pflege und geben Sie wieder, was Sie an dieser Person so beeindruckt.

Kompetenzen und Operatoren

Diese Aufgabe kann dem Kompetenzschwerpunkt III.3 (Anlage 2 PflAPrV) zugeordnet werden.
Der Operator „Erläutern Sie" fordert dazu auf, etwas nachvollziehbar zu veranschaulichen bzw. zu verdeutlichen. Hierfür sind zusätzliche Beispiele und Zusammenhänge anzuführen.

4. Heute haben Sie mit der Pflegedienstleitung bei Frau Fischer eine Pflegevisite durchgeführt. Erläutern Sie die Ziele von Pflegevisiten und deren Anlässe. 16 Punkte

TIPP

Pflegevisiten sind wichtige Instrumente in der Pflegepraxis, um die Qualität der Pflege sicherzustellen, den Pflegeprozess zu überprüfen und kontinuierlich zu verbessern. Sie dienen dazu, den Zustand und die Bedürfnisse der zu pflegenden Menschen zu bewerten, Pflegeziele zu überprüfen und anzupassen und die Zusammenarbeit im Pflegeteam zu fördern. Sie sind ein wichtiger Bestandteil einer ganzheitlichen und personenzentrierten Pflegepraxis.

Ziele:

- **Überprüfung des Pflegeprozesses:** Pflegevisiten ermöglichen es, den Fortschritt bei der Umsetzung des Pflegeplans zu bewerten. Dies umfasst die Überprüfung der vereinbarten Pflegeziele und -interventionen.
- **Erfassung aktueller Bedürfnisse:** Durch die direkte Interaktion mit dem zu pflegenden Menschen im Rahmen der Pflegevisite werden aktuelle Bedürfnisse und Probleme identifiziert, die möglicherweise im Pflegeplan berücksichtigt werden müssen.
- **Qualitätssicherung:** Pflegevisiten dienen der Sicherstellung der Pflegequalität. Sie ermöglichen es, Pflegestandards und -richtlinien zu überprüfen und sicherzustellen, dass die Pflege den besten Praktiken entspricht.
- **Förderung der Kommunikation im Team:** Pflegevisiten fördern die interprofessionelle Zusammenarbeit. Das Pflegeteam hat Gelegenheit, sich auszutauschen, um sicherzustellen, dass alle Mitglieder über den Zustand und die Bedürfnisse des zu pflegenden Menschen informiert sind.
- **Beteiligung des zu pflegenden Menschen:** Pflegevisiten bieten eine Gelegenheit für den zu pflegenden Menschen und seine Angehörigen, sich aktiv am Pflegeprozess zu beteiligen. Sie können Fragen stellen, Bedenken äußern und ihre Anliegen teilen.

Anlässe:

- **Festgelegte Intervalle:** Regelmäßig durchgeführte Pflegevisiten überwachen den Verlauf der Pflege und stellen sicher, dass die Pflegeziele erreicht werden.
- **Änderung des Gesundheitszustands:** Wenn sich der Gesundheitszustand des zu pflegenden Menschen ändert, kann eine Pflegevisite erforderlich sein, um den Pflegeplan anzupassen.
- **Aufnahme:** Wird ein zu pflegender Mensch neu aufgenommen, erfolgt oft eine umfassende Pflegevisite, um den Gesundheitszustand zu bewerten und die individuellen Bedürfnisse zu erfassen.
- **Übergabe:** Wechselt ein zu pflegender Mensch die Einrichtung, kann eine Pflegevisite durchgeführt werden, um die Kontinuität der Pflege sicherzustellen.
- **Beschwerden oder Komplikationen:** Bei auftretenden Beschwerden oder Komplikationen, die eine Überprüfung des Pflegeplans erfordern, kann eine Pflegevisite erforderlich sein.
- **Entlassung:** Im Rahmen der Vorbereitung auf die Entlassung eines zu pflegenden Menschen kann eine Pflegevisite erfolgen, um sicherzustellen, dass nach der Entlassung die notwendige Pflege gewährleistet ist.

TIPP

Um die Wirksamkeit der Pflegeplanung in der Pflegevisite erfolgreich überprüfen zu können, nutzt man häufig Checklisten, in denen folgende Aspekte berücksichtigt werden: körperliche Gesundheit, Medikamentenmanagement, Ernährung und Flüssigkeitszufuhr, Wundmanagement, Mobilität und Selbstständigkeit, Kommunikation und psychosoziales Befinden, Dokumentation und Pflegeplanung, Risikobewertung, Ausscheidung. Die genaue Struktur und die spezifischen Fragen können je nach Einrichtung und den individuellen Anforderungen variieren.

IMPULS

Avedis Donabedian, ein libanesisch-amerikanischer Mediziner und Pionier auf dem Gebiet der Gesundheitsversorgung und -qualität, entwickelte das Konzept der Qualitätsbewertung im Gesundheitswesen und formulierte die „Donabedian-Triade", die die Grundlage für die Beurteilung der Qualität von Gesundheitsdienstleistungen bildet. Er betonte die Bedeutung der Struktur, des Prozesses und der Ergebnisse in Bezug auf die Qualität der Gesundheitsversorgung.

„Entscheidend für den Erfolg eines Systems ist die ethische Dimension des Einzelnen. Letztlich ist das Geheimnis der Qualität die Liebe" (Avedis Donabedian, zit. n. Wikibrief 2013).

5. Morgen kommt der Schmerztherapeut zu Frau Fischer. Es soll eine Fallbesprechung zur Optimierung ihrer Schmerzsituation stattfinden. Nennen Sie alle Berufsgruppen, die an einer solchen Sitzung mitwirken sollten (4 P.), und begründen Sie deren Teilnahme anhand des jeweiligen Aufgabengebiets (4 P.). 8 Punkte

TIPP

In einer Fallbesprechung zur Optimierung der Schmerzsituation eines zu pflegenden Menschen wie Frau Fischer nehmen verschiedene Berufsgruppen teil, um eine ganzheitliche und interdisziplinäre Betreuung sicherzustellen.

Kompetenzen und Operatoren

Diese Aufgabe kann dem Kompetenzschwerpunkt III.3 (Anlage 2 PflAPrV) zugeordnet werden.
Der Operator „Nennen Sie" verlangt eine Aufzählung. Antworten Sie knapp. Ein Zusammenhang zwischen den genannten Informationen muss nicht hergestellt werden. Der Operator „begründen Sie" verlangt eine zusammenhängende Darstellung schlüssiger und folgerichtiger Aspekte. Hier müssen Zusammenhänge aufgezeigt werden.

- **Schmerztherapeut:**
  - Hauptexperte für die Schmerzbehandlung
  - Für die Bewertung und Optimierung der Schmerztherapie verantwortlich einschließlich der Anpassung von Medikamenten und anderer schmerzlindernder Maßnahmen
- **Pflegefachperson:**
  - Unmittelbar für die Pflege und Betreuung der betroffenen Person verantwortlich
  - Kann wertvolle Informationen zur Schmerzsymptomatik der betroffenen Person liefern und die Wirksamkeit der Schmerztherapie im Alltag beurteilen
- **Ärzte:**
  - Beispielsweise Hausarzt, Neurologe oder Onkologe
  - Bringen je nach den zugrunde liegenden Erkrankungen ihre Expertise ein
- **Physiotherapeut:**
  - Bietet wertvolle Einblicke in die körperliche Verfassung der betroffenen Person und in mögliche Bewegungseinschränkungen
  - Kann Empfehlungen für physiotherapeutische Maßnahmen zur Schmerzlinderung geben
- **Ergotherapeut:**
  - Kann bei der Beurteilung der alltäglichen Fähigkeiten der betroffenen Person behilflich sein
  - Kann ggf. Hilfsmittel oder Anpassungen vorschlagen, um Schmerzen zu minimieren

- **Psychologe oder Psychotherapeut:**
  Kann bei der Bewertung von Stress, Angstzuständen oder Depressionen, die mit Schmerzen verbunden sein können, eine Rolle spielen
- **Apotheker:**
  - Kann Informationen zur Medikamentenverabreichung, Dosierung und Wechselwirkungen bereitstellen
  - Ist entscheidend, um sicherzustellen, dass die Schmerzmedikation optimal eingenommen wird
- **Sozialarbeiter:**
  - Kann bei sozialen und finanziellen Problemen helfen, die aus der Schmerzerkrankung resultieren
  - Unterstützt bei der Beantragung von Leistungen
  - Vermittelt soziale Dienste
- **Angehörige:**
  - Können wertvolle Einblicke in die Lebensqualität der betroffenen Person und die Auswirkungen der Schmerzen liefern
  - Können unterstützen und Informationen liefern

Die Teilnahme dieser verschiedenen Berufsgruppen ermöglicht eine umfassende Bewertung der Schmerzsituation von Frau Fischer und eine ganzheitliche Herangehensweise an deren Schmerzmanagement. Ziel des gemeinsamen Handelns ist die bestmögliche Schmerzlinderung und eine gute Lebensqualität für Frau Fischer.

12.2.2 Umgang mit Nachfragen und weitere Tipps

Unter diesem QR-Code hier können Sie sich das Fazit eines Prüfers zum Prüfungsbeispiel anhören.

QR-Code 012.7
Fazit zum Prüfungsbeispiel

https://else4.de/25153_012-7

LITERATUR

1. Deutsches Netzwerk für Qualitätsentwicklung in der Pflege (DNQP). Expertenstandard Schmerzmanagement in der Pflege. Aktualisierung 2020. Osnabrück: 2020. Aus: www.dnqp.de/fileadmin/HSOS/Homepages/DNQP/Dateien/Expertenstandards/Schmerzmanagement_2020/Schmerz-Akt2020_Auszug.pdf (letzter Zugriff: 24.1.2024).
2. Keller C, Brentle T. Palliative Care. In: Keller C (Hrsg.). PFLEGEN. Grundlagen und Interventionen. 3. A. München: Elsevier, 2021. S. 635–652.
3. Salaja A-M. Organisation der Pflegearbeit. In: Keller C (Hrsg.). PFLEGEN. Grundlagen und Interventionen. 3. A. München: Elsevier, 2021. S. 81–108.
4. Schmal J. Berufliches Selbstverständnis. Aufbauwissen Pflege. München: Elsevier, 2022.
5. Schraut V. Coaching und Supervision für Pflegende. In: Schraut V, Albrecht L (Hrsg.). Kommunikation und Beratung. Aufbauwissen Pflege. München: Elsevier, 2023. S. 111–182.
6. Tham R. Pflegeprozesse und Pflegediagnostik. Aufbauwissen Pflege. München: Elsevier, 2023.
7. Wikibrief. Avedis Donabedian. 2013. Aus: https://de.wikibrief.org/wiki/Avedis_Donabedian (letzter Zugriff: 12.4.2024).

12.3 Drittes Prüfungsbeispiel – Fallsituation: stationäre Langzeitpflege (➤ Kap. 4): Er gehört zu mir ...

Beachten Sie in ➤ 12.1 den Kasten „Hinweis zu den aufgeführten Lösungsmöglichkeiten“.

12.3.1 Ideale Aufgabenbearbeitung

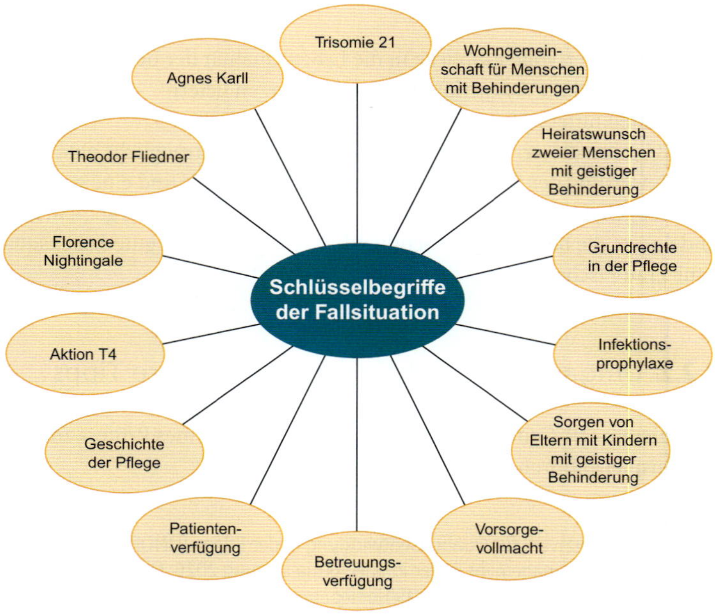
Schlüsselbegriffe der Fallsituation
Trisomie 21
Wohngemeinschaft für Menschen mit Behinderungen
Heiratswunsch zweier Menschen mit geistiger Behinderung
Grundrechte in der Pflege
Infektionsprophylaxe
Sorgen von Eltern mit Kindern mit geistiger Behinderung
Vorsorgevollmacht
Betreuungsverfügung
Patientenverfügung
Geschichte der Pflege
Aktion T4
Florence Nightingale
Theodor Fliedner
Agnes Karll

Zusammenfassung der Fallsituation — 6 Punkte

QR-Code 012.8
Zusammenfassung

https://else4.de/25153_012-8

Marie tanzt mit Dennis. Sie ist glücklich. Das können Sie sehen. Sie selbst haben viele Fragen im Kopf.

Schildern Sie anhand Ihrer Notizen die dargestellte Situation mit allem, was Ihnen dabei wichtig erscheint oder aufgefallen ist. Berücksichtigen Sie dabei Folgendes:

Analysieren Sie die Fallsituation und arbeiten Sie relevante Situationsmerkmale heraus.

Identifizieren Sie die handelnden Personen in der Fallsituation. Wie nehmen diese Personen die dargestellte Situation vermutlich wahr, was denken sie darüber und wie gehen sie damit um?
Beschreiben Sie, wie die beteiligten Personen in der Fallsituation handeln und welche Gründe es für ihre Handlungen gibt.

Sie haben für die Präsentation der Situation ca. 20 Minuten Zeit.

Relevante Situationsmerkmale, handelnde Personen, Gründe und Umgebungsfaktoren

- Ein Nachmittag in einem Wohnprojekt für zwölf Menschen mit Behinderungen.
- Es herrscht eine lockere fröhliche Atmosphäre, es wird gesungen, genascht, gelacht, getanzt.
- Marie …
  - ist eine der Bewohnerinnen mit Trisomie 21,
  - ist 24 Jahre alt, offen, fröhlich,
  - benötigt Hilfe im Alltag, ist tagsüber in einer Werkstatt für Menschen mit einer Behinderung tätig,
  - hat Pflegegrad 2, ist anfällig für Infektionskrankheiten,
  - ist in Dennis verliebt und möchte ihn heiraten.
- Dennis …
  - hat auch Trisomie 21,
  - ist 27 Jahre alt und lebt ebenfalls in der Einrichtung,
  - wird von Marie auf den Mund geküsst und strahlt,
  - tanzt mit Marie zu Marianne Rosenberg und dreht sich verliebt im Kreis.
- Ich …
  - bin beim nachmittäglichen Treffen dabei und freue mich, dass diese Menschen so unbeschwert und fröhlich sind,
  - muss prophylaktische Maßnahmen für Marie sicherstellen, um einer Infektion vorzubeugen,
  - mache mir Gedanken über die Rechte von Menschen mit Behinderungen,
  - erinnere mich an die Verbrechen während der Zeit des Nationalsozialismus, an denen auch Pflegekräfte beteiligt waren.
- Maries Eltern …
  - sind besorgt, was mit Marie wird, wenn sie nicht mehr da sind,
  - haben deshalb eine Vorsorgevollmacht für Maries Bruder Heiko erstellt,
  - wollen eine Patientenverfügung mit Marie aufsetzen.
- Heiko …
  - soll Maries Rechte wahrnehmen, wenn sie es selbst nicht kann oder will,
  - ist dann in allen Angelegenheiten, die Marie nicht selbst entscheiden kann, der Ansprechpartner.

QR-Code 012.9
Fragen

https://else4.de/25153_012-9

LERNTIPP

Auf der Website des Bundesministeriums für Justiz (www.bmj.de) finden Sie unter dem Menüpunkt „Service" Formulare zu den rechtlichen Vorabregelungen und auch empfohlene Textbausteine für eine Patientenverfügung.

Lösungsmöglichkeiten zu den im Prüfungsgespräch gestellten Aufgaben

Kompetenzen und Operatoren
Diese Aufgabe kann dem Kompetenzbereich IV.2 (Anlage 2 PflAPrV) zugeordnet werden. Der Operator „Erklären Sie" erfordert, dass Sie Informationen durch eigenes Wissen und eigene Einsichten begründet in einen Zusammenhang stellen. In diesem Fall geht es darum, dass Sie Ihre Kenntnisse über die Grundrechte von Menschen mit Behinderung sowie auf Maries Situation anwenden.

1. Marie sagt, dass sie Dennis heiraten werde. Ein verständlicher Wunsch, mag sie doch Dennis sehr. Eigentlich auch völlig normal. In der Realität jedoch eher selten. Wieso eigentlich? Erklären Sie die rechtliche Situation von Menschen mit Trisomie 21 am Beispiel von Marie unter Bezugnahme auf die Grundrechte, die im Grundgesetz geregelt sind. 10 Punkte

- Die rechtliche Situation hinsichtlich der Eheschließung von Menschen mit Trisomie 21 in Deutschland ist eindeutig im Bürgerlichen Gesetzbuch (BGB) geregelt.
- Das Grundgesetz (GG) gewährt allen Menschen die gleichen Rechte und Freiheiten, unabhängig von ihrer genetischen oder geistigen Verfassung.
  - Artikel 2: Recht auf freie Entfaltung der Persönlichkeit.
  - Artikel 3: Gleichheitsgrundsatz.
- Das bedeutet, Menschen mit Trisomie 21 haben grundsätzlich das Recht zu heiraten.
- Die Bundesrepublik Deutschland hat auch das Übereinkommen der Vereinten Nationen (UN) über die Rechte von Menschen mit Behinderungen unterzeichnet.
  - Es fordert die volle und wirksame Teilhabe an allen Aspekten des Lebens
  - einschließlich des Rechts auf Eheschließung und Familiengründung.

IMPULS

Es gibt nur eine wenige Menschen mit einer geistigen Behinderung, die verheiratet sind. Welchen Ursachen könnte dies haben? Mangelnde Unabhängigkeit und Selbstbestimmung? Soziale Isolation? Gesellschaftliche Vorurteile? Fehlende Unterstützung?
Was könnte Ihr Beitrag zur Ermöglichung eines selbstbestimmten Lebens für Menschen mit Behinderungen sein? Lesen Sie hierzu den Menüpunkt „Hochzeit" auf der Website TOUCHDOWN 21 (https://touchdown21.info/de/seite/3-mein-alltag/article/359-hochzeit.html). Wenn Sie solche Gedanken bei der mündlichen Prüfung einfließen lassen, erfüllen Sie in besonderer Weise die Prüfungsanforderungen.

Kompetenzen und Operatoren
Diese Aufgabe kann dem Kompetenzbereich III.2 (Anlage 2 PflAPrV) zugeordnet werden. Der Operator „Erläutern Sie" erfordert, einen Sachverhalt mit eigenen Worten zu veranschaulichen. Er soll mit Erklärungen und Informationen konkretisiert werden.

2. Marie ist aufgrund ihrer genetischen Veranlagung besonders infektgefährdet. Erläutern Sie sieben Maßnahmen, die dazu geeignet sind, Menschen mit Trisomie 21 vor Infektionen zu schützen. 14 Punkte

- Hygiene fördern, um Keimübertragung zu reduzieren:
  - Regelmäßiges und gründliches Händewaschen, Person mit Trisomie 21 und Angehörige schulen, wie Hände richtig gewaschen werden
  - Betroffene Person zum Husten und Niesen in die Ellenbeuge auffordern

- Impfstatus aktuell halten, um in den Wintermonaten vor Erkältungskrankheiten geschützt zu sein
- Regelmäßige Hausarztbesuche, um Infektionen frühzeitig zu erkennen
- In geschlossenen Räumen für eine angemessene Luftfeuchtigkeit sorgen, denn zu trockene Luft trocknet die Schleimhäute aus, das Infektionsrisiko steigt
- Aufmerksame Krankenbeobachtung und rasches Handeln bei Veränderungen des Gesundheitszustands
- Gesunde Ernährung mit Obst und Gemüse anbieten, um Immunsystem zu stärken
- Gesunden Lebensstil einüben:
  - Ausreichend Bewegung an frischer Luft ermöglichen
  - Ausreichend Schlaf gewährleisten
  - Auf Alkohol- und Nikotinverzicht achten
  - Bei der Auswahl von witterungsentsprechender Kleidung behilflich sein
- Gesundheitsaufklärung, um Verständnis und Fähigkeiten im Umgang mit Infektionen zu stärken
- Unterstützung und Begleitung bei der Einnahme von Medikamenten oder der Umsetzung von gesundheitsförderlichem Verhalten
- Auf Umsetzung der genannten Maßnahmen auch in der Werkstatt für Menschen mit Behinderung achten

3. Maries Eltern machen sich Sorgen darüber, was sein wird, wenn sie eines Tages nicht mehr da sind, und haben deshalb eine Reihe von Vorsorgemaßnahmen getroffen. Grenzen Sie die Vorsorgevollmacht von der Betreuungsverfügung und der Patientenverfügung ab. Unterscheiden Sie diese. 15 Punkte

Die Vorsorgevollmacht, die Betreuungsverfügung und die Patientenverfügung sind rechtliche Vorabverfügungen für den Fall, dass man seinen eigenen Willen nicht mehr formulieren kann.

	Vorsorgevollmacht	Betreuungs-verfügung	Patienten-verfügung
Zweck	Benennung eines Bevollmächtigten, der Entscheidungen treffen und Rechtshandlungen vornehmen darf, Vermeidung eines gesetzlich bestellten Betreuers	Schriftlich niedergelegter Wunsch, wer die Betreuung in welchem Umfang übernehmen soll, falls diese notwendig wird	Vorausverfügung für den Fall, dass eine aktive Willensbekundung in gesundheitlicher Hinsicht nicht mehr möglich ist
Umfang	Kann verschiedene Bereiche abdecken, nicht nur die Gesundheitsversorgung, sondern auch finanzielle und persönliche Angelegenheiten. Der Umfang wird von der verfügenden Person festgelegt.		Individuelle Einwilligung in medizinische und pflegerische Maßnahmen oder deren Versagung

Kompetenzen und Operatoren
Diese Aufgabe kann dem Kompetenzbereich IV.2 (Anlage 2 PflAPrV) zugeordnet werden. Der Operator „Unterscheiden Sie" verlangt, Unterschiede, Ähnlichkeiten und Gemeinsamkeiten zu ermitteln und klar voneinander abzugrenzen.

	Vorsorgevollmacht	Betreuungsverfügung	Patientenverfügung
Form	• Keine besondere Form vorgeschrieben: schriftlich und auch mündlich gültig • Aus Beweisgründen Schriftform empfohlen		Schriftlich
Inkrafttreten	Sofort oder erst in einem gesondert beschriebenen Fall	Sobald das Betreuungsgericht die Notwendigkeit einer rechtlichen Betreuung festgestellt hat	Wenn die betroffene Person selbst nicht mehr in der Lage ist, medizinische Entscheidungen zu treffen

4. Die „Aktion T4" ist das dunkelste Kapitel in der Geschichte der Pflege. Skizzieren Sie kurz die Entwicklung der Pflege in den letzten 5.000 Jahren. Gehen Sie dabei auf wesentliche Stationen in den Epochen Antike, Mittelalter, Frühe Neuzeit und auf die moderne Pflege des 19. Jh.s bis heute ein (10 P.) und benennen Sie jeweils ein konkretes Beispiel für die Pflege in dieser Zeit (5 P.). 15 Punkte

TIPP

Die „Aktion T4" war ein nationalsozialistisches Euthanasieprogramm während des Zweiten Weltkriegs, das von Adolf Hitler persönlich angeordnet wurde. Es hatte das Ziel, Menschen mit geistigen und körperlichen Behinderungen sowie psychischen Erkrankungen zu töten, um die „Rassenreinheit" und die „Volksgesundheit" zu fördern. „T4" leitet sich von der Adresse der Zentrale des Programms in Berlin, Tiergartenstraße 4, ab.

Kompetenzen und Operatoren

Die Aufgabe besteht aus zwei Aufgabenteilen, die beide dem Kompetenzbereich V.2 (Anlage 2 PflAPrV) zugeordnet werden können. Der Operator „Skizzieren Sie" erfordert, einen gelernten Sachverhalt in seinen Grundzügen zum Ausdruck bringen. Der Operator „benennen Sie" erfordert, Fakten ohne nähere Erläuterungen aufzuzählen und zielgerichtet Informationen zusammenzutragen, ohne diese zu bewerten.

Antike (ca. 3000 v. Chr.–500 n. Chr.):

- In den antiken Zivilisationen wie dem alten Ägypten, Mesopotamien, Griechenland und Rom war die Pflege eng mit religiösen und spirituellen Praktiken verbunden. Tempel und Heiligtümer dienten als Pflegeeinrichtungen, in denen Kranke und Verwundete betreut wurden.
- Griechische Philosophen wie Hippokrates prägten die medizinische Ethik und legten den Grundstein für die moderne Pflegepraxis.
- *Beispiel:* Man führte damals schon verschiedene Behandlungsmaßnahmen durch, darunter Bäder, Massagen, Kräutermedizin, und sogar psychologische Therapien wie Traumdeutung.

Mittelalter (500–1500 n. Chr.):

- Während des Mittelalters spielten religiöse Institutionen eine wichtige Rolle in der Pflege. Klöster und Abteien boten nicht nur Armen Unterkunft, sondern versorgten auch Kranke. Die Pflege wurde von Mönchen und Nonnen geleistet, die als „Krankenbrüder" und „Krankenschwestern" wirkten.
- *Beispiel:* Klosterkrankenhäuser boten den Kranken Bettruhe, Hygiene, Ernährung und Kräutermedizin gemäß dem damaligen medizinischen Wissen und den verfügbaren Ressourcen.

Frühe Neuzeit (1500–1800):

- Während der Renaissance begannen medizinische Fortschritte und wissenschaftliche Erkenntnisse, die Pflege zu beeinflussen. Paracelsus z. B. klassifizierte Krankheitsbilder nach ihren Ursachen.
- Es entstanden Krankenhäuser und Pflegeeinrichtungen, die jedoch oft überfüllt waren und in denen unhygienische Zustände herrschten. In städtischen Einrichtungen wurden ungelernte Kräfte als Pflegende eingestellt. Diese „Krankenwärter" hatten einen niedrigen sozioökonomischen Status und erhielten wenig Lohn.
- *Beispiel:* Im Dreißigjährigen Krieg (1618–1648) wirkten in Europa die sogenannten Feldscheren. Dies waren Frauen, oft Ehefrauen oder Gefährtinnen von Soldaten, die mit den Armeen zogen, um Verwundetenpflege und medizinische Hilfe zu leisten.

Moderne Pflege (19. Jh.):

- Im 19. Jh. gab es wichtige Veränderungen in der Pflege durch Pionierinnen wie Florence Nightingale. Diese führte evidenzbasierte Praktiken und Hygienemaßnahmen ein und legte den Grundstein für die moderne Krankenpflege.
- Die Ausbildung von Pflegekräften wurde institutionalisiert, und in mehreren Ländern entstanden Pflegeschulen.
- *Beispiel:* 1836 gründete Theodor Fliedner, ein evangelischer Pfarrer, der sich für die Verbesserung der Pflegebedingungen und die Ausbildung von Krankenpflegern und -pflegerinnen einsetzte, mit der Mutterhausdiakonie die erste moderne Krankenpflegeschule in Deutschland.

20. Jh. bis heute:

- Die Pflege entwickelte sich zu einer eigenständigen Berufsgruppe weiter.
- Die Professionalisierung der Pflege führte zu strengeren Ausbildungsstandards und zur Einführung von Pflegestandards und -richtlinien.
- Die Pflege erweiterte ihren Aufgabenbereich und umfasst heute Bereiche wie Krankenpflege, Kinderkrankenpflege, psychiatrische Pflege, Palliativpflege und viele mehr.
- Technologische Fortschritte, medizinische Innovationen und gesellschaftliche Veränderungen beeinflussen weiterhin die Pflegepraxis.
- *Beispiel:* Im Jahr 1903 gründete Agnes Karll die Berufsorganisation der Krankenpflegerinnen Deutschlands (B. O. K. D.). Diese setzte sich für die beruflichen Interessen von Pflegerinnen, die weder einem Orden noch einer Diakonissenanstalt angehörten, ein und war Vorläufer des Deutschen Berufsverbands für Pflegeberufe (DBfK).

TIPP

Spicken Sie die Beschreibung der Geschichte der Pflege mit bemerkenswerten Beispielen. Nichts freut Prüfende mehr, als noch ein paar interessante Fakten von den Auszubildenden zu hören. Interessant und unterhaltsam ist der medizinhistorische Podcast „Siege der Medizin".

LERNTIPP

Die Geschichte der Pflege ist Thema der mündlichen Prüfungen. Im Unterricht haben Sie einiges darüber gehört. Nun sind Sie im Lernstress, und das umfangreiche Faktenwissen zur Geschichte der Pflege will nicht in Ihren Kopf.
Einfacher wird Ihnen das Lernen fallen, wenn Sie ein oder zwei Aspekte aus der Geschichte der Pflege auswählen. Schauen Sie dazu einen Kinofilm, lesen Sie ein Buch über das von Ihnen gewählte Thema. Wenn Sie in der Prüfung zur Geschichte der Pflege gefragt werden, berichten Sie umfangreich und ausführlich aus dieser Epoche der Geschichte der Pflege. Da ihre kommunikativen Fähigkeiten – und in diesem Fall – das geschickte Lenken des Gesprächs auf für Sie sicheres Terrain ebenso bewertet werden wie Ihr Faktenwissen, können Sie auch damit Punkte erzielen. Eine geschickte Formulierung wäre dann: „In dieser Frage geht es um die Geschichte der Pflege im Nationalsozialismus. Ein anderes Kapitel der Geschichte der Pflege ist das couragierte Vorgehen von Florenz Nightingale in Scutari … Und schon haben Sie die Wissenslücke umschifft.

IMPULS

Die Pränataldiagnostik bietet die Möglichkeit, das Vorhandensein von Trisomie 21 bei ungeborenen Kindern festzustellen. Dies wirft bedeutsame ethische Fragen auf, da in bestimmten Situationen Schwangerschaften aufgrund dieser Diagnose beendet werden können. Möglicherweise werden Menschen wie Marie und Dennis in Zukunft nicht mehr zu unseren Mitmenschen gehören. Machen Sie sich Gedanken zum Thema „In was für einer Gesellschaft wollen wir leben?".

12.3.2 Umgang mit Nachfragen und weitere Tipps

QR-Code 012.10
Fazit zum Prüfungsbeispiel

https://else4.de/25153_012-10

Unter dem QR-Code hier können Sie sich das Fazit eines Prüfers zum Prüfungsbeispiel anhören.

LERNTIPP

Es gibt eine Reihe von sehr guten Dokumentationen in den unterschiedlichen Medien, die die Zeit des Nationalsozialismus und die Rolle der Pflege und Medizin beleuchten, z. B.:

- Frauen der NS-Zeit: www.youtube.com/watch?v=2c-g5R8R6pU
- Mord an „Kranken" – „Euthanasie" im Nationalsozialismus: www.youtube.com/watch?v=2zmByElakrg
- Im Dienst der Ideologie. NS-Ärzte: Ihre Verbrechen, ihre Karrieren – Saarländische Mediziner und ihre Unterstützer nach 1945: www.youtube.com/watch?v=-ZSP8LojviFA
- Die bestialischen Verbrechen der Nazi-Krankenschwester Irmgard Huber – Euthanasiezentrum Hadamar: www.youtube.com/watch?v=pjO6PgdNmXM
- Als hätte es sie nie gegeben – NS-Euthanasie in Neuendettelsau und Ansbach: www.youtube.com/watch?v=T8_6PWnD8vM
- Fredi Wiedersporn – Ein geraubtes Leben: www.youtube.com/watch?v=-czm9aYFDVUI

Sich die eine oder andere Dokumentation anzuschauen, ist auch eine Form der Vorbereitung auf die mündliche Prüfung.

LITERATUR

1. Menche N, Gutzek B, Lambertz C. Abwehr. In: Menche N (Hrsg.). PFLEGEN. Biologie Anatomie Physiologie. 2. A. München: Elsevier, 2021. S. 233–250.
2. Böhmer-Breuer R. Lebensweltorientierung. Aufbauwissen Pflege. München: Elsevier, 2023.
3. Bundesministerium für Bildung und Forschung. Penicillin schon im Mittelalter angewendet. 2006. Aus: www.gesundheitsforschung-bmbf.de/de/penicillin-schon-im-mittelalter-angewendet-2854.php (letzter Zugriff: 26.1.2024).
4. Bundesministerium für Justiz. Formulare und Muster. Aus: www.bmj.de/DE/service/formulare/formulare_muster_node.html (letzter Zugriff: 26.1.2024).
5. Bundesverband Medizintechnologie e.V. Geschichte der Augenchirurgie. Aus: www.bvmed.de/de/technologien/geschichte/geschichte-augenchirurgie (letzter Zugriff: 26.1.2024).
6. Kommerell T, Schmal J. Pflegesituation, Pflegebedürftigkeit und Pflegephänomene. In: Keller C (Hrsg.). PFLEGEN. Grundlagen und Interventionen. 3. A. München: Elsevier, 2021. S. 51–60.
7. von Meydell K. Kardiorespiratorische Anpassungsstörungen. In: Mesall A, Stein U (Hrsg.). Fachpflege neonatologische und pädiatrische Intensivpflege. 4. A. München: Elsevier, 2021. S. 255–257.
8. Salaja A-M. Organisation der Pflegearbeit. In: Keller C (Hrsg.). PFLEGEN. Grundlagen und Interventionen. 3. A. München: Elsevier, 2021. S. 81–108.
9. Schmal J. Berufliches Selbstverständnis. Aufbauwissen Pflege. München: Elsevier, 2022.
10. Siefarth T. Recht. Aufbauwissen Pflege. 2. A. München: Elsevier, 2023.
11. Touchdown 21. Hochzeit. Aus: https://touchdown21.info/de/seite/3-mein-alltag/article/359-hochzeit.html (letzter Zugriff: 26.1.2024).

12.4 Viertes Prüfungsbeispiel – Fallsituation stationäre Akutpflege (➤ Kap. 5): „Mein Herz, mein Herz!"

Beachten Sie in ➤ 12.1 den Kasten „Hinweis zu den aufgeführten Lösungsmöglichkeiten".

12.4.1 Ideale Aufgabenbearbeitung

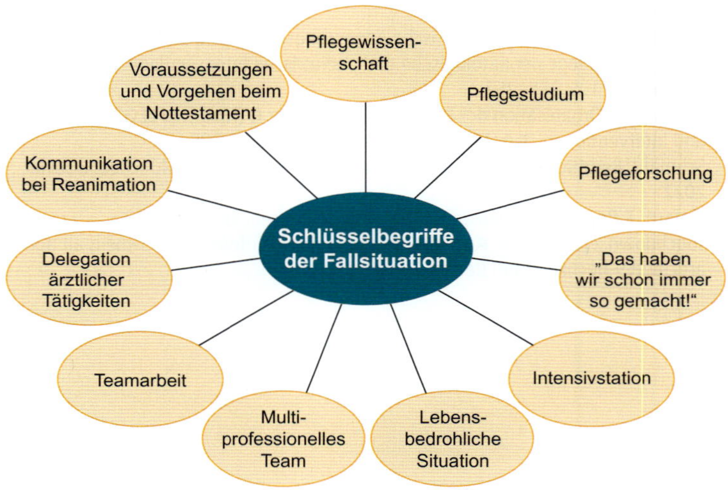

Zusammenfassung der Fallsituation 6 Punkte

QR-Code 012.11
Zusammenfassung

https://else4.de/25153_012-11

Oberarzt Baumann, Thomas und Sie haben einen lebensbedrohlichen Zustand erfolgreich gemeistert. Alle sind zufrieden. Sie fahren nach dem Nachtdienst nach Hause und lassen alles noch einmal Revue passieren. Was für eine Nacht! Immer wieder denken Sie auch über die Gespräche mit Thomas und Oberarzt Baumann nach.

Schildern Sie anhand Ihrer Notizen die dargestellte Situation mit allem, was Ihnen dabei wichtig erscheint oder aufgefallen ist. Berücksichtigen Sie dabei Folgendes:

Analysieren Sie die Fallsituation und arbeiten Sie relevante Situationsmerkmale heraus.

Identifizieren Sie die handelnden Personen in der Fallsituation. Wie nehmen diese Personen die dargestellte Pflegesituation vermutlich wahr, was denken sie darüber und wie gehen sie damit um?
Beschreiben Sie, wie die beteiligten Personen in der Fallsituation handeln und welche Gründe es für ihre Handlungen gibt.

Sie haben für die Präsentation der Situation ca. 20 Minuten Zeit.

Relevante Situationsmerkmale, handelnde Personen, Gründe und Umgebungsfaktoren

- Nachtschicht auf einer Intensivstation.
- In den frühen Morgenstunden bringt der Rettungsdienst Herrn Grasshoff mit einem frischen Herzinfarkt und Zustand nach Reanimation.
- Ich …
  - habe Nachtdienst, es ist ruhig,
  - unterhalte mich mit Pfleger Thomas über berufliche Weiterentwicklungsmöglichkeiten,
  - werde von Thomas zu einem berufsbegleitenden Studium ermuntert,
  - ergreife im Team mit meinem Kollegen Thomas und Oberarzt Baumann intensivmedizinische Maßnahmen zur Überwachung und Kreislaufstabilisierung,
  - erkenne die Notsituation, als plötzlich ein Dauerton zu hören ist, und beginne sofort mit der Reanimation, meine Kollegen kommen hinzu.
- Oberarzt Baumann …
  - nimmt gemeinsam mit Thomas und mir Herrn Grasshoff auf,
  - reanimiert später im selben Team Herrn Grasshoff,
  - lobt mich für mein umsichtiges Handeln und die korrekte Einschätzung der Situation.
- Thomas …
  - ist ein sehr erfahrener Pfleger auf der Intensivstation,
  - überlegt, ein Studium der Pflegewissenschaft aufzunehmen,
  - nimmt mit mir und Oberarzt Baumann Herrn Grasshoff auf und unterstützt bei der Reanimation.
- Herr Grasshoff …
  - hatte in den frühen Morgenstunden einen schweren Herzinfarkt, musste reanimiert werden, ist jetzt intubiert und beatmet,
  - wird intensivmedizinisch überwacht, ist sediert, beatmet und zunächst kreislaufstabil,
  - muss dann erneut reanimiert werden,
  - ist nach einigen Tagen wieder kreislaufstabil, sehr dankbar für die Hilfe und gerührt,
  - hat erneut Herzrhythmusstörungen und möchte sofort ein Testament machen.

ACHTUNG

Insbesondere für Pflegefachpersonen, die in der Notaufnahme oder auf der Intensivstation arbeiten, ist es wichtig, sich vor psychischer Belastung zu schützen. Sie sollten auf Achtsamkeit und Selbstfürsorge setzen, eine gesunde Lebensweise pflegen und soziale Unterstützung suchen. Supervision und Beratung bieten Hilfe bei traumatischen Erlebnissen, und das Setzen klarer beruflicher und persönlicher Grenzen kann Überlastung verhindern. Regelmäßige Pausen, der Aufbau emotionaler Intelligenz und das Erlernen von Stressbewältigungstechniken sind ebenfalls wichtig. Eine gute Zusammenarbeit im Team und Selbstreflexion können die Belastbarkeit fördern. Ehrenamtliche Arbeit außerhalb des Berufs kann ebenfalls hilfreich sein.

QR-Code 012.12
Fragen

https://else4.de/25153_012-12

Lösungsmöglichkeiten zu den im Prüfungsgespräch gestellten Aufgaben

1. Im Gespräch mit Thomas geht es um die Pflegewissenschaft als noch junge Wissenschaftsdisziplin. Fassen Sie die Geschichte der Pflegewissenschaft in Deutschland kurz zusammen und nennen Sie fünf Meilensteile dieser Entwicklung. 15 Punkte

LERNTIPP

Schrecken Sie nicht vor dieser Aufgabe zurück. Erfahrungsgemäß finden viele Auszubildende die Geschichte der Pflegewissenschaft eher nebensächlich. Informieren Sie sich deshalb über eine bestimmte geschichtliche Etappe der Pflegewissenschaft besonders und versuchen Sie, diese spannend darzustellen. Die Prüfenden werden Ihnen gern in Ihren Ausführungen folgen. Vielleicht schauen Sie einen Film über Florenz Nightingale, lesen ein Buch über Agnes Karll oder von Erwin Böhm. Die Prüfenden wird es freuen, dass Sie sich über den Unterricht hinaus mit der Pflege beschäftigt haben, und dies entsprechend honorieren.

Kompetenzen und Operatoren

Diese Aufgabe kann dem Kompetenzschwerpunkt V.2 (Anlage 2 PflAPrV) zugeordnet werden.
Inhalte, Zusammenhänge und Wissen prägnant und sprachlich strukturiert mit eigenen Worten darlegen – diese Leistung erfordert der Operator „Fassen Sie … zusammen". Es geht bei dieser Frage nicht um detaillierte Informationen zur Geschichte der Pflegewissenschaft, sondern darum, dass sich die Prüfer davon überzeugen können, dass Sie als zukünftige Pflegefachperson Ihr Handeln auch im historischen Kontext begreifen.

Die Geschichte der Pflegewissenschaft in Deutschland und der Welt ist geprägt von einer **langsamen Entwicklung** und Anerkennung als eigenständige Disziplin.

19. Jh.:

- **Wissenschaftliche Ansätze** in Deutschland thematisieren die Aufspaltung von Pflegen und Heilen.
- Verwissenschaftlichung der Medizin, Pflege wird dem medizinischen Bereich zugeordnet.
- Klare Aufgabenverteilung: Die Krankenschwester soll dem Arzt gehorchen, da dieser ein wissenschaftliches Urteil fällen kann.
- **Florence Nightingale** im Krimkrieg zeigt, dass Krankenschwestern ebenfalls zu wissenschaftlichem Handeln fähig sind.
  → Erkenntnis: Pflegerische Aufzeichnungen und Messungen sind wichtig für eine effiziente Betreuung.

1903–1904:

- Agnes Karll gründet die **Berufsorganisation der Krankenpflegerinnen Deutschlands (B. O. K. D.).**
  → Ziel: Mitglieder zur Mitbestimmung und Mitverantwortung befähigen.

- Agnes Karll beteiligt sich an der **Gründung des International Council of Nurses (ICN).**
  → Ziel: Internationaler Austausch von Pflegeerkenntnissen.

1953:
- Erste Bemühungen in Heidelberg, einen Pflegestudiengang zu entwickeln, scheitern an Unstimmigkeiten und Finanzierungsfragen.
- Zu diesem Zeitpunkt gibt es in den USA bereits seit 46 Jahren Pflegestudiengänge.

1963–1990:
- In der DDR beginnen erste **Pflegestudiengänge** mit dem Schwerpunkt **Pflegepädagogik.**
- Die Humboldt-Universität Berlin bietet den Studiengang „Diplomkrankenpflege" an.
  → Pflegerische Inhalte werden akademisch gelehrt, Verknüpfung mit dem parallel angebotenen Medizinstudium.

1973:
- Aus der B. O. K. D. wird der **Deutsche Berufsverband für Krankenpflege (DBfK)** mit regelmäßigem Austausch pflegerischer und pflegewissenschaftlicher Erkenntnisse.

1978:
- Die **Workgroup of European Nurse Researchers (WENR)** mit deutscher Vertretung durch den DBfK wird gegründet.

1988:
- Einführung der **Fachzeitschrift „Pflege"** in Deutschland mit Fokus auf pflegewissenschaftlichen Erkenntnissen.

1999:
- An der Humboldt-Universität Berlin werden die ersten **Doktorabschlüsse in den Pflegewissenschaften** vergeben.

Ab 2016:
- Im Rahmen des Pflegeberufereformgesetzes (PflBRefG) wird die **Implementierung der Pflegewissenschaft in die Pflegeausbildung** gefordert.
  → Schaffung eines Kompetenzbereichs, der Pflegewissenschaft und ethisch fundiertes Pflegeverständnis integriert.

Heute ist die Pflegewissenschaft weltweit anerkannt und trägt zur Weiterentwicklung der Pflegepraxis bei, indem sie **evidenzbasierte Pflegemaßnahmen entwickelt** und die **Qualität der Patientenversorgung** fördert.

2. Die Generierung von wissenschaftlich fundierten Erkenntnissen ist Aufgabe der Pflegeforschung. Oft hört man: „Das haben wir schon immer so gemacht! Das hilft! Dafür brauche ich keine wissenschaftliche Forschung!" Diskutieren Sie diese Aussage vor dem Hintergrund der Aufgaben und Ziele der Pflegeforschung und im Kontext des lebenslangen Lernens. 10 Punkte

Die Haltung „Das haben wir schon immer so gemacht! Das hilft! Dafür brauche ich keine wissenschaftliche Forschung!" ist in der Pflege und anderen Gesundheitsbereichen verbreitet, aber problematisch. Um diese Aussage zu diskutieren, ist es wichtig, sie im Zusammenhang mit den Zielen der Pflegeforschung und dem Konzept des lebenslangen Lernens zu betrachten:

Kompetenzen und Operatoren

Diese Aufgabe kann dem auf Kompetenzschwerpunkt V.1 (Anlage 2 PflAPrV) zugeordnet werden.
Der Operator „Diskutieren Sie" verlangt, dass Sie sich argumentativ mit einem Thema, einer Frage, einem Problem auseinandersetzen und zu einer Problemstellung oder These eine Argumentation entwickeln, die zu einer begründeten Bewertung führt.

- Pflegeforschung ist entscheidend, um die **Versorgung** der zu pflegenden Menschen **zu verbessern,** indem sie **evidenzbasierte Pflegepraktiken** entwickelt, überprüft und optimiert. Traditionelle Praktiken allein reichen nicht aus, um die Pflege auf dem aktuellen Stand der wissenschaftlichen Erkenntnisse zu verbessern.
- Pflegeforschung **verbessert das Wohl der zu pflegenden Menschen** durch evidenzbasierte Pflegemaßnahmen. Traditionelle Praktiken könnten möglicherweise nicht den aktuellen Standards entsprechen und das Wohl der zu Pflegenden gefährden. Ähnlich wird von Ärzten erwartet, dass sie über die neuesten Behandlungsmethoden informiert sind, um ihre Patienten bestmöglich zu versorgen.
- Das Gesundheitswesen einschließlich der Pflege ist ständig im Wandel. **Lebenslanges Lernen** ist entscheidend, um mit den **neuesten Entwicklungen** Schritt zu halten und hochwertige Pflege zu bieten.
- Die Pflegeforschung baut die Pflegepraxis auf **wissenschaftlichen Erkenntnissen** auf, um evidenzbasierte Praxis zu gewährleisten. Dadurch können bessere Ergebnisse für die zu pflegenden Menschen erzielt werden.
- Wenn Pflegende an traditionellen Praktiken festhalten, ohne sie regelmäßig zu **überprüfen** und zu **aktualisieren,** kann es zu einer Stagnation in der Pflege kommen. Dies kann zu veralteten oder ineffizienten Pflegepraktiken führen, die den heutigen Anforderungen nicht mehr gerecht werden.

Die Diskussion verdeutlicht die wichtige Rolle der Pflegeforschung bei der **Weiterentwicklung der Pflege.** Pflegefachpersonen müssen offen für neue Erkenntnisse sein und ihre Praktiken aktuellen Forschungsergebnissen anpassen. Lebenslanges Lernen ist in der Pflege unerlässlich, um sicherzustellen, dass die Pflegeempfänger stets die bestmögliche Versorgung erhalten.

IMPULS

Es ist möglich, gleich nach dem Abitur Pflege mit unterschiedlichen Schwerpunkten zu studieren. Ein Pflegestudium ohne praktische Erfahrung kann Vor- und Nachteile haben. Welche könnten das sein? Bringen Sie Ihre Überlegungen diesbezüglich ein, wenn Sie in Ihrer Prüfung eine Frage zur Pflegewissenschaft gestellt bekommen. Das eigenständige Mitdenken und das Darlegen einer eigenen Meinung erfreuen Prüfende sehr.

3. Herr Grasshoff kommt in einer lebensbedrohlichen Situation zu Ihnen auf die Intensivstation. In Ihrem interprofessionellen Team geht alles Hand in Hand, als bei diesem Patienten das Kammerflimmern auftritt. Erläutern Sie Merkmale, die ein gut funktionierendes interprofessionelles Team auszeichnen. Gehen Sie dabei auf dessen Bedeutung für die Qualität der pflegerischen und medizinischen Behandlung ein. 14 Punkte

Kompetenzen und Operatoren

Diese Aufgabe kann dem Kompetenzschwerpunkt III.3 (Anlage 2 PflAPrV) zugeordnet werden.

Der Operator „Erläutern Sie" erfordert, dass Sie einen Sachverhalt mit eigenen Worten veranschaulichen. Er soll besser verständlich werden, also mit Erklärungen, eigenen Beispielen und Informationen verdeutlicht werden.

In der Fallsituation lassen sich mehrere Grundsätze der Zusammenarbeit in interprofessionellen Teams identifizieren:

- **Schnelle Reaktion, Kommunikation und Zielorientierung:** In einer Notfallsituation wie dieser ist eine schnelle Reaktion von entscheidender Bedeutung. Ich reagiere prompt auf den Dauerton des EKG-Monitors und handle sofort, indem ich den Notknopf drücke und mit der Wiederbelebung beginne. Als mein Kollege und der Dienstarzt dazukommen, wird die Reanimation unter Regie des Arztes kompetent weitergeführt. Es gilt, das Leben von Herrn Grasshoff zu retten.

- **Teamarbeit mit klaren Rollen und Verantwortlichkeiten:** Die Situation erfordert die Zusammenarbeit von verschiedenen Fachkräften: Pflegepersonal, Ärzte und Rettungssanitätern. Gemeinsam können sie Herrn Grasshoff wiederbeleben, jeder weiß, was seine Aufgabe ist, was von ihm erwartet wird. Dies unterstreicht die Bedeutung der Teamarbeit gerade in der Notfallversorgung.
- **Gegenseitiger Respekt, Anerkennung und Lob:** Das Lob und die Anerkennung des Oberarztes für mein schnelles Handeln stärken das Teamgefühl und meine Motivation. Der Arzt bedankt sich für die kompetente Hilfe. Auch dies fördert die Zusammenarbeit und das Vertrauen unter den Teammitgliedern. Prinzipiell hätte auch ich sagen können, dass die Reanimation von ihm als Arzt gut angeleitet wurde.
- **Kommunikation zwischen den Teammitgliedern:** Die Tatsache, dass Thomas und ich uns vorher über berufliche Perspektiven ausgetauscht hatten und dies in der Stresssituation humorvoll erwähnten, zeigt, dass eine offene Kommunikation und Vertrauen zwischen den Teammitgliedern existieren. Das Lachen kommt nicht zu kurz und lässt Entspannung zu.
- **Feedback geben:** Der Arzt bedankt sich und empfiehlt, über ein weiterführendes Studium nachzudenken, denn auch die kontinuierliche Weiterbildung zählt zu den Grundsätzen in einem multiprofessionellen Team.

Insgesamt verdeutlicht dieser Fall, wie effektive Zusammenarbeit, schnelle Reaktion und klare Kommunikation in einem multiprofessionellen Team dazu beitragen können, das Leben eines Menschen zu retten, und wie Anerkennung und Lob die Teammoral stärken.

IMPULS

Belesen Sie sich zur Delegation von ärztlichen Tätigkeiten an nicht ärztliches Personal: Anordnungsverantwortung, Übernahmeverantwortung, Durchführungsverantwortung.

Kompetenzen und Operatoren

Diese Aufgabe kann dem Kompetenzschwerpunkt IV.2 (Anlage 2 PflAPrV) zugeordnet werden.
Der Operator „Legen Sie … dar" verlangt, dass Sie Sachverhalte in logischen Zusammenhängen nennen und strukturiert, sachlich und fachsprachlich richtig mit eigenen Worten darstellen, ohne auf die Begründungszusammenhänge einzugehen.
Der Operator „Beurteilen Sie" fordert eine umfangreiche Beantwortung in Sätzen. Es soll ein objektives Urteil gefällt werden, welches auf Fachwissen basiert.

4. Herr Grasshoff möchte mitten in der Nacht sein Testament machen. Legen Sie die Voraussetzungen dar, die für die Erstellung eines Nottestaments (Dreizeugentestaments) erforderlich sind, und wie Sie vorgehen müssen (10 P.). Beurteilen Sie, ob im Fall von Herrn Grasshoff diese Voraussetzungen erfüllt sind (5 P.). 15 Punkte

Nottestament (Dreizeugentestament)
Voraussetzungen:

- **Todesgefahr:** Die Person, für die das Nottestament erstellt werden soll, muss sich in einer lebensbedrohlichen Situation befinden und befürchten, bald zu sterben.
- **Testierfähigkeit:** Trotz der Notlage muss die Person testierfähig sein, d. h., sie muss in der Lage sein, klar zu denken, die Konsequenzen ihres Testaments zu verstehen und ihre Wünsche auszudrücken.
- **Drei volljährige Zeugen:** Dabei sind folgende Personen als Zeugen ausgeschlossen: Ehegatten, Lebenspartner, Verwandte in gerader Linie,

der Testierende selbst sowie Personen mit Interessenkonflikten und solche, die vom Erblasser bedacht werden.

Vorgehensweise:

- **Beurteilung der Situation:** Die Pflegefachperson muss sicherzustellen, dass die Voraussetzungen für ein Nottestament erfüllt sind. Dies erfordert eine sorgfältige Einschätzung der gesundheitlichen Situation und des geistigen Zustands des betreffenden zu pflegenden Menschen.
- **Prüfen, ob nicht ein Notar hinzugezogen werden kann:** Falls die zeitlichen und örtlichen Umstände dies doch erlauben, nimmt dieser ein reguläres Testament auf und die Notwendigkeit, ein Dreizeugentestament zu erstellen, ist nicht mehr gegeben.
- **Zeugen hinzuziehen:** Diese müssen die oben erwähnten Voraussetzungen erfüllen und während der gesamten Erstellung des Testaments anwesend sein.
- **Testamenterstellung:**
  - Der Erblasser diktiert seinen letzten Willen, dieser wird von einem der drei Zeugen schriftlich festgehalten.
  - Anschließend wird das Geschriebene dem Erblasser in Anwesenheit der Zeugen vorgelesen.
  - Der Erblasser und alle drei Zeugen unterschreiben. Kann der Erblasser aus gesundheitlichen Gründen nicht unterschreiben, dann muss dies auf dem Testament schriftlich vermerkt werden.
- **Dokumentation:** Die Erstellung des Nottestament ist sorgfältig zu dokumentieren, einschließlich der Umstände, unter denen es erstellt wurde, und der Namen der Zeugen.

WICHTIG

Das Dreizeugentestament ist drei Monate gültig und muss nach dem Tod des Erblassers dem Nachlassgericht überstellt werden.

Beurteilung von Herrn Grasshoffs Situation

Die Interpretation der Informationen, die der Fallsituation zu entnehmen sind, lässt zwei verschiedene Ergebnisse zu:

1.

- Befindet sich Herr Grasshoff in naher Todesgefahr?
  - Ja, kurz nach einem schweren Herzinfarkt mit weiter bestehenden Herzrhythmusstörungen kann es jederzeit zu einem tödlichen Infarkt kommen.
- Ist er noch testierfähig, d. h. in der Lage, seinen Willen klar, verständlich und präzise zu äußern?
  - Ja, Herr Grasshoff kann seinen Willen klar äußern und versteht die Tragweite seiner Entscheidung.

Ergebnis: Es liegen alle Voraussetzungen vor, die die Erstellung eines Nottestaments erfordern. Es sind nun drei Zeugen zu organisieren, die von der nahen Todesgefahr **überzeugt sind, und von Anfang an und vollständig an der Testierung mitwirken.**

2.

- Befindet sich Herr Grasshoff in naher Todesgefahr?
  - Nein, Herr Grasshoff unterhält sich mit mir im Nachtdienst. Es besteht keine nahe Todesgefahr.

Ergebnis: Herr Grasshoff kann sein Testament regulär verfassen und dazu ggf. einen Notar hinzuziehen.

12.4.2 Umgang mit Nachfragen und weitere Tipps

Unter den beiden QR-Codes hier können Sie sich das Fazit eines Prüfers zum Prüfungsbeispiel anhören.

Unter dem unteren QR-Code können Sie sich ein weiteres Beispiel dieser Prüfung anhören, in dem die Prüfenden mehr Nachfragen haben.

QR-Code 012.13
Fazit zum Prüfungsbeispiel

https://else4.de/25153_012-13

QR-Code 012.14
Prüfungsbeispiel mit Kommentaren

https://else4.de/25153_012-14

LITERATUR

1. Herrmann E. Pflegewissenschaft und Evidence-based Nursing (EBN). In: Böhmer-Breuer R, Herrmann E (Hrsg.). PFLEGEN. Fokus Alter Mensch. München: Elsevier, 2021. S. 451–462.
2. Schmal J. Berufliches Selbstverständnis. Aufbauwissen Pflege. München: Elsevier, 2022.
3. Siefarth T. Recht. Aufbauwissen Pflege. 2. A. München: Elsevier, 2023.

12.5 Fünftes Prüfungsbeispiel – Fallsituation: stationäre Akutpflege (➤ Kap. 6): „Ich will nicht ins Krankenhaus!"

Beachten Sie in ➤ Kap. 12.1 den Kasten „Hinweis zu den aufgeführten Lösungsmöglichkeiten".

12.5.1 Ideale Aufgabenbearbeitung

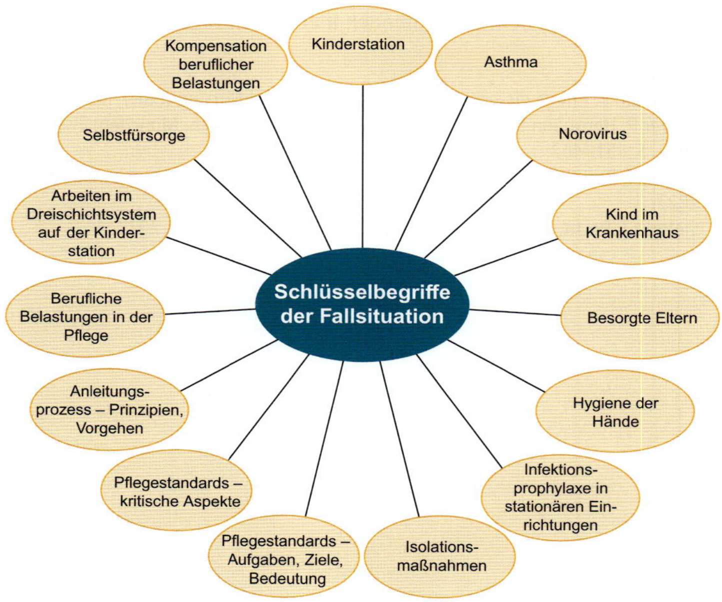
Schlüsselbegriffe der Fallsituation
Kinderstation
Asthma
Norovirus
Kind im Krankenhaus
Besorgte Eltern
Hygiene der Hände
Infektions-prophylaxe in stationären Ein-richtungen
Isolations-maßnahmen
Pflegestandards – Aufgaben, Ziele, Bedeutung
Pflegestandards – kritische Aspekte
Anleitungs-prozess – Prinzipien, Vorgehen
Berufliche Belastungen in der Pflege
Arbeiten im Dreischichtsystem auf der Kinder-station
Selbstfürsorge
Kompensation beruflicher Belastungen

QR-Code 012.15
Zusammenfassung

https://else4.de/25153_012-15

Zusammenfassung der Fallsituation — 6 Punkte

Ihr Spätdienst auf der voll belegten Kinderstation ist beendet. Sie sind erschöpft.

Beschreiben Sie die Ereignisse in diesem Dienst mit Ihren eigenen Worten. Berücksichtigen Sie dabei Folgendes:

Identifizieren Sie die handelnden Personen in der Fallsituation. Wie nehmen diese Personen die Ereignisse vermutlich wahr? Was denken sie darüber und wie gehen sie damit um?

Analysieren Sie die Fallsituation und arbeiten Sie relevante Situationsmerkmale heraus.
Beschreiben Sie, wie die beteiligten Personen in der Fallsituation handeln, welche Gründe es für ihre Handlungen gibt und welche Umgebungsfaktoren eventuell eine Rolle spielen.

Sie haben für die Präsentation des Beispiels ca. 20 Minuten Zeit.

Relevante Situationsmerkmale, handelnde Personen, Gründe und Umgebungsfaktoren

- Spätdienst auf der voll besetzten Kinderstation, 30 Kinder und 18 Erwachsene.
- Viele Norovirusinfektionen, Schutzkittel zur Infektionsprävention, sehr zeitaufwendig, viele Infusionen.
- Aufgeregte Eltern, es gibt viel zu tun.
- Zugang aus der Notaufnahme wird angekündigt mit dem Hinweis, sich zu beeilen.
- Um 22:00 Uhr ist Schichtwechsel.
- Fatima …
  - ist 8 Jahre, war auf einem Schulausflug, bekam Atemnot, wurde sofort von ihrer Mutter abgeholt,
  - geht es beim Eintreffen in die Notaufnahme nicht gut: zyanotische Lippen, Giemen, blasses Mund-Kinn-Dreieck, Nasenflügeln, juguläre Einziehungen, Sauerstoffsättigung 88 %,
  - bekommt Sauerstoff und soll inhalieren,
  - wurde Cortison i. v. appliziert,
  - hat immer noch Atemnot, ist deshalb verängstigt und aufgeregt,
  - kommt auf die Kinderstation, wird von Ihnen beruhigt und schläft erschöpft ein.
- Frau Habib, Fatimas Mutter …
  - wurde von der Schule angerufen, weil ihre Tochter Atemnot hatte,
  - gab Fatima die Bedarfsmedikation, ein Asthmaspray,
  - Ist aufgeregt und besorgt um ihr Kind, wirkt hilflos und verzweifelt.
- Ich …
  - habe Spätdienst mit Kollegin Ilka und Vivien, einer Auszubildenden im ersten Ausbildungsdrittel,
  - habe viel zu tun, bin dennoch professionell und einfühlsam,
  - habe drei jüngere Geschwister und bin deshalb geübt im Umgang mit kleinen Kindern,
  - kann Fatima beruhigen,
  - werde von Vivien unterstützt und beobachtet. Vivien bewundert meine Professionalität und mein Geschick in der Kommunikation mit Fatima und teilt mir dies mit,
  - erkläre Vivien, dass sie dies nach ihrer Ausbildung auch können wird,
  - denke im Umkleideraum über Sabines Worte zu den beruflichen Belastungen nach, sie tut mir leid,
  - frage mich, ob ich auch so lange durchhalten werde wie Sabine.

- Sabine Scholze …
  - kommt zur Nachtschicht, hat Rückenschmerzen, will aber durchhalten,
  - ist nach 40 Jahren Dienst im Dreischichtsystem erschöpft und hat Schmerzen, arbeitet aber trotzdem.

QR-Code 012.16
Fragen

https://else4.de/25153_012-16

Lösungsmöglichkeiten zu den im Prüfungsgespräch gestellten Aufgaben

1. Die Prophylaxe von Infektionen, gerade wenn es sich um sehr virulente Durchfallerkrankungen handelt, ist eine wichtige Aufgabe auf der Kinderstation. Beschreiben Sie anhand von sieben Aspekten das hygienische Vorgehen des Pflegepersonals zur Verhinderung der Ausbreitung von Infektionen auf einer Kinderstation. 14 Punkte

- **Hände waschen**
  - Indikationen:
    - vor und nach jedem Kontakt mit dem zu pflegenden Kind
    - nach dem Toilettengang
    - vor Mahlzeiten
  - Regelmäßig und gründlich mit Seife und warmem Wasser
  - Reduziert Keimbelastung
  - 20 Sekunden, mit Flüssigseife, besonders auch auf Haut unter den Nägeln achten
  - Wasserhahn nach dem Waschen mit dem Ellenbogen oder einem Papiertuch zudrehen
  - Hände sorgfältig mit Einmalartikeln, z. B. Papiertüchern, abtrocknen
- **Händedesinfektion**
  - Indikationen:
    - vor unmittelbarem Kontakt mit dem zu pflegenden Kind und vor Dienstbeginn
    - vor aseptischen Tätigkeiten, z. B. Entnahme von Utensilien aus dem Pflegewagen, Diskonnektion einer Infusion
    - nach Kontakt mit potenziell infektiösen Materialien, z. B. Blut, Ausscheidungen
    - nach Kontakt mit einem zu pflegenden Kind, z. B. nach der Körperpflege oder dem Ausziehen von Schutzhandschuhen
    - nach Kontakt mit Oberflächen in der unmittelbaren Umgebung des zu pflegenden Kindes, z. B. Bett, Nachttisch
  - Handinnenflächen mit 3–5 ml Desinfektionslösung benetzen, Hände aneinanderreiben
  - Mit der linken Hand die rechte Handaußenseite und die Zwischenräume der Finger benetzen
  - Mit der linken Hand die Zwischenräume der Finger von innen benetzen; diesen Vorgang mit der rechten Hand wiederholen
  - Mit dem Hakengriff die Hände abwechselnd ineinanderkrallen

Kompetenzen und Operatoren

Die Aufgabe kann dem Kompetenzschwerpunkt III.2 (Anlage 2 PflAPrV) zugeordnet werden.
Der Operator „Beschreiben Sie" erfordert von Ihnen, Sachverhalte in eigenen Worten strukturiert und fachsprachlich unter Zuhilfenahme eigenen Vorwissens darzustellen.

- Den linken Daumen mit der rechten Hand vollständig umschließen und mit einer kreisenden Bewegung vollständig benetzen; Vorgang mit der anderen Hand wiederholen
- Die Fingerkuppen der rechten Hand mit einer kreisenden Bewegung in der Handinnenfläche der linken Hand reiben, dabei auch leichten Druck auf die Fingernägel ausüben, sodass diese in Kontakt mit dem Desinfektionsmittel kommen, Vorgang mit der linken Hand wiederholen. Die Unterarme sind bei potenzieller Kontamination mit einzubeziehen

- **Isolation:**
  - Zu pflegendes Kind mit Durchfall isolieren, um Ausbreitung von Krankheitserregern zu verhindern
  - Einbettzimmer mit eigener Nasszelle, möglichst mit einem Vorraum als Schleuse
  - Zimmer von außen als „Infektiös" kennzeichnen
  - Zu pflegende Kinder mit gleichem Erreger können in einem gemeinsamen Zimmer untergebracht werden
  - Betroffene und Begleitpersonen dürfen das Zimmer nicht verlassen
  - Transporte der Betroffenen so weit wie möglich beschränken
- **Persönliche Schutzausrüstung:**
  Einweghandschuhe und Schutzkittel anlegen, um den direkten Kontakt mit infektiösem Material zu vermeiden
- **Reinigung und Desinfektion:**
  Patientenzimmer und gemeinsam genutzte Bereiche regelmäßig reinigen und desinfizieren, insbesondere Oberflächen, die häufig berührt werden
- **Infektionskontrolle:**
  - Korrekte Entsorgung von infektiösem Material (Wäsche, Geschirr, Pflegeutensilien)
  - Verwendung von Einwegartikeln
- **Patientenhygiene:**
  Zu pflegendes Kind bei der persönlichen Hygiene unterstützen (regelmäßiges Waschen, Wechseln von Bettwäsche und Kleidung).
- **Kommunikation:**
  - Klare Kommunikation zwischen den Mitgliedern des Pflegeteams und anderen Abteilungen im Krankenhaus
  - Ggf. Meldung von Durchfallausbrüchen an das Gesundheitsamt
- **Aufklärung von zu pflegendem Menschen und Angehörigen:**
  Über Bedeutung der Händehygiene, Isolationsmaßnahmen und andere präventive Maßnahmen
- **Einhaltung von Richtlinien:**
  Geltende Krankenhausrichtlinien und nationale Leitlinien zur Infektionsprävention und -kontrolle beachten

2. Zur Einhaltung von Hygienevorschriften gibt es in jedem Krankenhaus Pflegestandards. Dies sind Instrumente, die die Qualität der Pflege gewährleisten und verbessern sollen. Legen Sie die Aufgaben und Ziele von Pflegestandards und ihre Bedeutung für eine gute Pflegequalität dar. 10 Punkte

Pflegestandards sind unverzichtbare Instrumente in der Pflegepraxis, die dazu beitragen, die Qualität der Pflege zu gewährleisten und kontinuierlich zu verbessern.

Aufgaben:

- Pflegestandards bieten **klare Richt- und Leitlinien,** die Pflegefachpersonen dabei unterstützen, Pflegeprozesse systematisch zu planen, durchzuführen und zu evaluieren.
- Sie dienen als Werkzeug zur **Qualitätssicherung.**
- Pflegestandards fördern die **klare Kommunikation** innerhalb des Pflegeteams, was zu einer effektiveren Versorgung der zu pflegenden Menschen führt.
- Sie tragen dazu bei, das Risiko von Fehlern und Komplikationen zu reduzieren und somit die **Patientensicherheit** zu erhöhen.

Ziele:

- **Standardisierung:** Die Schaffung von Standardverfahren und -protokollen gewährleistet eine gleichmäßige Pflegepraxis.
- **Qualitätsverbesserung:** Durch die ständige Überprüfung und Aktualisierung von Pflegestandards wird die Qualität der Pflege kontinuierlich verbessert.
- **Effizienz:** Pflegestandards fördern die effiziente Nutzung von Ressourcen, Zeit und Personal. Diese steigert die Wirtschaftlichkeit der Pflegeeinrichtung.
- **Evidenzbasierte Praxis:** Pflegestandards basieren auf evidenzbasierten Erkenntnissen und bewährten Verfahren, was die Pflegepraxis auf dem neuesten Stand der Forschung hält.

Bedeutung:

Pflegestandards …

- verbessern die **Patientenzentrierung,** denn sie sorgen dafür, dass die Pflege an den Bedürfnissen und Wünschen der zu pflegenden Menschen ausgerichtet ist,
- gewährleisten die **Kontinuität** der Pflege, auch wenn verschiedene Pflegende am Pflegeprozess beteiligt sind,
- schaffen **Transparenz und Vertrauen** bei den zu pflegenden Menschen und ihren Angehörigen, da sie wissen, dass die Pflege nach klaren Regeln und Standards erfolgt,
- tragen zur **Patientensicherheit** bei, indem sie sicherstellen, dass Pflegeprozesse richtig durchgeführt werden und keine unnötigen Risiken bestehen.

Pflegestandards sind also von entscheidender Bedeutung, um eine hohe Pflegequalität sicherzustellen, die Sicherheit der zu pflegenden Menschen zu ge-

Kompetenzen und Operatoren

Diese Aufgabe kann dem Kompetenzschwerpunkt IV.1 (Anlage 2 PflAPrV) zugeordnet werden.

Der Operator „Legen Sie … dar“ verlangt von Ihnen, Zusammenhänge, Probleme und Inhalte unter einer bestimmten Fragestellung sachbezogen auszuführen.

währleisten und die Effizienz und Wirksamkeit der Pflegepraxis zu steigern. Sie sind ein wesentlicher Bestandteil einer professionellen Pflegeumgebung.

ACHTUNG

Pflegestandards haben viele Vorteile, können aber auch Gefahren bergen. Zu den Gefahren gehört z. B. eine automatisierte Routine bei der Pflegearbeit. Auch mangelnde Individualisierung, die Vernachlässigung des klinischen Urteilsvermögens und eine unzureichende Flexibilität in unvorhersehbaren Situationen können Folge von unkritischer Arbeit mit Standards sein.
Die reflektierte und individuell angepasste Anwendung von Pflegestandards ist entscheidend, um eine qualitativ hochwertige Pflege zu gewährleisten, die den persönlichen Bedürfnissen der zu pflegenden Menschen gerecht wird.

3. Sie erklären Vivien, dass die Einarbeitung neuer Mitarbeitender auf der Kinderstation gut organisiert sein soll. Dazu zählt auch eine detaillierte Anleitung. Erläutern Sie das Prinzip einer gezielten Anleitung. Nehmen Sie Bezug auf die Fallsituation. 14 Punkte

Das Prinzip der gezielten Anleitung zwischen Kollegen auf einer Kinderstation ist eine effektive Methode, um sicherzustellen, dass die Pflegequalität hoch bleibt und alle Teammitglieder auf dem neuesten Stand sind. Eine gezielte Anleitung findet in folgenden Schritten statt:

1. **Analyse der Bedingungen:** Dies bedeutet, die Bedürfnisse und Fähigkeiten der zu schulenden Person zu verstehen, um den Anleitungsprozess maßgeschneidert an die individuellen Voraussetzungen anpassen zu können.
   Vivien hat Anleitungsbedarf, da sie als Auszubildende im ersten Ausbildungsdrittel noch keine Praxiserfahrung in der Pflege von Kindern mit Atemnot hat.

ACHTUNG

Der Anleitungsprozess ist eine strukturierte Methode, um Wissen und Fähigkeiten effektiv zu vermitteln und sicherzustellen, dass der Lernende die erforderlichen Kompetenzen erwirbt. Es ist ein wichtiger Bestandteil des lebenslangen Lernens im Gesundheitswesen.
Anleitungsbedarf besteht z. B. auch, wenn …
- Mitarbeitende neu ins Team kommen,
- sich Verfahrensweisen ändern (für das gesamte Team),
- Unsicherheiten bekannt sind oder Fehler gemacht wurden (Nachschulung).

2. **Formulierung des Lernauftrags:** Ein klar formulierter Lernauftrag ist die Grundlage einer erfolgreichen Anleitung. Er definiert die Ziele und den Umfang der Schulung und stellt sicher, dass sowohl der Anleiter als auch der Lernende wissen, was erwartet wird.
   Für Vivien könnte der Lernauftrag lauten: „Kompetenter Umgang mit einem Kind mit Atemnot inklusive Identifizierung von Atemproblemen, richtige Positionierung des Kindes, Anwendung von Atemhilfsmitteln sowie Pflegemaßnahmen, Kommunikation und Dokumentation".

Kompetenzen und Operatoren

Die Aufgabe kann dem Kompetenzschwerpunkt III.1 (Anlage 2 PflAPrV) zugeordnet werden.
Der Operator „Erläutern Sie" bedeutet, dass Sie Sachverhalte und Vorgänge mit ihren eigenen Worten veranschaulichen sollen.

3. **Vorgespräch:** Vor Beginn der eigentlichen Anleitung wird ein Vorgespräch geführt, um Erwartungen, Ziele und den Ablauf der Anleitung zu besprechen. Es bietet zudem die Möglichkeit, bereits aufgetauchte Fragen zu klären und eine angenehme Lernatmosphäre zu schaffen.
Vivien kann in diesem Gespräch darlegen, über welches Vorwissen sie bereits verfügt, und Fragen stellen.
4. **Durchführung:** Während dieser Phase erfolgt die eigentliche Anleitung. Der Anleiter vermittelt das Wissen und die Fähigkeiten, die der Lernende benötigt. Eine klare Struktur und eine verständliche Kommunikation sind dabei entscheidend. Der Anleiter geht auf alle im Lernauftrag benannten Themen unter Verwendung von unterschiedlichen Methoden, Beispielen und Hilfsmitteln strukturiert ein. Er demonstriert die Tätigkeiten und lässt selbst ausprobieren.
Vivien wird u. a. mit den Geräten vertraut gemacht, bekommt atemerleichternde Positionierungen gezeigt und darf schließlich alle gezeigten Maßnahmen selbst ausführen.
5. **Nachgespräch:** Nach der Anleitung ist ein Gespräch wichtig, um sicherzustellen, dass der Lernende das vermittelte Praxiswissen verstanden hat. Hier können auch noch offene Fragen beantwortet und eventuelle Unsicherheiten beseitigt werden.
Vivien hat nun Gelegenheit, Fragen zu stellen.
6. **Trainingsphase:** Nun schließt sich die Phase an, in der der Lernende das Gelernte übt und anwendet. Der Anleiter steht während dieser Zeit zur Unterstützung und für Rückmeldungen zur Verfügung.
Wird erneut ein Kind mit Atemnot eingewiesen, ist nun Vivien für dieses Kind zuständig.
7. **Evaluation:** In dieser Phase wird der Erfolg der Anleitung überprüft, und ein Feedback vonseiten des Lernenden gegeben, damit die Anleitung kontinuierlich verbessert werden kann.
Die Anleiterin überprüft, ob Vivien die benötigten Fähigkeiten für die Pflege von Kindern mit Atemnot erworben hat und anwenden kann, und Vivien berichtet im Gegenzug ihrer Anleiterin, was ihr am Anleitungsprozess besonders gut gefallen und/oder besonders geholfen hat und was ihrer Meinung nach besser gemacht werden könnte.

LERNTIPP

Die einzelnen Schritte der strukturierten Anleitung lassen sich mit folgendem Satz besser merken:
Analyse Aufträge vor durch (und) nach Training evaluieren.

4. Sabine Scholze arbeitet seit 40 Jahren als Pflegefachperson. Sie sehen, welche Spuren der Dienst im Dreischichtsystem hinterlassen hat. Für die eigene Gesundheit sensibilisiert zu sein ist eine wichtige Voraussetzung, um tatsächlich gesund zu bleiben. Erörtern Sie die beruflichen Belastungen von Pflegefachpersonen am Beispiel von Sabine Scholze und zeigen Sie Möglichkeiten der individuellen Kompensation auf. 10 Punkte

Pflegefachpersonen stehen oft vor erheblichen beruflichen Belastungen, die sich auf ihre körperliche und psychische Gesundheit auswirken können. Zu diesen Belastungen gehören:

- **Physische Beanspruchung:** Pflegefachpersonen müssen oft schwere körperliche Arbeit leisten, z. B. zu pflegende Menschen heben und bewegen sowie längere Zeit ohne Unterbrechung stehen.
  Sabine berichtet von Rückenschmerzen.
- **Emotionale Beanspruchung:** Pflegefachpersonen sind häufig emotionalen Belastungen ausgesetzt, da sie mit schwer kranken oder sterbenden Menschen arbeiten. Das kann zu Mitgefühlsmüdigkeit (Burn-out) führen.
  Die Traurigkeit der Eltern und Kinder täglich zu erleben, brachte Sabine bereits zum Weinen.
- **Zeitdruck:** Pflegefachpersonen haben oft viel Arbeit, die sie in kurzer Zeit bewältigen müssen, was Stress verursachen kann.
  Die Kinderstation ist voll belegt, was zu einem hohen Arbeitspensum für Sabine und ihre Kollegen führt.
- **Schichtarbeit:** Die Arbeit im Schichtdienst kann den Schlaf-Wach-Rhythmus durcheinanderbringen und zu Schlafstörungen führen.
  Sabine erwähnt, dass ihr diese Nachtschichtwoche besonders schwerfällt.
- **Kommunikation:** Schwierige Gespräche mit zu pflegenden Menschen und/oder Angehörigen, insbesondere in belastenden Situationen, können psychisch sehr belastend sein.
  Insbesondere wenn es sich bei den Kranken um Kinder handelt, wie Sabine es kürzlich in einem Gespräch formulierte.
- **Verantwortung:** Pflegefachpersonen tragen eine große Verantwortung für das Wohl der zu pflegenden Menschen, was Stress verursachen kann.
  Möglicherweise resultieren Sabines Rückenschmerzen auch von der Verantwortung, die auf ihren Schultern liegt.
- **Ungünstige Arbeitsbedingungen:** Überfüllte Stationen, Personalmangel und mangelnde Ressourcen können die Belastung erhöhen.
  Die voll belegte Station, von denen ein großer Teil der Kinder im Säuglingsalter ist, erfordert vollen Einsatz.

Es gibt verschiedene Möglichkeiten zur individuellen Kompensation:

- **Selbstfürsorge:** Sabine sollten auf ihre Gesundheit achten, für ausreichend Schlaf sorgen, gesund essen und regelmäßig Sport treiben.
- **Stressbewältigung:** Techniken wie Meditation, Yoga oder Atemübungen können Sabine helfen, mit den Belastungen umzugehen.
- **Pausen:** Regelmäßige Pausen während der Arbeit sind auch bei voller Belegung der Station wichtig, um sich zu erholen.

Kompetenzen und Operatoren

Diese Aufgabe kann dem Kompetenzschwerpunkt V.2 (Anlage 2 PflAPrV) zugeordnet werden.
Der Operator „Erörtern Sie" erfordert, die Vielschichtigkeit einer These oder Problemstellung zu erkennen, sich eigene Gedanken dazu zu machen und unter Abwägen verschiedener Auffassungen zu einer eigenen Beurteilung zu kommen.

- **Unterstützung:** Sabine sollte sich Unterstützung von Kollegen und Vorgesetzten suchen, wenn sie sich überlastet fühlt.
- **Fort- und Weiterbildung:** Berufliche Qualifizierungsmaßnahmen erlauben Pflegefachpersonen, ihre Fähigkeiten zu erweitern und sich in ihrem Beruf weiterzuentwickeln. Darüber hinaus stärkt der Austausch mit Kollegen anderer Kliniken die Freude am Beruf.
- **Arbeitsplatzwechsel:** In einigen Fällen kann ein Wechsel des Arbeitsplatzes oder der Abteilung helfen, Belastungen zu reduzieren. Sabine quält sich täglich zur Arbeit. Vielleicht sollte sie nach 40 Jahren im Dreischichtsystem über den Wechsel in eine andere Abteilung oder eine Reduzierung der Arbeitszeit nachdenken.
- **Psychologische Unterstützung:** Wenn die Belastungen zu groß werden, kann die Unterstützung durch einen Psychologen oder eine Therapeutin hilfreich sein. Aber auch Gespräche mit Kollegen wie kürzlich am Feiertag tun Sabine wahrscheinlich gut.

ACHTUNG

Die individuelle Kompensation ist kaum wirksam, wenn nicht gleichzeitig Maßnahmen auf organisatorischer Ebene ergriffen werden, um die Arbeitsbedingungen zu verbessern und die Belastungen der Mitarbeitenden in der Pflege zu reduzieren.

5. Stellen Sie mindestens sechs Aufgaben des betrieblichen Gesundheitsmanagements (BGM) dar. 6 Punkte

ACHTUNG

Die Aufgaben des BGM sind auf die Förderung der Mitarbeitergesundheit und -zufriedenheit ausgerichtet, was sich positiv auf die Leistungsfähigkeit, das Engagement und die langfristige Bindung der Mitarbeitenden an das Unternehmen auswirken kann.

Kompetenzen und Operatoren

Diese Aufgabe kann dem Kompetenzschwerpunkt V.2 (Anlage 2 PflAPrV) zugeordnet werden.
Der Operator „Stellen Sie … dar" verlangt von Ihnen, Sachverhalte strukturiert fachsprachlich wiederzugeben und Bezüge sowie Zusammenhänge aufzuzeigen.

- **Gesundheitsförderung:** Entwickeln und Implementieren von Programmen und Maßnahmen zur Förderung der physischen und psychischen Gesundheit der Mitarbeitenden
- **Gesundheitsprävention:**
  - Identifikation von gesundheitlichen Risiken am Arbeitsplatz
  - Ergreifen von Maßnahmen zur Prävention von Krankheiten und Verletzungen
- **Gesundheitsberatung:** Anbieten von Unterstützung und Beratung bei gesundheitlichen Fragen und Problemen, sowohl beruflich als auch durch andere Ursachen bedingt
- **Betriebliche Sozialleistungen:** Angebot von z. B. einer betrieblichen Krankenzusatzversicherung, Zuschuss zu einer Fitnessstudiomitgliedschaft oder Programme zur Förderung der Work-Life-Balance
- **Arbeitsplatzgestaltung:** ergonomische und gesundheitsfördernde Gestaltung der Arbeitsplätze, z. B. Anpassung von Büromöbeln, Kosten-

übernahme für eine Bildschirmarbeitsplatzbrille, Einrichtung von Pausenräumen
- **Gesundheitsförderliche Unternehmenskultur:** Schaffung einer Unternehmenskultur, bei der die Gesundheit und das Wohlbefinden der Mitarbeitenden im Mittelpunkt stehen, z. B. durch Mitarbeiterbefragungen, Schulungen, Sensibilisierungskampagnen
- **Erfolgskontrolle und Evaluation:** Überwachung und Bewertung der Wirksamkeit gesundheitsförderlicher Maßnahmen
- **Krisenmanagement:** Unterstützung von Mitarbeitenden in Krisensituationen
- **Integration von Vielfalt und Inklusion:** Integration von Mitarbeitenden mit unterschiedlichen Bedürfnissen und Hintergründen, z. B. Ermöglichung flexibler Arbeitszeiten, Bestellung eines Inklusionsbeauftragten, Homeoffice-Optionen
- **Gesetzliche Einhaltung:** Sicherstellung, dass alle gesetzlichen Vorschriften und Bestimmungen im Bereich Gesundheit und Sicherheit am Arbeitsplatz eingehalten werden

LERNTIPP

Visualisieren Sie die verschiedenen Aufgaben des betrieblichen Gesundheitsmanagements in Form einer Mindmap. Arbeiten Sie dabei mit unterschiedlichen Farben für die einzelnen Bereiche und finden Sie konkrete Maßnahmen. Dies kann helfen, die Informationen strukturiert darzustellen, Zusammenhänge zu erkennen und sich in der Prüfungssituation daran zu erinnern.

12.5.2 Umgang mit Nachfragen und weitere Tipps

Unter dem QR-Code hier, können Sie sich das Fazit eines Prüfers zum Prüfungsbeispiel anhören.

QR-Code 012.17
Fazit zum Prüfungsbeispiel

https://else4.de/25153_012-17

LITERATUR

1. Herrmann E. Anleitung, Beratung und Begleitung. In: Böhmer-Breuer R, Herrmann E (Hrsg.). PFLEGEN. Fokus Alter Mensch. München: Elsevier, 2021. S. 247–257.
2. Larkamp M. Anforderungen im Pflegeberuf. In: Keller C (Hrsg.). PFLEGEN. Grundlagen und Interventionen. 3. A. München: Elsevier, 2021. S. 183–195.
3. Menche N. Pflege bei Infektionskrankheiten. In: Menche N, Keller C, Teigeler B (Hrsg.). PflegeHeute. 8. A. München: Elsevier, 2023. S. 818–859.
4. Schmal J. Berufliches Selbstverständnis. Aufbauwissen Pflege. München: Elsevier, 2022.
5. Tham, R. Pflegeprozesse und Pflegediagnostik. Aufbauwissen Pflege. München: Elsevier, 2023.

12.6 Sechstes Prüfungsbeispiel – Fallsituation: stationäre Akutpflege (➤ Kap. 7): „Ich wollte nur mal gucken, ob es glatt ist"

Beachten Sie in ➤ Kap. 12.1 den Kasten „Hinweis zu den aufgeführten Lösungsmöglichkeiten".

12.6.1 Ideale Aufgabenbearbeitung

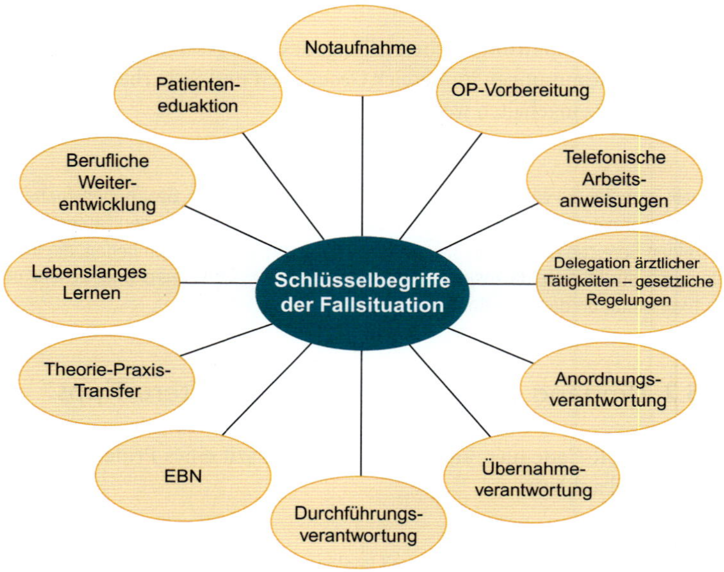
Schlüsselbegriffe der Fallsituation
Notaufnahme
OP-Vorbereitung
Telefonische Arbeits-anweisungen
Delegation ärztlicher Tätigkeiten – gesetzliche Regelungen
Anordnungs-verantwortung
Übernahme-verantwortung
Durchführungs-verantwortung
EBN
Theorie-Praxis-Transfer
Lebenslanges Lernen
Berufliche Weiter-entwicklung
Patienten-eduaktion

Zusammenfassung der Fallsituation — 6 Punkte

QR-Code 012.18
Zusammenfassung

https://else4.de/25153_012-18

Sie sind auf der Station, Frau Denker ist im OP. Sie sind zuversichtlich, dass die OP komplikationslos verlaufen wird, und dass Sie Frau Denker in drei Stunden aus dem Aufwachraum abholen können.

Schildern Sie anhand Ihrer Notizen die dargestellte Situation mit allem, was Ihnen dabei wichtig erscheint oder aufgefallen ist. Berücksichtigen Sie dabei Folgendes:

Analysieren Sie die Fallsituation und arbeiten Sie relevante Situationsmerkmale heraus.

Identifizieren Sie die handelnden Personen in der Fallsituation. Wie nehmen diese Personen die dargestellte Pflegesituation vermutlich wahr, was denken sie darüber und wie gehen sie damit um?
Beschreiben Sie, wie die beteiligten Personen in der Fallsituation handeln und welche Gründe es für ihre Handlungen gibt.

Sie haben für die Präsentation der Situation ca. 20 Minuten Zeit.

Relevante Situationsmerkmale, handelnde Personen, Gründe und Umgebungsfaktoren:

- Frühdienst auf einer traumatologischen Station.
- Eine Neuaufnahme wird vom diensthabenden Traumatologen angekündigt. Dieser ist Honorararzt und dem Team auf Station nicht weiter bekannt, er ist in Eile.
- Die telefonische Anordnung lautet: Flexüle legen, eine halbe Dormicum verabreichen.
- In der Notaufnahme findet eine knappe Übergabe durch Pflegefachfrau Kerstin Müller statt.
- Frau Denker kommt auf meine Station.
- Der Anästhesist erscheint und führt das Aufklärungsgespräch durch.
- Die Flexüle wird von mir gelegt.

Frau Denker …

- ist eine ältere Frau mit Oberschenkelhalsfraktur links bei Osteoporose,
- ist aufgrund des Sturzes und der bevorstehenden OP aufgeregt und macht sich Sorgen, dass die Operation nicht komplikationslos verläuft,
- redet viel, teilt ihre Sorgen mit und bleibt freundlich und tapfer,
- raucht viel, trinkt viel Kaffee.

Der Honorararzt …

- scheint unter Zeitdruck zu stehen,
- gibt telefonisch knappe, unpräzise Anweisungen,
- überträgt mir mit der Anordnung, eine Flexüle zu legen, eine ärztliche Tätigkeit; er kennt mich nicht und weiß nicht, ob ich die notwendige Befähigung dafür habe.

Pflegefachfrau Kerstin Müller …

- übergibt die Patientin mit knappen Worten.

Ich …

- hole Frau Denker in der Notaufnahme ab und erhalte dort nur eine knappe Übergabe,
- lege die Flexüle und verabreiche Frau Denker eine halbe Tablette Dormicum,
- beruhige Frau Denker, schaffe Vertrauen und trete souverän auf,
- erfahre im Gespräch mit Frau Denker einiges über deren Lebens- und Ernährungsgewohnheiten,
- bringe Frau Denker in den OP, mache mir Gedanken über eine optimierte Unterstützung hinsichtlich des gesundheitsförderlichen Verhaltens und der besseren Aufklärung von Patienten mit Osteoporose.

IMPULS

Alle professionell handelnden Personen in der Fallsituation arbeiten unter Zeitdruck. Wie könnte man dem entgegenwirken? Informieren Sie sich zu Maßnahmen der Stressbewältigung nach Gert Kaluza.

QR-Code 012.19
Fragen

https://else4.de/25153_012-19

Lösungsmöglichkeiten zu den im Prüfungsgespräch gestellten Aufgaben

1. Das Gespräch mit dem diensthabenden Traumatologen enthält Anweisungen, die Sie umsetzen sollen. Beurteilen Sie das Telefonat zwischen dem Honorararzt und Ihnen. Berücksichtigen Sie dabei die jeweiligen Aufgaben- und Verantwortungsbereiche. 10 Punkte

- Das Telefonat fand unter Zeitdruck statt.
- Es gibt Regeln für die Anordnung pflegerischer Maßnahmen per Telefon, die hier nicht eingehalten wurden:
  - Die Pflegefachperson notiert Zeitpunkt, Anlass und Inhalt des Telefonats sowie die Namen der beteiligten Personen.
  - Das Telefongespräch wird nach der VUG-Regel dokumentiert. VUG bedeutet: **v**orgelesen **u**nd **g**enehmigt. Die Pflegefachperson liest dem Arzt die notierte Anordnung vor, dieser genehmigt sie mündlich.
  - Telefonische Anordnungen müssen vom Arzt nachträglich, aber zeitnah abgezeichnet werden.
- All dies ist nicht erfolgt. Hier habe ich mich vom Zeitdruck mitreißen lassen.
- Darüber hinaus ist die Anweisung „eine halbe Dormicum" unpräzise, hier wäre eine klare Dosierung, die Angabe des Verabreichungszeitpunkts und der Applikationsart notwendig gewesen.
- Des Weiteren kann der Honorararzt nicht einer ihm unbekannten Pflegefachperson eine ärztliche Tätigkeit übertragen. Er hat gegen die Anordnungsverantwortung bei der Übertragung ärztlicher Tätigkeiten auf Pflegepersonal verstoßen, denn er muss sich vorher von der Qualifikation der Pflegefachperson überzeugt haben.

Fazit: Die telefonische Anweisung war zwar plausibel, weil üblich, es gab jedoch klare Verstöße gegen die Regelung zur Anweisung von ärztlichen Anordnungen.

Kompetenzen und Operatoren

Diese Aufgabe kann dem Kompetenzschwerpunkt III.3 (Anlage 2 PflAPrV) zugeordnet werden.
Der Operator „Beurteilen Sie" erfordert wie der Operator „bewerten Sie" eine umfangreiche Beantwortung in Sätzen. Es soll ein objektives Urteil gefunden werden, welches auf Fachwissen basiert.

2. Sie verabreichen auf telefonische Anweisung des Traumatologen das Medikament und legen eine Flexüle. Erörtern Sie die gesetzlichen Regelungen, die bei der Durchführung von ärztlichen Tätigkeiten grundlegend sind.

- Verabreichung des Medikaments:
  - Ich verabreiche in der Fallsituation die halbe Tablette Dormicum trotz unklarer Anweisung, vermutlich aufgrund der Plausibilität und des üblichen Vorgehens in solchen Fällen. Doch ich hätte das Telefongespräch wie in der Lösung zu Aufgabe 1 beschrieben führen müssen

und mich nicht von der Hast des diensthabenden Arztes beeindrucken lassen dürfen.
  - Zu einer korrekten Anordnung gehören der vollständige Name des Medikaments, die Wirkstoffkonzentration, die Dosierung, die Applikationsart und der Zeitpunkt.
  - Im Schadensfall träfe mich daher eine Teilschuld, und die Sachlage wäre unklar, weil keine Dokumentation des Telefonats erfolgte.
- Legen der Flexüle:
  Bei der Delegation von ärztlichen Tätigkeiten sind drei Verantwortungsbereiche klarzustellen:
  - **Anordnungsverantwortung:** Der Arzt darf nur delegieren, wenn er sicher ist, dass die beauftragte Person in der Lage ist, die Tätigkeit korrekt durchzuführen. Dies ist hier nicht der Fall: Der diensthabende Arzt kennt mich nicht.
  - **Übernahmeverantwortung:** Ich muss prüfen, ob ich die Tätigkeit korrekt ausführen kann. Ist dies nicht der Fall, muss ich von meinem Remonstrationsrecht Gebrauch machen und die Übernahme der Tätigkeit ablehnen. Da ich dies in der Fallsituation nicht getan habe, ist davon auszugehen, dass ich eine Berechtigung zum Legen von Flexülen habe. Andernfalls hätte ich den Arzt darauf hinweisen müssen. Im vorliegenden Fall hätte auch der Anästhesist die Flexüle legen können.
  - **Durchführungsverantwortung:** Wenn ich als Pflegeperson die Flexüle lege, bin ich verantwortlich dafür, dass dies korrekt geschieht. Ich habe die Aufgabe übernommen und kann auch zur Verantwortung gezogen werden, wenn Komplikationen entstehen.

LERNTIPP

Delegation ärztlicher Tätigkeiten auf nicht ärztliches Personal:

Anordnungsverantwortung: Ärzte und qualifizierte Fachkräfte ordnen nur den Mitarbeitenden die Übernahme einer ärztlichen Tätigkeit an, von denen sie wissen, dass sie die nötige Befähigung haben.

Übernahmeverantwortung: Pflegefachpersonen dürfen die Ausführung der Anordnung nur akzeptieren, wenn sie die Anweisung korrekt verstanden haben und zur Ausführung der Tätigkeit befähigt sind.

Durchführungsverantwortung: Pflegefachpersonen setzen die Anweisungen korrekt um und tragen dafür die Verantwortung.

Voraussetzung für eine Delegation ist zudem, dass, sollte sich eine Situation unerwartet geändert haben, die Pflegefachperson über ausreichend Urteilsvermögen verfügt und angemessen und flexibel reagieren kann.

Kompetenzen und Operatoren

Diese Aufgabe kann dem Kompetenzschwerpunkt IV.1 (Anlage 2 PflAPrV) zugeordnet werden.
Der Operator „Erörtern Sie" fordert von Ihnen, die Problematik der Situation kurz darzustellen, Pro- und Kontraargumente abzuwägen und schließlich eine klare Entscheidung zu formulieren.

3. Sie machen sich Gedanken über Frau Denker. Sie ist klein und zierlich sowie eine starke Raucherin und trinkt viel Kaffee – dies sind alles Faktoren, die das Fortschreiten der Osteoporose, die hier zugrunde liegt, beschleunigen. Sie möchten Frau Denker davon überzeugen, einige ihrer Lebensgewohnheiten zu überdenken. Erklären Sie vor dem Hintergrund evidenzbasierter Pflege die Möglichkeiten, die sich dafür anbieten. Gehen Sie auf die Schritte ein, die den Transfer von evidenzbasiertem Wissen in die Praxis beschreiben. 18 Punkte

LERNTIPP

Die sechs Schritte des EBN zu kennen ist essenziell. Wenn Sie jeden Schritt anhand der Fakten aus der Fallsituation erläutern, haben Sie die Aufgabe schon gelöst.

Ich suche in wissenschaftlichen Datenbanken nach pflegewissenschaftlichen Erkenntnissen über die Edukation von Patienten, um diese dann bei Frau Denker anzuwenden:

1. **Auftragsklärung:** Ich will Methoden finden, die nach der Vermittlung von Wissen im gesundheitlichen Kontext tatsächlich zu einer nachhaltigen Verhaltensänderung beim Patienten führen.
2. **Formulierung einer konkreten Fragestellung:** Meine Recherchefrage lautet: „Welche Methode der Wissensvermittlung eignet sich, eine nachhaltige Veränderung des gesundheitsgefährdenden Verhaltens eines Patienten zu veranlassen?“
3. **Literaturrecherche:** Ich recherchiere in wissenschaftlichen Datenbanken, z. B. in Pubmed, CINAHL, Scopus, Embase oder Science.
4. **Kritische Beurteilung:** Ich beurteile die gefundenen Ergebnisse hinsichtlich Glaubwürdigkeit, Aussagekraft und Anwendbarkeit.
5. **Implementierung:** Wenn ich ein Ergebnis gefunden habe, das mich überzeugt, setze ich diese Art der Patientenedukation in den folgenden Wochen um.
6. **Evaluation:** Ich könnte den Kontakt zu den Patienten halten, bei denen ich diese Methode angewendet habe, und in den Monaten danach überprüfen, wie gut die Maßnahmen greifen und ob sich bei den Patienten tatsächlich eine Verhaltensänderung eingestellt hat. Bei Erfolg implementiere ich diese Methode dauerhaft in meine tägliche Praxis der Betreuung und Edukation von Patienten.

Kompetenzen und Operatoren

Diese Aufgabe kann dem Kompetenzschwerpunkt V.1 (Anlage 2 PflAPrV) zugeordnet werden.
Der Operator „Erklären Sie“ verlangt von Ihnen, dass Sie inhaltliche Aussagen des Fallbeispiels auf der Basis Ihres Wissens differenziert darstellen und durch zusätzliche Aussagen, Beispiele und Ideen anschaulich machen.

4. Sie interessieren sich für die Pflegewissenschaft. Erläutern Sie die Bedeutung lebenslangen Lernens als ein Element der persönlichen und beruflichen Weiterentwicklung (6 P.). Nehmen Sie Stellung zu Ihren Überlegungen (5 P.) und beschreiben Sie Entwicklungsoptionen, die Ihnen offenstehen (5 P.). 16 Punkte

Bedeutung

- Wissen verändert sich ständig, viele neue Forschungsergebnisse werden generiert.
- Die Arbeitswelt verändert sich, andere Aufgabenbereiche kommen hinzu und erfordern weitere Kompetenzen.
- Die beruflichen Tätigkeiten werden komplexer (z. B. Digitalisierung).
- Neue Erkenntnisse und die Diskussion darüber steigern das Bewusstsein für Qualität in der Pflege.
- Dies ermöglicht interessante berufliche und persönliche Entwicklungen.

Stellungnahme

- Es ist gut, dass ich mir trotz des offenbar arbeitsintensiven Alltags auf meiner Station Gedanken zur Verbesserung der Adhärenz von den zu pflegenden Menschen mache, denn nur durch nachhaltige Änderungen des gesundheitsgefährdenden Verhaltens können Erfolge erzielt werden.
- Es ist immer noch nicht selbstverständlich, dass sich Pflegefachpersonen eigenständig mit der Recherche zu gesundheitsrelevanten Fragestellungen beschäftigen.

Entwicklungsoptionen

- Auf meiner Station an einer Studie mitarbeiten
- Mich in der Klinik profilieren und laufende Studien pflegerisch begleiten
- Pflege- und Gesundheitswissenschaften als Bachelor- oder Masterstudiengang studieren, berufsbegleitend oder in Vollzeit
- Mit abgeschlossenem Studium gut qualifiziert die Patientenedukation in der Praxis etablieren

IMPULS

Überlegen Sie sich Themen, die in Ihrem beruflichen Arbeitsalltag Fragen aufwerfen. Hinterfragen Sie Methoden und deren Wirksamkeit. Bleiben Sie wachsam für Widersprüche und Verbesserungsmöglichkeiten. Und fragen Sie nicht Ihre Ärztin, Ihren Arzt oder Apotheker, sondern die Pflegewissenschaft.

Kompetenzen und Operatoren

Diese Aufgabe besteht aus drei Aufgabenteilen, die alle dem Kompetenzschwerpunkt V.2 (Anlage 2 PflAPrV) zugeordnet werden können.
Der Operator „Erläutern Sie" erfordert, dass Sie Sachverhalte mit zusätzlichen Informationen und Beispielen verdeutlichen, in einen Zusammenhang einordnen und begründen. Der Operator „Nehmen Sie Stellung" verlangt von Ihnen ein begründetes Urteil zur Thematik auf der Grundlage von Fachwissen und eigenen Wertmaßstäben, die sich von ausgewiesenen Normen und Werten ableiten. Der Operator „Beschreiben Sie" meint, dass Sachverhalte oder Zusammenhänge strukturiert, aber nicht wertend mit eigenen Worten dargestellt werden.

12.6.2 Umgang mit Nachfragen und weitere Tipps

Unter dem QR-Code hier können Sie sich das Fazit eines Prüfers zum Prüfungsbeispiel anhören.

QR-Code 012.20
Fazit zum Prüfungsbeispiel

https://else4.de/25153_012-20

LITERATUR

1. Bartoszek G, Stephan A, Kommerell T. Pflegewissenschaft und Evidence-based Nursing (EBN). In: Keller C (Hrsg.). PFLEGEN. Grundlagen und Interventionen. 3. A. München: Elsevier, 2021. S. 123–138.
2. Schmal J. Berufliches Selbstverständnis. Aufbauwissen Pflege. München: Elsevier, 2022.
3. Siefarth T. Recht. Aufbauwissen Pflege. 2. A. München: Elsevier, 2023.
4. Tham R. Pflegeprozesse und Pflegediagnostik. Aufbauwissen Pflege. München: Elsevier, 2023.

12.7 Siebtes Prüfungsbeispiel – Fallsituation: ambulante Pflege (➤ Kap. 8): „Herr Carius kann nicht mehr sprechen"

Beachten Sie in ➤ Kap. 12.1 den Kasten „Hinweis zu den aufgeführten Lösungsmöglichkeiten".

12.7.1 Ideale Aufgabenbearbeitung

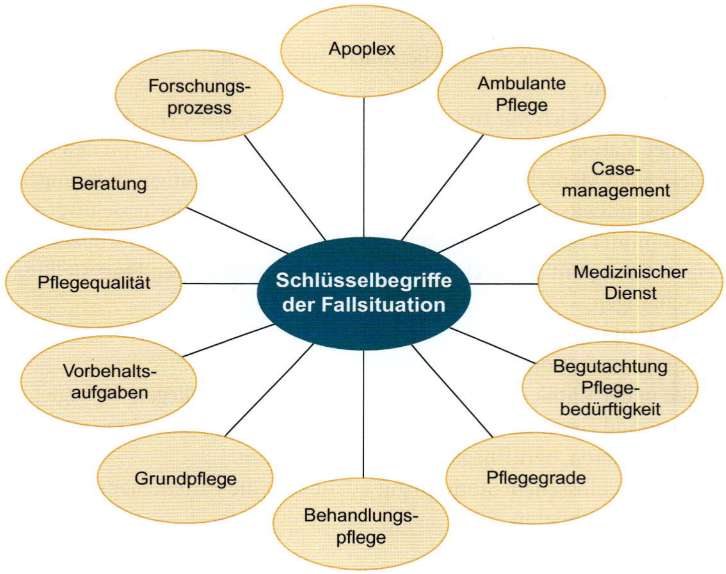

QR-Code 012.21
Zusammenfassung

https://else4.de/25153_012-21

Zusammenfassung der Fallsituation 6 Punkte

Herr Carius starrt ausdruckslos geradeaus. Frau Carius kommen die Tränen. Sie stehen dabei und müssen nun reagieren.

Schildern Sie anhand Ihrer Notizen die dargestellte Situation mit allem, was Ihnen dabei wichtig erscheint oder aufgefallen ist. Berücksichtigen Sie dabei Folgendes:

Analysieren Sie die Fallsituation und arbeiten Sie relevante Situationsmerkmale heraus.

Identifizieren Sie die handelnden Personen in der Fallsituation. Wie nehmen diese Personen die Ereignisse vermutlich wahr? Was denken sie darüber und wie gehen sie damit um?
Beschreiben Sie, wie die beteiligten Personen in der Fallsituation handeln, welche Gründe es für ihre Handlungen gibt und welche Umgebungsfaktoren eventuell eine Rolle spielen.

Sie haben für die Präsentation des Beispiels ca. 20 Minuten Zeit.

Relevante Situationsmerkmale, handelnde Personen, Gründe und Umgebungsfaktoren

- Herr Carius kommt nach zwölf Wochen aus der Rehaklinik nach Hause.
- Der ambulante Pflegedienst kommt zum ersten Mal in die Häuslichkeit.
- Nach einigen Wochen läuft alles routiniert:
  - Grundpflege und Insulininjektionen übernimmt der Pflegedienst.
  - Die Thrombose- und Dekubitusprophylaxe führt Frau Carius nach ausführlicher Beratung durch den ambulanten Pflegedienst selbst durch.
- Manchmal übernimmt auch Pflegehelferin Hannah Späth die Aufgaben des ambulanten Pflegedienstes.
- Der MD kommt demnächst zur Begutachtung der Pflegebedürftigkeit, Frau Carius hat viele Fragen dazu.
- Herr Carius ...
  - ist 81 Jahre alt, insulinpflichtiger Diabetiker, 80 kg schwer und hatte vor drei Monaten einen Apoplex der Arteria cerebri media sinister,
  - hat eine Hemiparese rechts und eine Aphasie,
  - kam sofort auf die Stroke-Unit zur Lysetherapie,
  - wurde nach vier Tagen ins neurologische Rehazentrum verlegt,
  - kann nicht mehr laufen, sitzt im Rollstuhl und ist harninkontinent,
  - ist kognitiv nicht beeinträchtigt, seine Sprache ist jedoch verwaschen,
  - starrt ausdruckslos geradeaus, als seine Frau über die zunehmende Belastung klagt.
- Frau Carius ...
  - ist 73 Jahre alt und eine couragierte, vitale Frau,
  - freut sich, dass ihr Mann wieder zu Hause ist, ist aber auch unsicher und besorgt, ob sie mit dessen Pflege zurechtkommt,
  - hat eine Vereinbarung mit einem ambulanten Pflegedienst und einer physiotherapeutischen Praxis,
  - wirkt nach vier Wochen angespannt und vermisst ihren Mann, wie er einmal war, insbesondere die Kommunikation mit ihm,
  - klagt über Rückenschmerzen,
  - sagt, dass alles doch sehr schwer sei.
- Ich ...
  - bin Pflegefachperson und komme am Entlassungstag zum ersten Mal als Mitarbeiter des ambulanten Pflegedienstes „Hoffnung“ zu Familie Carius,
  - informiere mich im Pflegeüberleitungsbogen,

– verschaffe mir einen Überblick über die häusliche Situation und berate Familie Carius zur Pflege und zu Umbaumaßnahmen,
– berate Frau Carius zu den nötigen Thrombose- und Dekubitusprophylaxemaßnahmen.

QR-Code 012.22
Fragen

https://else4.de/25153_012-22

Lösungsmöglichkeiten zu den im Prüfungsgespräch gestellten Aufgaben

1. Die Versorgung durch einen ambulanten Pflegedienst und die physiotherapeutische Versorgung wurden von der Casemanagerin des Rehabilitationszentrums organisiert. Arbeiten Sie die Aufgaben des Casemanagements in der beschriebenen Situation heraus, in der Herr Carius schwer pflegebedürftig nach Hause entlassen wird. 10 Punkte

LERNTIPP

Das Casemanagement hat drei Kernfunktionen:
- Advocacy – anwaltschaftliche Funktion
- Broker – vermittelnde Funktion
- Gatekeeper – selektierende (auswählende) Funktion

Wenn Sie diese drei Kernfunktionen des Casemanagements wissen, können Sie das konkrete Detailwissen aus der Fallsituation ableiten.

Casemanagement (Fallmanagement) ist eine fallbezogene Arbeitsweise, die hilft, die notwendige Unterstützung von Pflegebedürftigen festzustellen, zu organisieren, zu koordinieren und ihre Ergebnisse oder Folgen zu beurteilen. Die Hauptaufgaben des Casemanagements umfassen:

- **Fallbewertung:** Die Casemanagerin Sofia Martinez bewertet Herrn Carius' Gesundheitszustand und dessen Bedürfnisse schon im Rehazentrum, indem sie medizinische und pflegerische Unterlagen überprüft und Gespräche mit Herrn Carius und seiner Frau führt.
- **Pflegeplanung:** Auf Grundlage der Bewertung entwickelt Frau Martinez einen individuellen Pflegeplan, der die notwendigen medizinischen, pflegerischen und sozialen Maßnahmen festlegt. In diesem Fall hat sie sich für die Organisation eines ambulanten Pflegedienstes und einer Physiotherapie entschieden.
- **Koordination der Versorgung:** Frau Martinez koordiniert die Zusammenarbeit verschiedener Gesundheits- und Sozialdienstleister, um sicherzustellen, dass Herr Carius die benötigte Versorgung erhält. Sie hat Termine bei der Physiotherapie organisiert und den Pflegedienst „Hoffnung" über Herrn Carius' Entlassung informiert, sodass noch am Entlassungstag ein Hausbesuch erfolgen kann.
- **Unterstützung und Beratung:** Frau Martinez bietet als Casemanagerin auch Unterstützung und Beratung für Herrn Carius und seine Frau an, z. B. in Bezug auf Hilfsmittel zur Pflege und Fördergelder, die für den rollstuhlgerechten Umbau der Wohnung nötig sind.

Kompetenzen und Operatoren

Diese Aufgabe kann dem Kompetenzschwerpunkt III.1 (Anlage 2 PflAPrV) zugeordnet werden.
Der Operator „Arbeiten Sie … heraus" erfordert, spezifische Inhalte, Aussagen und Zusammenhänge in einem Text zu erkennen und in einem gegliederten Zusammenhang korrekt darzustellen.

- **Überwachung und Evaluierung:** Theoretisch ist Frau Martinez weiterhin für die Betreuung von Herrn Carius zuständig, indem sie seine gesundheitlichen Fortschritte überwacht, den Pflegeplan bei Bedarf anpasst und die Effektivität der ergriffenen Maßnahmen regelmäßig bewertet. In der Praxis wird diese Aufgabe meist an den involvierten Pflegedienst übertragen.

Zusammenfassend kann man sagen: Casemanager vertreten die Interessen ihrer zu pflegenden Menschen oder Klienten und setzen sich dafür ein, dass sie die bestmögliche Versorgung und Unterstützung erhalten.

ACHTUNG

Im Pflege-Weiterentwicklungsgesetz (PfWG) wurde gemäß § 7a SGB XI gesetzlich festgelegt, dass jeder pflegebedürftige Mensch einen Anspruch auf eine kostenfreie Pflegeberatung hat. Diese Beratung, die nach den Prinzipien des Casemanagements erfolgen soll, wird von Mitarbeitenden der Pflege- und Krankenkassen erbracht und muss unabhängig und neutral sein. Die Inanspruchnahme dieser Beratung ist freiwillig und gilt sowohl für gesetzlich als auch für privat Versicherte.

2. Der Medizinische Dienst (MD) meldet sich an. Der Pflegegrad soll festgelegt werden. Beschreiben Sie das Vorgehen des MD bei der Feststellung der Pflegebedürftigkeit. 8 Punkte

1. Beantragung eines Pflegegrads bei der zuständigen Pflegekasse durch die betroffene Person selbst, Angehörige oder Bevollmächtigte
2. Vereinbarung eines Termins zum Hausbesuch mit der antragstellenden Person
3. Begutachtung der Pflegesituation durch den MD, Einschätzung der Pflegebedürftigkeit anhand folgender Module:
   - Mobilität
   - Kognitive und kommunikative Fähigkeiten
   - Verhaltensweisen und psychische Problemlagen
   - Selbstversorgung
   - Bewältigung von und selbstständiger Umgang mit krankheits- oder therapiebedingten Anforderungen und Belastungen
   - Gestaltung des Alltagslebens und der sozialen Kontakte
   - Außerhäusliche Aktivitäten
   - Haushaltsführung
4. Erstellung eines Gutachtens, Beschreibung des Pflegebedarfs, Übermittlung an Pflegekasse
5. Festlegung des Pflegegrads mittels Punktesystem
6. Zustellung des schriftlichen Bescheids durch die Pflegekasse innerhalb von 25 Arbeitstagen, Widerspruch innerhalb eines Monats möglich
7. Überprüfung der Aktualität des Entscheids alle ein bis zwei Jahre, wenn sich nichts Grundlegendes ändert

Kompetenzen und Operatoren

Diese Aufgabe kann dem Kompetenzschwerpunkt IV.2 (Anlage 2 PflAPrV) zugeordnet werden.
Der Operator „Beschreiben Sie" verlangt von Ihnen, einen Sachverhalt unter Zuhilfenahme ihres Vorwissens darzustellen und Abläufe strukturiert und ohne Wertung mit eigenen Worten darzustellen.

LERNTIPP

Es gibt fünf Pflegegrade:

	Pflegegrad I	Pflegegrad II	Pflegegrad III	Pflegegrad IV	Pflegegrad V
Beeinträchtigung der Selbstständigkeit	Gering	Erheblich	Schwer	Schwerst	Schwerst mit besonderen Anforderungen
Unterstützungsbedarf		Mäßiger Bedarf an Unterstützung und Pflege, jedoch nicht rund um die Uhr	Erheblicher Bedarf an Unterstützung und Pflege, teilweise auch rund um die Uhr	Sehr intensive und umfangreiche Unterstützung und Pflege	Höchste Intensivpflege
Punkte	12,5–27	27–47,5	47,5–70	70–90	90–100
Anspruch auf	Pflegeberatung, Pflegebedarf und Pflegehilfsmittel				
		Tages- und Nachtpflege, stationäre Pflege, Verhinderungspflege			
Finanzielle Hilfen		Pflegegeld, Pflegesachleistung			
Bei Pflege zu Hause	131 Euro Entlastungsbetrag nach § 45b SGB XI				

Kompetenzen und Operatoren

Diese Aufgabe besteht aus drei Aufgabenteilen, die alle dem Kompetenzschwerpunkt IV.2 (Anlage 2 PflAPrV) zugeordnet werden können.

Der Operator „Unterscheiden Sie" fordert, Sachverhalte gegenüberzustellen, um Gemeinsamkeiten, Ähnlichkeiten und Unterschiede herauszuarbeiten. Die Operatoren „Nennen Sie" sowie „Geben Sie … an" verlangen eine Aufzählung. Ein Zusammenhang zwischen den genannten Informationen muss nicht deutlich werden.

3. Bei Herrn Carius werden Maßnahmen der medizinischen Behandlungspflege und Maßnahmen der Grundpflege vom ambulanten Pflegedienst übernommen. Unterscheiden Sie die beiden Tätigkeiten voneinander (4 P.), nennen Sie die zugrunde liegenden Rechtsnormen (2 P.) und geben Sie die dazu nötige Qualifikation sowie weitere Beispiele an (2 P.). 8 Punkte

TIPP

Bei dieser Frage geht es um die Trennung der Kostenträger: **Behandlungspflege** wird von der **Krankenversicherung** bezahlt, Leistungen der **Grundpflege** von der **Pflegeversicherung.**

	Medizinische Behandlungspflege	Grundpflege
Tätigkeiten	Tätigkeiten, die spezifische medizinische Kenntnisse und Fähigkeiten erfordern	Alltägliche Tätigkeiten, die notwendig sind, um die grundlegenden Bedürfnisse und die Hygiene eines zu pflegenden Menschen zu gewährleisten

	Medizinische Behandlungspflege	Grundpflege
Rechtsnorm	Sozialgesetzbuch (SGB) V – Krankenversicherung	Sozialgesetzbuch (SGB) XI – Pflegeversicherung
Erforderliche Qualifikation	Spezielle Qualifikationen und Schulungen sind erforderlich, um diese Art der Pflege durchzuführen → Durchführung in der Regel von Pflegefachpersonen	Die Ausführung dieser Tätigkeiten erfordert eine entsprechende Schulung und Anleitung → Erbringung von Pflegefachpersonen, aber auch von Pflegehilfskräften und Angehörigen
Beispiele	• Verabreichung von Medikamenten • Wundversorgung • Überwachung von Vitalzeichen • Durchführung von Injektionen • Versorgung von zu pflegenden Menschen, die auf spezielle medizinische Geräte (z. B. Beatmungsgeräte) angewiesen sind	• Waschen und Anziehen • Unterstützung bei der Nahrungsaufnahme • Mobilisierung • Hilfe beim Toilettengang, Wechsel von Inkontinenzprodukten

TIPP

Aus der Fallsituation geht hervor, dass Familie Carius gelegentlich von Pflegehelferin Hannah Späth besucht wird. Diese ist ohne Zusatzqualifikation nicht befugt, Insulin zu injizieren. Sie darf lediglich die Grundpflege übernehmen.
Auch wenn die Aufgabenstellung es nicht explizit verlangt, stellt es Ihr sicheres Wissen bezüglich der Verantwortungsbereiche innerhalb des pflegerischen Teams unter Beweis, wenn Sie diesen Sachverhalt aus der Fallsituation klarstellen.

4. Bei Herrn Carius soll der Erfolg der pflegerischen Maßnahmen evaluiert werden. Ein Termin wurde vereinbart. Leider wurde die Pflegedienstleitung krank, und nun fährt Pflegehelferin Hannah Späth zur Pflegevisite zu Familie Carius. Nehmen Sie mit dem Hintergrundwissen bezüglich der Vorbehaltsaufgaben in der Pflege Stellung zu diesem Sachverhalt. 5 Punkte

Es ist **nicht zulässig,** dass Pflegehelferin Hannah Späth die Pflegevisite bei Herrn Carius durchführt. Die Pflegevisite dient dazu, den aktuellen Pflegebedarf von Herrn Carius festzustellen und die Qualität der Pflege zu überprüfen. Laut Pflegeberufegesetz (PflBG) sind diese Aufgaben den Pflegefachpersonen vorbehalten, es handelt sich um sogenannte **Vorbehaltsaufgaben.** Wenn also keine Pflegefachperson des ambulanten Pflegedienstes „Hoffnung" die Pflegevisite durchführen kann, muss diese auf einen späteren Zeitpunkt verschoben werden.

LERNTIPP

Zu den Vorbehaltsaufgaben gehören laut § 4 PflBG:
- Erhebung und Feststellung des individuellen Pflegebedarfs
- Organisation, Gestaltung und Steuerung des Pflegeprozesses
- Analyse, Evaluation, Sicherung und Entwicklung der Qualität der Pflege

Kompetenzen und Operatoren

Diese Aufgabe kann dem Kompetenzschwerpunkt IV.2 (Anlage 2 PflAPrV) zugeordnet werden.
Der Operator „Nehmen Sie Stellung" erfordert von Ihnen eine begründete Aussage zum Sachverhalt.

5. Frau Carius führt einige Pflegetätigkeiten wie die Dekubitus- und die Thromboseprophylaxe selbst aus. Erläutern Sie die Bedeutung der Beratung im ambulanten Bereich der Pflege als Beitrag zur Sicherung der Pflegequalität. Gehen Sie dabei auch auf die rechtlichen Aspekte ein. 14 Punkte

Bedeutung der Beratung

Die Beratung im ambulanten Bereich der Pflege spielt eine entscheidende Rolle bei der Sicherung der Pflegequalität und der Unterstützung von zu pflegenden Menschen und ihren Angehörigen hinsichtlich folgender Aspekte:

- **Informationsaustausch:**
  Teilen und Austauschen pflegerelevanter Informationen zwischen Pflegefachpersonen, zu pflegenden Menschen und deren Angehörigen
  → Erfassung individueller Bedürfnisse und pflegerischen Erfordernissen des zu pflegenden Menschen
- **Beteiligung der zu pflegenden Menschen:**
  - Förderung der aktiven Beteiligung der Betroffenen an ihrer Pflege
  - Entwicklung eines besseren Verständnisses der zu pflegenden Menschen für ihren Gesundheitszustand und die notwendigen Pflegemaßnahmen

  → Förderung von Selbstständigkeit und Selbstverantwortung
- **Prävention und Gesundheitsförderung:**
  Vermittlung wichtiger Informationen zur Verhütung von Krankheiten und zur Förderung der individuellen Gesundheit
  → Besserung des Gesundheitszustands und Verhinderung von Komplikationen
- **Befähigung und Unterstützung von Angehörigen:**
  Schulung und Anleitung sowie Unterstützung der Angehörigen bei der Pflege
  → Steigerung des Verständnisses deren Rolle als Pflegepersonen und der Qualität ihrer Pflege

Rechtliche Aspekte

- **Rechtsanspruch auf Pflegeberatung:**
  - **Alle** Pflegebedürftigen haben gesetzlichen Anspruch auf Pflegeberatung, unabhängig von ihrem Pflegegrad.
  - Geregelt in § 7a SGB XI.
  - Die Pflegeberatung muss unabhängig, neutral und kostenfrei sein.
- **Qualifikation der beratenden Personen:**
  - Die Beratung muss von qualifizierten Personen durchgeführt werden, die über entsprechende Schulungen und Kenntnisse verfügen.
  - Dies gewährleistet, dass die Beratung **fachlich fundiert** und **bedarfsgerecht** ist.
- **Dokumentation:**
  Es empfiehlt sich, die Ergebnisse der Pflegeberatung und die vereinbarten Maßnahmen zu dokumentieren, um **Transparenz** und **Nachvollziehbarkeit** sicherzustellen.

Kompetenzen und Operatoren

Diese Aufgabe kann dem Kompetenzschwerpunkt IV.2 (Anlage 2 PflAPrV) zugeordnet werden.
Der Operator „Erläutern Sie" erfordert, dass Sie Sachverhalte mit zusätzlichen Informationen und Beispielen verdeutlichen, in einen Zusammenhang einordnen und begründen.

Frau Carius sollte von einem geschulten Berater des Pflegedienstes über die Dekubitus- und Thromboseprophylaxe sowie die korrekten Pflegefertigkeiten und -techniken aufgeklärt werden. Dies trägt zur Verbesserung der Pflegequalität bei und minimiert das Risiko von Pflegefehlern bei ihrem Mann.

6. Frau Carius klagt manchmal über Rückenschmerzen. Auch ihr seelisches Gleichgewicht scheint aus der Balance zu sein. Sie machen sich Sorgen um sie und überlegen, wie Sie ihr helfen können. Skizzieren Sie den Forschungsprozess am Beispiel der Forschungsfrage „Sind von ambulanten Pflegediensten organisierte ‚Pflegecafés' als spezielle Kommunikationsorte für pflegende Angehörige geeignet, um deren emotionale Belastungen zu reduzieren?". 9 Punkte

TIPP

Unter dem Forschungsprozess wird der grundsätzliche chronologisch-thematische Verlauf einer Forschungsarbeit verstanden. Er besteht aus mehreren Phasen (Schritten).

Schritte des Forschungsprozesses, angewendet auf die gestellte Forschungsfrage:

1. **Identifizierung des Forschungsproblems:**
   Forschungsproblem klar definieren
   → Sind „Pflegecafés" für pflegende Angehörige sinnvoll?
2. **Literaturrecherche:**
   - Umfassend in Datenbanken wie Pubmed, ScienceDirekt, CINAHL, CareLit, Medline und Pflegezeitschriften
   - Bestehende Studien und Forschungsergebnisse identifizieren
   - Aktuellen Stand der Forschung erkennen
3. **Formulierung der Forschungsfrage:**
   Forschungsfrage konkretisieren
   → „Hat die Teilnahme an von Pflegediensten organisierten ‚Pflegecafés' einen signifikanten Einfluss auf die Reduzierung der emotionalen Belastungen pflegender Angehöriger?"
4. **Wahl der Forschungsmethode:**
   - Geeignete Methode zur Datenerhebung und -analyse festlegen
   - Entscheidung für quantitative Erhebungsmethoden (Umfragen) oder qualitative Methoden (Interviews)
5. **Datenerhebung:**
   - Untersuchungen durchführen, Daten sammeln
   - Pflegende Angehörige befragen, die an „Pflegecafés" teilgenommen haben
6. **Datenanalyse:**
   - Daten auswerten
   - Muster und Zusammenhänge identifizieren
   - Schlussfolgerungen aus den Daten ziehen
7. **Interpretation der Ergebnisse**

Kompetenzen und Operatoren

Diese Aufgabe kann dem Kompetenzschwerpunkt V.1 (Anlage 2 PflAPrV) zugeordnet werden.
Der Operator „Skizzieren Sie" verlangt, einen Sachverhalt oder Gedankengang in seinen Grundzügen anzugeben.

8. **Schlussfolgerungen und Empfehlungen:**
   - Basierend auf den Ergebnissen Schlussfolgerungen ziehen
   - Empfehlungen für die Praxis und für weitere Forschungen geben
9. **Veröffentlichung der Ergebnisse:**
   - Wissenschaftliche Gemeinschaft und anwendende Personen in der Praxis über die Ergebnisse informieren
   - In wissenschaftlichen Zeitschriften, auf Kongressen etc.
10. **Diskussion und Weiterentwicklung:**
    - Ergebnisse mit anderen Forschern und Fachleuten diskutieren
    - Zukünftige Forschungsmöglichkeiten und -bedarf identifizieren

LERNTIPP

Wenn es Ihnen schwerfällt, die einzelnen Schritte des Forschungsprozesses in der richtigen Reihenfolge abzurufen, dann denken Sie einfach an eine normale Internetrecherche, wie Sie sie wahrscheinlich täglich machen.
Sie wollen z. B. wissen, wo am Abend etwas los ist, und gehen folgendermaßen vor:

1. Was ist am Abend los? *(Identifizierung des Forschungsproblems)*
2. Sie recherchieren. *(Literaturrecherche)*
3. Sie finden „Rudelsingen" und fragen sich: Was ist eigentlich Rudelsingen? *(Formulierung der Forschungsfrage)*
4. Wie könnten Sie das herausfinden? *(Wahl der Forschungsmethode)*
5. Sie suchen nach Erklärungen, Videos und Rezensionen. *(Datenerhebung)*
6. Diese bewerten Sie. *(Datenanalyse)*
7. Im Ergebnis stellen Sie fest, dass das eine Abendveranstaltung ist, bei der viele Menschen gemeinsam bekannte Lieder singen: nicht schön, aber laut. Also eine Veranstaltung, die ganz lustig werden könnte. *(Interpretation der Ergebnisse)*
8. Sie entscheiden: Da geh' ich mal hin. *(Schlussfolgerung und Empfehlung)*
9. Sie geben Ihre Informationen an Freunde weiter. *(Veröffentlichung der Ergebnisse)*
10. Sie haben einen schönen Abend mit Musik und viel Spaß. Am nächsten Tag überlegen Sie, was Ihnen besonders gut gefallen hat und was man besser machen könnte, und schreiben eine Google-Bewertung. *(Diskussion und Weiterentwicklung)*

IMPULS

Das Problem der Vereinsamung und des sozialen Rückzugs bei pflegenden Angehörigen ist ein wichtiger Bereich der Pflegeforschung, und es wurden verschiedene Studien und Erkenntnisse zu diesem Thema publiziert. Diese Ergebnisse zeigen, dass die soziale Isolation und Vereinsamung bei pflegenden Angehörigen ernst zu nehmende Probleme sind und eine angemessene Unterstützung und Intervention erfordern, um deren Lebensqualität und damit auch die Versorgung der zu pflegenden Menschen zu verbessern. Verlieren Sie deshalb im Pflegealltag nie die Angehörigen aus dem Auge!

12.7.2 Umgang mit Nachfragen und weitere Tipps

Unter den beiden QR-Codes hier können Sie sich das Fazit eines Prüfers zum Prüfungsbeispiel anhören.

Unter dem unteren QR-Code können Sie sich ein weiteres Beispiel dieser Prüfung anhören, in dem die Prüfenden mehr Nachfragen haben.

QR-Code 012.23
Fazit zum Prüfungsbeispiel

https://else4.de/25153_012-23

QR-Code 012.24
Prüfungsbeispiel mit Kommentaren

https://else4.de/25153_012-24

LITERATUR

1. Dangel B. Pflege im Gesundheitssystem. In: Menche N, Keller C, Teigeler B (Hrsg.). PflegeHeute. 8. A. München: Elsevier. 2023. S. 1392–1419.
2. Deutsches Institut für angewandte Pflegeforschung e.V. (DIP). Vorbehaltsaufgaben. Aus: www.vorbehaltsaufgaben-pflege.de (letzter Zugriff: 4.2.2024).
3. Kommerell T, Schmal J. Pflegesituation, Pflegebedürftigkeit und Pflegephänomene. In: Keller C (Hrsg.). PFLEGEN. Grundlagen und Interventionen. 3. A. München: Elsevier, 2021. S. 51–60.
4. Micucci S. Integration von pflegenden Angehörigen – von Ungehörigen zu Angehörigen. 2020. Aus: www.elsevier.com/de-de/connect/integration-von-pflegenden-angehoerigen-von-ungehoerigen-zu-angehoerigen (letzter Zugriff: 4.2.2024).
5. Schmal J. Berufliches Selbstverständnis. Aufbauwissen Pflege. München: Elsevier, 2022.
6. Schraut V. Beratung, Partizipation und Edukation in der Pflege. In: Schraut V, Albrecht L (Hrsg.). Kommunikation und Beratung. Aufbauwissen Pflege. München: Elsevier, 2023. S. 183–257.

12.8 Achtes Prüfungsbeispiel – Fallsituation: ambulante Pflege (➤ Kap. 9): Nie wieder Nutella?

Beachten Sie in ➤ Kap. 12.1 den Kasten „Hinweis zu den aufgeführten Lösungsmöglichkeiten“.

12.8.1 Ideale Aufgabenbearbeitung

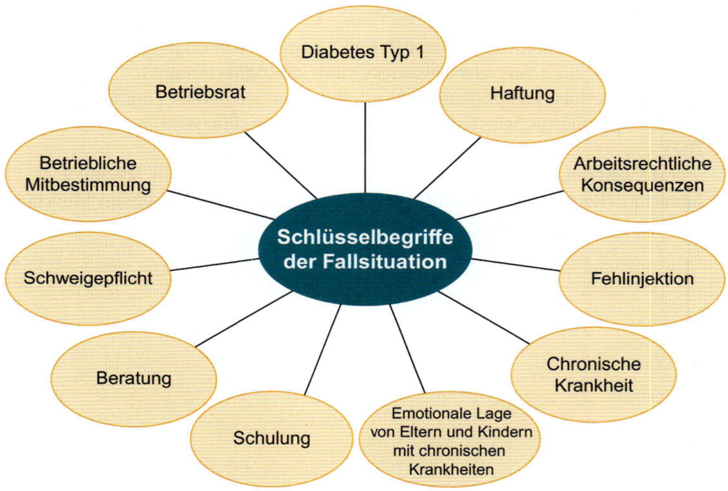

Zusammenfassung der Fallsituation 6 Punkte

QR-Code 012.25
Zusammenfassung

https://else4.de/25153_012-25

Hinter Ihnen liegt ein typischer Tag im ambulanten Pflegedienst. Das Gespräch mit den beiden Kolleginnen klingt nach. Sie suchen im Internet nach Möglichkeiten der betrieblichen Mitbestimmung. Auch über Frau Lehmann denken Sie nach. Sicherlich hat sie sehr impulsiv gehandelt, als sie den Fehler der Pflegefachfrau bemerkte, aber verstehen können Sie sie durchaus. So etwas darf nicht passieren! Das hätte schlimm ausgehen können. Dass Frau Lehmann nun skeptisch ist, liegt auf der Hand.

Schildern Sie anhand Ihrer Notizen die dargestellte Situation mit allem, was Ihnen dabei wichtig erscheint oder aufgefallen ist. Berücksichtigen Sie dabei Folgendes:

Analysieren Sie die Fallsituation und arbeiten Sie relevante Situationsmerkmale heraus.

Identifizieren Sie die handelnden Personen in der Fallsituation. Wie nehmen diese Personen die dargestellte Pflegesituation vermutlich wahr, was denken sie darüber und wie gehen sie damit um?
Beschreiben Sie, wie die beteiligten Personen in der Fallsituation handeln und welche Gründe es für ihre Handlungen gibt.

Sie haben für die Präsentation der Situation ca. 20 Minuten Zeit.

Relevante Situationsmerkmale, handelnde Personen, Gründe und Umgebungsfaktoren

- Ein achtjähriger Junge mit einem frisch diagnostizierten Diabetes mellitus Typ 1 wurde aus dem Krankenhaus entlassen.
- Der ambulante Pflegedienst „Kleeblatt" kommt regelmäßig zum Hausbesuch.
- Ricos Mutter ist skeptisch, weil es im Krankenhaus fast zu einer Fehlinjektion gekommen wäre.
- Mit der Zeit kann eine vertrauensvolle Beziehung zu Rico und seiner Mutter aufgebaut werden.
- Die Nachbarin der Familie möchte von mir Informationen über Ricos Krankheit. Ich verweigere diese.
- Im Büro des Pflegedienstes gibt es Diskussionen über die Arbeitsbedingungen.
- Die Idee, einen Betriebsrat zu gründen, kommt auf.
- Rico …
  - ist 8 Jahre alt, spielt gern Fußball, ist gut in Mathe,
  - hat seit kurzer Zeit einen Diabetes mellitus Typ 1
  - war eine Woche im Krankenhaus,
  - wird nun vom ambulanten Pflegedienst „Kleeblatt" betreut, der auf junge Menschen mit Diabetes spezialisiert ist,
  - kostet das selbstständige Insulinspritzen noch Überwindung,
  - hat beim Berechnen der der Kohlenhydrateinheiten viel Spaß.
- Frau Lehmann, Ricos Mutter, …
  - hat im Krankenhaus miterlebt, wie ihrem Sohn beinahe zu viel Insulin gespritzt wurde,
  - war deswegen sehr aufgeregt und empört,
  - informierte den Arzt darüber und bat um die sofortige Entlassung ihres Sohns,
  - ist sehr besorgt und ängstlich,
  - hat viele Fragen, nachdem sie Vertrauen zu mir gewonnen hat
- Ich …
  - bin als Pflegefachperson beim Pflegedienst „Kleeblatt" angestellt und zum Thema Diabetes mellitus besonders geschult,
  - kann mich gut in die zu pflegenden Kinder einfühlen,
  - kann trotz der anfänglichen Skepsis vor allem von Frau Lehmann mit der Zeit Vertrauen zu ihr und Rico aufbauen,
  - mache täglich kleine Schulungen mit Rico und seiner Mutter und erweitere so deren Selbstpflegekompetenzen,

- gebe der Nachbarin, die ich von früher kenne, keine Auskunft über Rico und verweise auf meine Schweigepflicht,
- mache mir nach einem Gespräch mit zwei Kolleginnen, die sich über die häufigen Teildienste ärgern, Gedanken, welche Möglichkeiten der betrieblichen Mitbestimmung es gibt, und will mich am Abend darüber informieren.

QR-Code 012.26
Fragen

https://else4.de/25153_012-26

Lösungsmöglichkeiten zu den im Prüfungsgespräch gestellten Aufgaben

1. Auf der Kinderstation wäre es fast zu einer Insulinfehlinjektion gekommen. Prüfen Sie die Haftungsfrage mit den möglichen Konsequenzen im Falle einer tatsächlichen Fehlinjektion. 12 Punkte

Bei einer falschen Insulininjektion muss **Folgendes geprüft** werden:

- Wurde die Sorgfaltspflicht verletzt?
  Ja, die Pflegefachfrau war unachtsam.
- Ist ein Schaden entstanden?
  Ja, bei Rico wäre es mit Sicherheit zu einer Hypoglykämie gekommen.
- Gibt es einen Zusammenhang zwischen der Fehlinjektion und dem Schaden (Hypoglykämie)?
  Ja, die Hypoglykämie wäre in zeitlichem Zusammenhang mit der Fehlinjektion aufgetreten.

Beurteilung: Die Pflegefachfrau handelte fahrlässig. Sie verstieß gegen die Sorgfaltspflicht als eine ihrer Berufspflichten.

Folgen:

- Die Pflegefachfrau könnte arbeitsrechtliche Sanktionen erfahren. Dies kann eine Abmahnung, eine Versetzung oder eine (fristlose) Kündigung sein.
- Die Pflegefachfrau könnte zivilrechtlich zur Verantwortung gezogen werden. Dafür hätten Ricos Eltern eine Klage bei Gericht einreichen müssen. Das angestrebte Ziel wäre Schadensersatz/Schmerzensgeld. Allerdings würde der Träger des Krankenhauses zivilrechtlich in Anspruch genommen werden. Die Pflegefachfrau wäre nicht selbst die Beklagte.
- Die Pflegefachfrau könnte auch strafrechtliche Sanktionen erfahren, z. B. eine Geldstrafe wegen fahrlässiger Körperverletzung.

Kompetenzen und Operatoren

Diese Aufgabe kann dem Kompetenzschwerpunkt IV.2 (Anlage 2 PflAPrV) zugeordnet werden.
Der Operator „Prüfen Sie" verlangt, dass Sie die Gültigkeit eines Gesetzes für einen Sachverhalt untersuchen und ein Ergebnis formulieren. Sie werden aufgefordert, auf der Grundlage eigenen Wissens oder Gesetzes etwas zu beurteilen.

LERNTIPP

Beim Prüfen der Haftungsfrage gibt es folgende Regeln:
Schaden? **S**chuld? **Z**usammenhang? – SSZ wie „Sonne, Strand, Zitroneneis!"
Die möglichen Folgen ergeben sich aus diesen Rechtsgebieten:
Arbeitsrecht? **Z**ivilrecht? **S**trafrecht? – AZS wie „Auf zum Strand!"

2. Ihre Gespräche mit Frau Lehmann sind Bestandteil der Schulung und Beratung von Eltern zu pflegender Kinder. Diese zeigen erste Erfolge. Beschreiben Sie mithilfe der Fallsituation, die emotionale Lage der Eltern von Kindern mit einer chronischen Erkrankung und Möglichkeiten des professionellen Umgangs vonseiten der Pflegefachpersonen damit. 16 Punkte

Die emotionale Situation der Eltern eines zu pflegenden Kindes, insbesondere mit einer chronischen Erkrankung wie Diabetes mellitus, kann äußerst belastend sein. Daher stellen sich bei den Eltern betroffener Kinder oft folgende Gefühle ein:

- **Angst und Sorge:** Eltern sind oft ängstlich und besorgt um die Gesundheit und das Wohlbefinden ihres Kindes. Sie fürchten sich vor möglichen Komplikationen und den Auswirkungen der Krankheit auf die Zukunft ihres Kindes.
  Auch Ricos Mutter ist ängstlich. Sie hat viele Fragen und ist unsicher.
- **Schuldgefühle:** Manche Eltern fühlen sich schuldig, weil sie die Krankheit nicht verhindern konnten oder weil sie denken, dass sie einen Fehler gemacht haben, der zur Erkrankung ihres Kindes geführt hat.
  Hierzu werden in der Fallsituation keine Angaben gemacht, aber Schuldgefühle können z. B. auch gegenüber den Geschwisterkindern aufkommen, da die Eltern aus Zeit- und Kräftemangel diesen möglicherweise nicht mehr die erforderliche Aufmerksamkeit und Unterstützung zukommen lassen können.
- **Überforderung:** Die Pflege eines chronisch kranken Kindes und das Management der chronischen Erkrankung erfordern viel Zeit und Energie. Eltern können sich überfordert fühlen, besonders wenn sie neben der Pflege noch beruflichen und familiären Verpflichtungen nachkommen müssen.
  Ein Zeichen dafür, dass Frau Lehmann überfordert ist, könnte die von ihr initiierte überstürzte Entlassung aus dem Krankenhaus auf eigenen Wunsch sein.
- **Trauer:** Eltern können Trauer über die Veränderungen in ihrem Leben empfinden. Die Diagnose einer chronischen Krankheit kann das Leben der Familie auf vielfältige Weise beeinflussen.
  In der Fallsituation könnte Frau Lehmanns Äußerung „Keine Schokolade mehr? Die isst er doch so gern, besonders Nutella morgens auf dem Brötchen." ein Ausdruck der Trauer sein ebenso wie ihre Unruhe, Aufregung und Anspannung, weil sie ihre Trauer nicht klar aussprechen und zeigen kann.
- **Frustration:** Es kann frustrierend sein, die ständige Überwachung und Verwaltung der Erkrankung zu bewältigen, insbesondere wenn es um Blutzuckermessungen, Insulininjektionen und diätetische Einschränkungen geht.
  Frau Lehmann zeigt noch keine Zeichen von Frustration. Diese sind erst in den nächsten Monaten zu erwarten, wenn sich die Situation eingespielt und schließlich stabilisiert hat.

Kompetenzen und Operatoren

Diese Aufgabe kann dem Kompetenzschwerpunkt III.2 (Anlage 2 PflAPrV) zugeordnet werden.
Der Operator „Beschreiben Sie" fordert von Ihnen, Textaussagen oder Sachverhalte in eigenen Worten strukturiert und fachsprachlich richtig darzustellen.

- **Isolation:** Eltern könnten sich isoliert fühlen, da sie möglicherweise das Gefühl haben, dass niemand die besonderen Herausforderungen, denen sie sich stellen müssen, und ihre Sorgen verstehen kann.
  Darauf gibt es in der Fallsituation keinen Hinweis.

Pflegefachpersonen, die mit Eltern von Kindern mit einer chronischen Erkrankung arbeiten, sollten einfühlsam und unterstützend auftreten und insbesondere die folgenden Aspekte berücksichtigen:

- **Kommunikation:** Eine offene und ehrliche Kommunikation ist entscheidend. Pflegefachpersonen geben den Eltern Zeit und Raum, damit diese ihre Sorgen und Ängste ausdrücken können, beantworten Fragen und informieren über die Krankheit und die erforderliche Pflege.
  Dies gelingt mir in dem Fallbeispiel offenbar sehr gut. Die Schulungen machen Spaß, und ich beziehe geschickt Ricos Stärke in Mathematik in die Therapie mit ein.
- **Empathie:** Pflegefachpersonen bringen Empathie auf und zeigen Verständnis für die Gefühle der Eltern. Das bedeutet, sie hören zu, ohne zu urteilen, und sind mitfühlend.
  Auch mein Einfühlungsvermögen ist offenbar gut ausgebildet. In der Fallsituation bekomme ich schnell guten Kontakt zu Rico und seiner Mutter, und wir haben Spaß zusammen.
- **Anbieten von Ressourcen:** Pflegefachpersonen weisen Eltern auf Selbsthilfegruppen, psychologische Beratung oder andere Ressourcen hin, die ihnen helfen können, mit ihren Emotionen umzugehen.
  Ich könnte Rico und seiner Mutter z. B. eine Diabetesgruppe empfehlen, in der gemeinsam Sport getrieben und anderen Freizeitaktivitäten nachgegangen wird.
- **Schulung und Unterstützung:** Eltern benötigen Schulung und Anleitung zur Krankheitsbewältigung. Pflegefachpersonen stellen sicher, dass die Eltern die notwendigen Fähigkeiten und das Wissen haben, um die Gesundheit ihres Kindes angemessen zu verwalten.
  Meine kleinen Schulungseinheiten kommen gut an. Ich achte auf eine ausgewogene Mischung aus Wiederholung, Festigung und Neuerwerb von Wissen.
- **Teamarbeit:** Pflegefachpersonen arbeiten eng mit anderen Mitgliedern des Gesundheitsteams zusammen, um eine umfassende Versorgung und Unterstützung des kranken Kindes und seiner Familie sicherzustellen.
  Ich koordiniere mithilfe des Pflegedienstes „Kleeblatt“, bei dem ich arbeite, z. B. die Zusammenarbeit mit dem Kinderarzt, der Schulsozialpädagogin und der Klassen- und Sportlehrerin.

Der Umgang mit den emotionalen Bedürfnissen von Eltern chronisch erkrankter Kinder erfordert Sensibilität und Mitgefühl. Eine unterstützende und partnerschaftliche Beziehung zwischen Pflegefachpersonen und Eltern kann dazu beitragen, die Belastungen der Krankheit zu bewältigen und die bestmögliche Versorgung des Kindes sicherzustellen.

TIPP

Sollten Ihnen die Emotionen der Eltern von Kindern mit einer chronischen Erkrankung nicht im Detail einfallen, sind Ihnen vielleicht die Emotionen Sterbender (Sterbephasen nach Kübler-Ross) präsent. Etwas abgewandelt können Sie damit auch die Emotionen der betroffenen Eltern erklären, denn die Sterbephasen lassen sich prinzipiell auf jede emotional stark belastende Situation, z. B. auch auf Liebeskummer, anwenden.

3. Sie wurden auf der Straße von Ihrer früheren Schulfreundin angesprochen und nach dem Befinden eines Ihrer Klienten gefragt. Sie haben professionell gehandelt. Gut so! Begründen Sie die Bedeutung der Einhaltung der Schweigepflicht (10 P.). Geben Sie die entsprechende Rechtsnorm an (2 P.). 12 Punkte

Bedeutung der Schweigepflicht

Die Einhaltung der Schweigepflicht in der Pflege und im Gesundheitswesen ist von entscheidender Bedeutung für das Verhältnis zwischen zu pflegenden Menschen und Pflegefachpersonen. Sie ist eine ethische und rechtliche Verpflichtung, die sicherstellt, dass alle Informationen über einen zu pflegenden Menschen vertraulich behandelt werden. Ihre Bedeutung liegt in folgenden Aspekten:

- **Schutz der Privatsphäre:** Pflegeempfänger teilen oft sehr persönliche und sensible Informationen mit uns. Die Einhaltung der Schweigepflicht gewährleistet, dass diese Informationen nicht ohne Zustimmung des Pflegeempfängers weitergegeben werden.
- **Vertrauen aufbauen:** Ein wesentlicher Bestandteil der Pflege ist das gute Vertrauensverhältnis zwischen zu pflegenden Menschen und mir. Wenn diese wissen, dass ihre Informationen vertraulich behandelt werden, sind sie eher bereit, mit mir offen und ehrlich über ihre Gesundheitsprobleme zu sprechen.
- **Ethische Verantwortung:** Als Pflegefachperson habe ich eine ethische Verantwortung, die Privatsphäre und Würde der zu pflegenden Menschen zu respektieren. Die Einhaltung der Schweigepflicht ist ein zentraler Aspekt dieser ethischen Verpflichtung.
- **Gesetzliche Sanktionen:** Die Verletzung der Schweigepflicht kann rechtliche Konsequenzen haben, z. B. Geldstrafen und berufliche Konsequenzen. Kenntnis und Einhaltung der Gesetze sind daher unerlässlich.

Insgesamt ist die Einhaltung der Schweigepflicht ein grundlegendes Prinzip im Gesundheitswesen, das dazu beiträgt, die Integrität der zu pflegenden Menschen, die Qualität der Pflege und die ethischen Standards in der Pflege aufrechtzuerhalten.

Rechtsnorm

Die entsprechende Rechtsnorm in Deutschland ist das Bundesdatenschutzgesetz (BDSG) und insbesondere § 203 des Strafgesetzbuches (StGB). Dieser Paragraf regelt die Verletzung von Privatgeheimnissen im Gesundheitswesen und sieht Strafen für Personen vor, die die Schweigepflicht verletzen.

Kompetenzen und Operatoren

Diese Aufgabe besteht aus zwei Aufgabenteilen, die beide dem Kompetenzschwerpunkt IV.2 (Anlage 2 PflAPrV) zugeordnet werden können.
Der Operator „Begründen Sie" verlangt, dass Sie Ihre Meinung durchdacht und sachlich fundiert darstellen und mit Argumenten, Belegen, Beispielen untermauern. Der Operator „Geben Sie … an" erfordert, Inhalte fachsprachlich richtig darzustellen.

TIPP

Verwenden Sie bei Antworten, in denen es um Ethik und Moral, Berufseinstellungen oder Grundsätze geht, die Ich-Form (erste Person Singular). Machen Sie klar, dass **Sie** so denken, und beziehen Sie eindeutig Stellung: „Ich als Pflegefachperson …" (statt: „Man sollte als Pflegefachperson …").
Eine klare Haltung, eine überzeugend vertretene Meinung, ein fester Grundsatz – Menschen, die diese Einstellung zeigen, braucht die Gesellschaft!

4. Sie sind im Internet unterwegs, um sich über Details der betrieblichen Mitbestimmung zu informieren. Sie lesen, dass lediglich sechs Prozent der Firmen in Deutschland mit bis zu 50 Mitarbeitern eine gewählte Arbeitnehmervertretung haben. Das überrascht Sie. Sie möchten einen Betriebsrat gründen. Zählen Sie die Aufgaben eines Betriebsrats auf (5 P.) und nennen Sie die Voraussetzungen, die für die Bildung eines Betriebsrats vorliegen müssen (5 P.). Legen Sie Ihre Gedanken zur Notwendigkeit der betrieblichen Mitbestimmung in Pflegediensten dar (4 P.). 14 Punkte

ACHTUNG

Der Betriebsrat ist ein wichtiges Gremium der betrieblichen Mitbestimmung in Deutschland.

Aufgaben eines Betriebsrats

TIPP

Obwohl der Operator „Zählen Sie … auf" das bloße Nennen von Fakten verlangt, können Sie bei jeder Aufgabe, die damit formuliert wird, natürlich auch ausschweifender antworten. Behalten Sie nur die Zeit im Auge! (30 Minuten mindestens, 45 Minuten höchstens.) Je länger Sie sprechen, desto weniger zusätzliche Fragen können gestellt werden. Wenn Sie also zum Betriebsrat noch ein paar mehr Ausführungen machen können, dann nutzen Sie diese Chance. In diesem Sinne ist der folgende Lösungsvorschlag zu verstehen, der über das bloße Aufzählen der Aufgaben hinausgeht.

Kompetenzen und Operatoren

Diese Aufgabe besteht aus drei Aufgabenteilen, die alle dem Kompetenzschwerpunkt V.2 (Anlage 2 PflAPrV) zugeordnet werden können.
Die Operatoren „Zählen Sie … auf" und „Nennen Sie" erfordern, etwas ohne nähere Erläuterung aufzählen, d. h., Informationen zusammenzutragen, ohne sie dabei zu bewerten. Der Operator „Legen Sie … dar" verlangt, Zusammenhänge, Probleme und Inhalte unter Berücksichtigung einer bestimmten Fragestellung sachbezogen auszuführen.

- **Vertretung der Arbeitnehmer:** Der Betriebsrat vertritt die Interessen der Arbeitnehmer gegenüber dem Arbeitgeber und setzt sich für ihre Belange ein.
  In vielen Pflegediensten kommt es durch die personelle Unterbesetzung häufig zu Überstunden und wechselnden Schichtplänen. Der Betriebsrat kann sich für klare Arbeitszeitregelungen, gerechten Lohn bzw. Gehalt sowie festgelegte Urlaubs- und Überstundenregelungen einsetzen.
- **Mitwirkung bei personellen Angelegenheiten:** Der Betriebsrat hat ein Mitspracherecht bei Einstellungen, Versetzungen, Kündigungen und anderen personellen Angelegenheiten.
  Sollte es z. B. zu einer verhaltensbedingten Kündigung kommen, kann der Betriebsrat die Sachlage bewerten.

- **Mitbestimmung in sozialen Angelegenheiten:** Der Betriebsrat kann in sozialen Angelegenheiten wie der Gestaltung der Arbeitszeit, der Einführung von Sozialleistungen und der Umsetzung von Gesundheits- und Sicherheitsmaßnahmen mitbestimmen.
  Die Regelung von Teildiensten könnte unter Beteiligung des Betriebsrats vereinbart werden.
- **Information und Beratung der Arbeitnehmer:** Der Betriebsrat informiert die Arbeitnehmer über wichtige betriebliche Angelegenheiten und berät sie in arbeitsrechtlichen Fragen.
  Bei häufigen Änderungen der Dienstpläne kann der Betriebsrat die Angestellten des Pflegedienstes beraten und sich für ihre Interessen einsetzen.
- **Förderung der Gleichberechtigung:** Der Betriebsrat setzt sich für die Gleichberechtigung der Arbeitnehmer unabhängig von Geschlecht, Alter, sexueller Orientierung, Religion oder Nationalität ein.
  Sollten Mitglieder des Teams benachteiligt werden, kann der Betriebsrat für Klärung sorgen.
- **Überwachung der Einhaltung von Gesetzen und Tarifverträgen:** Der Betriebsrat achtet darauf, dass der Arbeitgeber Gesetze und tarifvertragliche Vorgaben einhält.
  Der Betriebsrat überwacht z. B., ob angefallene Überstunden korrekt vergütet werden.

Voraussetzungen für die Bildung eines Betriebsrats

Die Voraussetzungen für die Bildung eines Betriebsrats sind im Betriebsverfassungsgesetz (BetrVG) geregelt. Die wichtigsten sind:

- In Betrieben mit **mindestens fünf ständigen wahlberechtigten Arbeitnehmern** kann ein Betriebsrat gewählt werden.
- Wahlberechtigt sind alle Arbeitnehmer, die das 16. Lebensjahr vollendet haben. Wählbar sind alle wahlberechtigten Arbeitnehmer, die dem Betrieb mindestens sechs Monate angehören.
- In Betrieben mit mehr als 50 wahlberechtigten Arbeitnehmern wird ein Wahlausschuss gebildet, der die Wahl des Betriebsrats organisiert.

Notwendigkeit der betrieblichen Mitbestimmung in Pflegediensten

Die betriebliche Mitbestimmung ist auch in Pflegediensten von großer Bedeutung. Professionell Pflegende haben spezifische Anliegen und Bedürfnisse, die durch einen Betriebsrat effektiv vertreten werden können. In der Pflegebranche, in der oft besondere Anforderungen an die Arbeitsbedingungen und die Qualität der Pflege gestellt werden, kann ein Betriebsrat dazu beitragen, die Interessen der professionell Pflegenden zu wahren, für die Einhaltung von Gesetzen sorgen und letztendlich die Qualität der Pflege sicherstellen.

QR-Code 012.27
Fazit zum Prüfungsbeispiel

https://else4.de/25153_012-27

12.8.2 Umgang mit Nachfragen und weitere Tipps

Unter dem QR-Code hier können Sie sich das Fazit eines Prüfers zum Prüfungsbeispiel anhören.

LITERATUR

1. Schmal J. Berufliches Selbstverständnis. Aufbauwissen Pflege. München: Elsevier, 2022.
2. Siefarth T. Recht. Aufbauwissen Pflege. 2. A. München: Elsevier, 2023.
3. Strüwe F et al. Pflege von Kindern. In: Menche N, Keller C, Teigeler B (Hrsg.). PflegeHeute, 8. A. München: Elsevier, 2023. S. 422–447.

12.9 Neuntes Prüfungsbeispiel – Fallsituation: psychiatrische Versorgung (➤ Kap. 10): Herr Müller wird aggressiv …

Beachten Sie in ➤ Kap. 12.1 den Kasten „Hinweis zu den aufgeführten Lösungsmöglichkeiten“.

12.9.1 Ideale Aufgabenbearbeitung

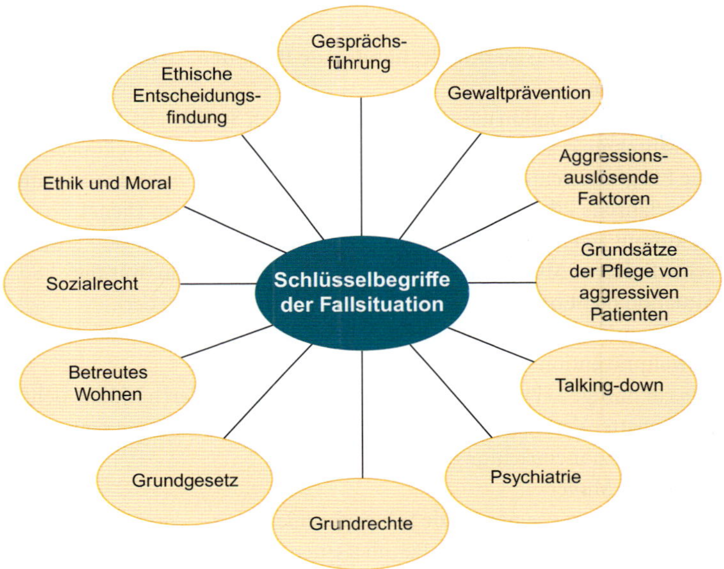
Schlüsselbegriffe der Fallsituation
Gesprächs-führung
Gewaltprävention
Aggressions-auslösende Faktoren
Grundsätze der Pflege von aggressiven Patienten
Talking-down
Psychiatrie
Grundrechte
Grundgesetz
Betreutes Wohnen
Sozialrecht
Ethik und Moral
Ethische Entscheidungs-findung

Zusammenfassung der Fallsituation 6 Punkte

Sie können gut nachvollziehen, dass Frau Wagner sich Sorgen macht, ob sie ihren Bruder weiterhin im benötigten Umfang unterstützen kann. Nicht zuletzt hängt davon ab, ob Herr Müller in eine betreute Wohneinrichtung ziehen sollte oder ob er weiterhin allein in seiner Wohnung leben kann.

QR-Code 012.28
Zusammenfassung

https://else4.de/25153_012-28

Schildern Sie nun anhand Ihrer Notizen die dargestellte Situation mit allem, was Ihnen dabei wichtig erscheint oder aufgefallen ist. Berücksichtigen Sie dabei Folgendes:

Identifizieren Sie die handelnden Personen in der Fallsituation. Wie nehmen diese Personen die dargestellte Pflegesituation vermutlich wahr, was denken sie darüber und wie gehen sie damit um?
Analysieren Sie die Fallsituation und arbeiten Sie relevante Situationsmerkmale heraus.
Beschreiben Sie, wie die beteiligten Personen in der Fallsituation handeln und welche Gründe es für ihre Handlungen gibt.

Sie haben für die Präsentation der Situation ca. 20 Minuten Zeit.

Relevante Situationsmerkmale, handelnde Personen, Gründe und Umgebungsfaktoren

- Es wird eine Situation auf einer psychiatrischen Station geschildert.
- Im Mittelpunkt steht ein aggressiver Patient mit Wahnvorstellungen.
- Die Pflegeassistentin Vanessa Strunk, ich als Pflegeauszubildende/r und der erfahrene Pflegefachmann Samuel Rosenberg sind im Dienst.
- Es kommt zu einem Gewaltausbruch bei Herrn Müller. Vanessa Strunk schließt Herrn Müller kurzerhand in seinem Zimmer ein, was die Situation nicht beruhigt, sondern im Gegenteil noch befeuert.
- Das Team der psychiatrischen Station will spezielle Maßnahmen zur Gewaltprävention umsetzen.
- Die zukünftige Lebensführung und Wohnform von Herrn Müller steht zur Debatte: Verbleib in der eigenen Wohnung oder Umzug in eine betreute Wohneinrichtung.
- Wolfgang Müller …
  - hat die Diagnose paranoide Schizophrenie,
  - ist 42 Jahre alt, war früher Bahnbegleiter, ist heute erwerbsunfähig und erhält soziale Grundsicherung,
  - war früher aktiver Sportler, ist jetzt antriebsarm,
  - kann immer weniger kompetent eigene Entscheidungen treffen,
  - nahm seine Medikamente und die Mahlzeiten zu Hause unregelmäßig ein, hat dadurch mehrmals am Tag Wahnvorstellungen,
  - wird momentan in der Psychiatrie behandelt,
  - bekommt regelmäßig Besuch von seinen vier Geschwistern,
  - ist emotional sehr gestresst, wird im Wahn aggressiv und gewalttätig,
  - ist kognitiv beeinträchtigt, verschenkt z. B. Geld an Fremde.
- Pflegeassistentin Vanessa Strunk …
  - war überrascht von Herrn Müllers Gewaltausbruch und schloss ihn in sein Zimmer ein,
  - schlägt Überwachungskameras vor.
- Praxisanleiter Samuel Rosenberg …
  - ist eine erfahrene Pflegefachperson auf der psychiatrischen Station,
  - bekam dank deeskalierender Gesprächsführung die Situation unter Kontrolle,

  - erklärte mir und Vanessa in der Folge das Vorgehen in solchen akuten Situationen.
- Heike Wagner …
  - ist Wolfgang Müllers Schwester,
  - kommt Herrn Müller besuchen,
  - wendet sich an mich mit einem Gefühl der Unsicherheit,
  - wird ihr Bruder unheimlich,
  - fühlt sich verantwortlich, aber auch überfordert mit der weiteren Betreuung ihres Bruders,
  - glaubt, dass ihr Bruder nicht mehr allein wohnen kann.
- Ich …
  - bin Auszubildende/r und befinde mich am Ende des dritten Ausbildungsdrittels,
  - führe ein einfühlsames Gespräch mit Frau Wagner, der besorgten Schwester des Patienten,
  - äußere Verständnis für Frau Wagners Gefühle,
  - biete an, den Sozialdienst hinzuzuziehen,
  - schlage eine betreute Wohneinrichtung für Herrn Müller vor.

Lösungsmöglichkeiten zu den im Prüfungsgespräch gestellten Aufgaben

1. Der erfahrene Praxisanleiter Samuel Rosenberg kann die eskalierende Situation abschwächen und Herrn Müller beruhigen. Er handelt professionell in der Gesprächsführung mit einem aggressiven Patienten. Erläutern Sie Grundsätze der Gewaltprävention insbesondere im psychiatrischen Kontext. Gehen Sie auf aggressionsauslösende Faktoren und die Technik des Talking-down ein. 15 Punkte

Ein wichtiger Grundsatz in der Psychiatrie (wie auch generell in der Pflege) ist **Aggressionen zu verhindern durch frühzeitiges Erkennen.**

ACHTUNG

Auslöser für Aggression in der Psychiatrie sind:
- Angst
- Frustration
- Zwang
- Mangel an Zuwendung und Aufmerksamkeit
- Wünsche durch Druckausübung durchsetzen wollen
- Krankheitsbedingte Erregungszustände

Bei der Pflege von aggressiven Patienten sind folgende Aspekte zu beachten:
- Höflich, aber bestimmt Grenzen setzen
- Nach Gründen für die Aggression suchen
- Klare Verhaltensregeln kommunizieren
- Angebote zum Rückzug, zur Entspannung und zur Bewegung vorhalten

QR-Code 012.29
Fragen

https://else4.de/25153_012-29

Kompetenzen und Operatoren
Diese Aufgabe kann dem Kompetenzschwerpunkt III.3 (Anlage 2 PflAPrV) zugeordnet werden.
Der Operator „Erläutern Sie" erfordert, Sachverhalte in ihren komplexen Beziehungen an Beispielen und/oder Theorien auf der Grundlage von Kenntnissen bzw. einer Fallanalyse zu verdeutlichen.

Eine spezielle Gesprächstechnik in Erregungssituationen ist das **Talking-down.** Dies umfasst:

1. Konfrontation, Angriff und Kritik durch Verhalten oder Sprache vermeiden
2. Blickkontakt aufnehmen, ruhig sprechen, Ruhe und Sicherheit vermitteln
3. Verständnis signalisieren, auf die aggressive Person eingehen
4. Der aggressiven Person zeigen, dass sie ernst genommen wird
5. Aktiv zuhören, das Gespräch durch Fragen lenken
6. Gemeinsam Lösungen für den Konflikt finden

TIPP

Folgende Maßnahmen sollten zusätzlich in einer solchen Situation ergriffen werden – und können ergänzend erwähnt werden:

- Mitpatienten in ihre Zimmer schicken
- Ärztliches Personal benachrichtigen
- Ausreichend Unterstützung holen
- Versuchen, die aggressive Person zu beruhigen, sie aber nicht bedrängen
- Sicherheitsdistanz wahren

2. Vanessa Strunk hat die Idee, zur frühen Erkennung von Aggressivität und damit zur Verhinderung von Eskalationen Beobachtungskameras in den Zimmern der Patienten zu installieren. Beurteilen Sie diese Idee in Bezug auf einzelne Artikel, die im Grundgesetz der Bundesrepublik Deutschland verankert sind. 9 Punkte

Die Idee, Beobachtungskameras in den Zimmern der Patienten zur Früherkennung von Aggressivität zu installieren, wirft wichtige Fragen im Hinblick auf die **Grundrechte** auf.

TIPP

Die Grundrechte sind im Grundgesetz (GG) der Bundesrepublik Deutschland – der Verfassung von 1949 – verankert und umfassen 19 Artikel.

Hinsichtlich der Installation von Kameras in Patientenzimmern sind folgende Artikel des Grundgesetzes relevant:

- **Artikel 1 GG** stellt die **Würde des Menschen** fest und schützt sie. Dies schließt das Recht auf Privatsphäre und persönliche Integrität ein. Kameras in Patientenzimmern könnten dieses Recht beeinträchtigen, insbesondere wenn die Aufnahmen ohne Zustimmung der Patienten gemacht werden.
- **Artikel 2 GG** schützt das **Recht auf freie Entfaltung der Persönlichkeit.** Die Installation von Kameras in den Zimmern kann die freie Entfaltung der Persönlichkeit der zu Patienten behindern, da sie sich möglicherweise überwacht fühlen und daher in ihrem Verhalten eingeschränkt sind.
- **Artikel 13 GG** garantiert das **Recht auf Unverletzlichkeit der Wohnung.** Die Patientenzimmer in einer Gesundheitseinrichtung werden als temporäre Wohnungen betrachtet, und die Installation von Kameras bedeutet eine Verletzung dieses Rechts.

Kompetenzen und Operatoren

Diese Aufgabe kann dem Kompetenzschwerpunkt IV.2 (Anlage 2 PflAPrV) zugeordnet werden.

Der Operator „Beurteilen Sie" erfordert, den Stellenwert von Sachverhalten oder Prozessen in einem Zusammenhang zu überprüfen, um kriterienorientiert zu einem begründeten Sachurteil zu gelangen.

Fazit: Vor diesem Hintergrund ist es nicht zulässig, Kameras zur Gewaltprävention in Patientenzimmern in der Psychiatrie zu installieren.

LERNTIPP

Es gibt noch weitere Artikel des Grundgesetzes, die in der Pflege relevant sind:

- **Artikel 3: Gleichheit vor dem Gesetz**
  Filmstar oder Reinigungskraft? Egal, alle Menschen werden gleich behandelt.
- **Artikel 4: Religions- und Weltanschauungsfreiheit**
  Halal oder vegan? Die Religion und/oder Weltanschauung eines Menschen wird respektiert, und daraus resultierende Vorschriften werden nach Möglichkeit berücksichtigt.
- **Artikel 5: Meinungsfreiheit**
  Jeder Mensch darf seine – gesetzeskonforme – Meinung frei äußern, ohne Konsequenzen befürchten zu müssen. So ziehen z. B. Beschwerden von Patienten keine Repressalien nach sich.
- **Artikel 2, Absatz 2: Recht auf körperliche Unversehrtheit**
  Patienten haben das Recht, über ihre eigene Gesundheitsversorgung zu entscheiden und ihre Privatsphäre zu wahren. Eine OP ist deshalb nur mit Einwilligung möglich, nachdem der Patient über diesen Eingriff informiert wurde, es sei denn, es besteht Lebensgefahr und er ist nicht einwilligungsfähig. In diesem Fall geht man vom mutmaßlichen Willen zum Leben aus.

3. Herr Müller erhält soziale Grundsicherung und wurde einige Jahre von seiner Familie im Alltag unterstützt. Nun steht die Frage im Raum, ob er in eine betreute Wohneinrichtung umziehen sollte. Erläutern Sie vier Prinzipien des Sozialrechts, die für Herrn Müllers Situation relevant sind. 15 Punkte

In der beschriebenen Situation sind verschiedene Prinzipien des Sozialrechts relevant:

1. **Prinzip der sozialen Sicherung:** Dieses Prinzip besagt, dass Menschen, die bedürftig und nicht in der Lage sind, ihren Lebensunterhalt selbst zu sichern, Anspruch auf soziale Sicherungsleistungen haben.
   Herr Müller erhält soziale Grundsicherung, was darauf hinweist, dass er finanziell bedürftig ist und daher Anspruch auf finanzielle Unterstützung hat.
2. **Prinzip der Subsidiarität:** Dieses Prinzip besagt, dass staatliche Leistungen nur dann erbracht werden, wenn die Selbsthilfe und die Solidarität innerhalb der Familie oder anderer sozialer Netzwerke nicht ausreichen, um den Lebensunterhalt zu sichern.
   In Herrn Müllers Fall könnte die familiäre Unterstützung unter Umständen nicht mehr ausreichen, da sich seine Schwester überfordert und verunsichert fühlt. Sofern die anderen Geschwister sich nicht intensiver um Herrn Müller kümmern, könnte dessen Umzug in eine betreute Wohneinrichtung nötig werden.
3. **Prinzip der Hilfe zur Selbsthilfe:** Das Sozialrecht zielt darauf ab, Menschen in die Lage zu versetzen, sich selbst zu helfen.

Kompetenzen und Operatoren

Diese Aufgabe kann dem Kompetenzschwerpunkt IV.2 (Anlage 2 PflAPrV) zugeordnet werden.
Der Operator „Erläutern Sie" verlangt das Reflektieren von Problemstellungen, um zu begründeten Lösungen zu gelangen.

Im Fall von Herrn Müller ist zu prüfen, ob der Umzug in eine betreute Wohneinrichtung ihm dabei helfen könnte, ein selbstständigeres Leben zu führen.

4. **Prinzip der Wahrung der Menschenwürde:** Das Sozialrecht stellt sicher, dass die Menschenwürde aller Bürger gewahrt wird.
   Dies bedeutet, dass Herrn Müllers Bedürfnisse und Vorlieben bei der Entscheidung über seinen Wohnort und seine Versorgung zu berücksichtigen sind.

In dieser Situation ist also sorgfältig zu prüfen, ob der Umzug in eine Einrichtung des betreuten Wohnens im besten Interesse von Herrn Müller ist und ob dies seinen Bedürfnissen und Wünschen entspricht, ohne seine Menschenwürde zu beeinträchtigen. Es ist wichtig, dass soziale Sicherungsleistungen unter Berücksichtigung dieser Prinzipien gewährt und Entscheidungen im besten Interesse des Betroffenen gefällt werden.

LERNTIPP

Erstellen Sie eine Mindmap zu den Prinzipien des Sozialrechts. Schreiben Sie an jeden Zweig ein Prinzip und zeichnen Sie ein entsprechendes Beispiel dazu. In der Prüfungssituation werden Sie sich an Ihre Mindmap erinnern.
Prinzipien und mögliche Symbole:

- Solidaritätsprinzip: zwei Hände, die ineinandergreifen
- Versicherungsprinzip: ein Netz unter einem Hochseilakrobaten
- Subsidiaritätsprinzip: a) eine Familie, b) die deutsche Flagge
- Äquivalenzprinzip: ein Geldstück und ein Brötchen, viele Geldstücke und ein Brotlaib
- Bedarfsprinzip: ein Puzzle, in dem ein Teil fehlt
- Nachrangprinzip: a) eine leere Brieftasche, b) eine Geldkiste mit der Aufschrift „STAAT"
- Rechtsanspruch: ein Paragrafenzeichen
- Individualprinzip: ein Schlüssel und ein passendes Schloss
- Fürsorgeprinzip: ein Rollstuhl

4. Das von Frau Wagner angesprochene Problem zieht eine ethische Entscheidungsfindung nach sich: Soll Herr Müller ins betreute Wohnen ziehen, oder kann er weiterhin allein in seiner Wohnung leben? Schildern Sie den Prozess dieser ethischen Entscheidungsfindung am Beispiel von Herrn Müllers Lebenssituation und anhand der vier ethischen Prinzipien in der Pflege. 15 Punkte

Kompetenzen und Operatoren
Diese Aufgabe kann dem Kompetenzschwerpunkt V.2 (Anlage 2 PflAPrV) zugeordnet werden.
Der Operator „Schildern Sie" erfordert die strukturierte (geordnete) und umfassende Wiedergabe von Inhalten unter Verwendung der Fachsprache.

1. **Prinzip der Autonomie:** Dieses Prinzip betont die Selbstbestimmung und die Fähigkeit eines Menschen, Entscheidungen über seine eigene Gesundheit und Pflege zu treffen.
   - In Herrn Müllers Fall sollte seine Fähigkeit zur Autonomie berücksichtigt werden. Kann er selbst entscheiden, ob er ins betreute Wohnen ziehen möchte, oder ist er dazu nicht mehr in der Lage?
   - Herr Müller hat zwar Phasen von Wahnvorstellungen, ist aber bei guter medikamentöser Einstellung und umfassender Beratung durchaus in der Lage, eine Entscheidung bezüglich seiner Wohnsituation zu treffen.

2. **Prinzip der Fürsorge:** Dieses Prinzip verlangt, dass Pflege- und medizinische Fachkräfte stets das Wohl des Patienten im Sinn haben und sicherstellen, dass ihre Handlungen diesem nutzen.
   - Die Frage, ob Herr Müller allein in seiner Wohnung bleiben kann, sollte unter Berücksichtigung seines Wohlbefindens beantwortet werden. Bietet das betreute Wohnen einen Mehrwert für seine Gesundheit und sein Leben?
   - Es gibt bei Herrn Müller Anzeichen, dass er Schwierigkeiten hat, sein Leben völlig eigenständig zu führen. Er verschenkt Geld an fremde Menschen, nimmt seine Medikamente nicht regelmäßig, isst nur gelegentlich, ist antriebsarm, und es drohen ein sozialer Rückzug und Isolation.
3. **Prinzip des Nichtschadenwollens:** Dieses Prinzip besagt, dass Pflege- und medizinische Fachkräfte keinen Schaden anrichten dürfen.
   - Es ist wichtig sicherzustellen, dass die Entscheidung, Herrn Müller in einer betreuten Wohneinrichtung unterzubringen, keinen unnötigen Schaden verursacht und vorher alle Risiken sorgfältig abgewogen werden.
   - Ein möglicher Schaden wäre z. B., wenn Herrn Müllers einziger Freund in der Nähe der jetzigen Wohnung wohnen würde und ihn in einer weiter entfernten betreuten Wohneinrichtung nicht mehr oder nur seltener besuchen könnte.
   - Ein weiterer möglicher Schaden wäre, dass sich Herr Müller von seinen Geschwistern verlassen fühlt und den Kontakt zu ihnen abbricht.
4. **Prinzip der Gerechtigkeit:** Dieses Prinzip betont die Fairness und Gleichbehandlung aller zu pflegenden Menschen.
   - Bei der Entscheidung, ob Herr Müller ins betreute Wohnen zieht, sind soziale, wirtschaftliche und kulturelle Faktoren zu berücksichtigen, um sicherzustellen, dass die Entscheidung gerecht ist, seine individuellen Bedürfnisse berücksichtigt werden und die Entscheidung im gesamtgesellschaftlichen Kontext angemessen ist.
   - Ein Umzug in eine betreute Wohneinrichtung wäre sicherlich sowohl individuell als auch finanziell angemessen. Anders sähe es aus, wenn Herr Müller vollstationär betreut werden sollte. In diesem Fall wäre er seinem Krankheitsbild entsprechend überversorgt, und diese Entscheidung wäre auch kostenmäßig gegenüber der Solidargemeinschaft nicht angemessen.

Diese Prinzipien müssen gegeneinander abgewogen werden. Dabei ist es wichtig, dass alle Beteiligten einschließlich Herrn Müller selbst in diesen Prozess einbezogen werden, um sicherzustellen, dass die getroffene Entscheidung seinen Bedürfnissen und Wünschen entspricht.

IMPULS

In der Fallsituation wird erwogen, Herrn Müller im betreuten Wohnen unterzubringen. Stellen Sie sich aber vor, Frau Wagner, seine Schwester, hätte daran gedacht, ihn in einer Einrichtung der stationären Langzeitpflege unterzubringen.

- Wie wäre es in diesem Fall um Herrn Müllers Autonomie bestellt?
  - Ein 42-jähriger Mann würde in diesen Vorschlag wahrscheinlich nicht einwilligen.
- Könnte ein Schaden für Herrn Müller entstehen?
  - Ja, sozialer Rückzug und Entfremdung von seiner Familie wären denkbar.
- Wäre es fürsorglich?
  - Ja, aber vielleicht ein bisschen zu viel der Fürsorge.
- Wäre es gerecht?
  - Nein, da Herr Müller soziale Grundsicherung bekommt und die Kosten vom Staat getragen werden. Ein Platz in der stationären Langzeitpflege ist erheblich teurer als betreutes Wohnen. Es wäre eine Ungerechtigkeit dem Steuerzahler gegenüber.

QR-Code 012.30
Fazit zum Prüfungsbeispiel

https://else4.de/25153_012-30

12.9.2 Umgang mit Nachfragen und weitere Tipps

Unter dem QR-Code hier können Sie sich einmal das Fazit eines Prüfers zum Prüfungsbeispiel hier anhören.

QR-Code 012.31
Prüfungsbeispiel mit Kommentatoren

https://else4.de/25153_012-31

LITERATUR

1. Reuter H. Pflege bei psychischen Erkrankungen. In: Menche N, Keller C, Teigeler B (Hrsg). PflegeHeute. 8. A. München: Elsevier, 2023. S. 1148–1197.
2. Siefarth T. Recht. Aufbauwissen Pflege. 2. A. München: Elsevier, 2023.
3. Tham R. Pflegeprozesse und Pflegediagnostik. Aufbauwissen Pflege. München: Elsevier, 2023.

12.10 Zehntes Prüfungsbeispiel – Fallsituation: psychiatrische Versorgung (➤ Kap. 11): Alles ist so schwer…

Beachten Sie in ➤ Kap. 12.1 den Kasten „Hinweis zu den aufgeführten Lösungsmöglichkeiten“.

12.10.1 Ideale Aufgabenbearbeitung

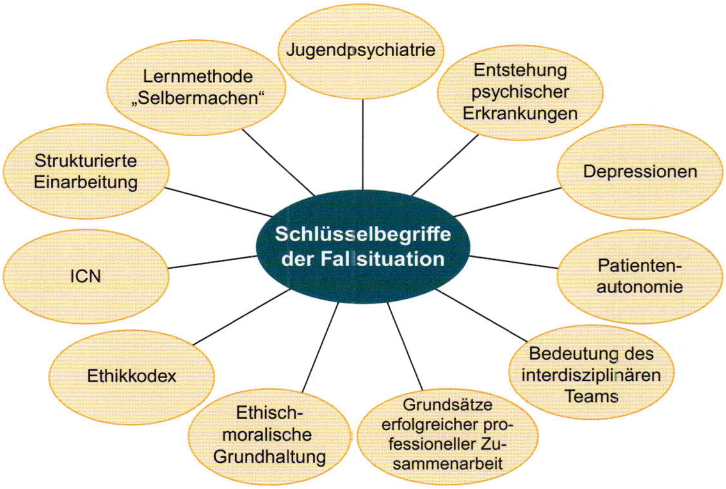

Schlüsselbegriffe der Fallsituation
Jugendpsychiatrie
Entstehung psychischer Erkrankungen
Depressionen
Patienten-autonomie
Bedeutung des interdisziplinären Teams
Grundsätze erfolgreicher pro-fessioneller Zu-sammenarbeit
Ethisch-moralische Grundhaltung
Ethikkodex
ICN
Strukturierte Einarbeitung
Lernmethode „Selbermachen“

Zusammenfassung der Fallsituation — 6 Punkte

Eine schwierige Situation für Sie als Pflegefachperson. Laura ist 17 Jahre alt, möchte nach Hause und ihre Therapie abbrechen oder zumindest unterbrechen. Sie wollen sie zum Bleiben motivieren.

QR-Code 012.32 Zusammenfassung

https://else4.de/25153_012-32

Schildern Sie anhand Ihrer Notizen die dargestellte Situation mit allem, was Ihnen dabei wichtig erscheint oder aufgefallen ist. Berücksichtigen Sie dabei Folgendes:

Identifizieren Sie die handelnden Personen in der Fallsituation. Wie nehmen diese Personen die dargestellte Pflegesituation vermutlich wahr, was denken sie darüber und wie gehen sie damit um?
Analysieren Sie die Fallsituation und arbeiten Sie relevante Situationsmerkmale heraus.
Beschreiben Sie, wie die beteiligten Personen in der Fallsituation handeln und welche Gründe es für ihre Handlungen gibt.

Sie haben für die Präsentation der Situation ca. 20 Minuten Zeit.

Relevante Situationsmerkmale, handelnde Personen, Gründe und Umgebungsfaktoren

- Ein junges Mädchen, das von seiner Mutter begleitet wird, wird wegen Depressionen auf der psychiatrischen Station aufgenommen.
- Es erfolgt eine psychiatrische Begutachtung.
- Ein Behandlungsplan wird erstellt.
- Laura Koslowski …
  - ist 17 Jahre alt, besucht die elfte Klasse eines Gymnasiums, ist klein und zierlich,
  - leidet unter schweren Depressionen, schläft viel, zeigt kaum Interesse, zieht sich von ihren Freunden zurück, hat keinen Appetit, leidet unter Gedankenkreisen,
  - spricht bei der Aufnahme sehr leise und zögernd, wirkt niedergeschlagen,
  - beschreibt ein Gefühl der Hoffnungslosigkeit und innerer Leere,
  - wird in die Therapiegruppe für Jugendliche mit Depressionen aufgenommen,
  - erhält während des Klinikaufenthalts medikamentöse Therapie, Einzelgespräche mit Therapeuten, Familientherapie, eine Anpassung der Medikamente sowie eine Förderung der Selbstfürsorge und erlernt Bewältigungsstrategien für schwierige emotionale Situationen,
  - will plötzlich an einem Samstagabend sofort entlassen werden.
- Michael Köhler …
  - arbeitet als Pflegefachmann auf der psychiatrischen Station II,
  - hat mich in der ersten Zeit auf Station intensiv begleitet und mir viel beigebracht.
- Ich …
  - arbeite als Pflegefachperson in der Psychiatrie,
  - wurde von Pflegefachmann Michael Köhler zu Beginn meiner Tätigkeit auf dieser psychiatrischen Station beraten, begleitet und auf die Versorgung von Patienten mit einer psychischen Erkrankung gut vorbereitet,
  - begrüße Laura, zeige ihr das Zimmer und die Station,
  - kommuniziere einfühlsam, sodass ich einen Zugang zu Laura finde,
  - habe viel Zeit zum Zuhören und kann meine Vorstellungen von guter Pflege umsetzen,
  - erinnere mich an Michaels Instruktionen und versuche, Laura vom Bleiben zu überzeugen.

Lösungsmöglichkeiten zu den im Prüfungsgespräch gestellten Aufgaben

1. Es gibt verschiedene Theorien, die für die Entstehung von psychischen Erkrankungen herangezogen werden. Nennen Sie mindestens vier dieser Theorien (4 P.) und erläutern Sie diese kurz (4 P.). Begründen Sie anschließend die Bedeutung eines multiprofessionellen Therapieansatzes in diesem Setting (7 P.). 15 Punkte

Theorien über die Entstehung psychischer Erkrankungen

Es gibt verschiedene Erklärungsmodelle für die Ursachen von psychischen Erkrankungen, die sich teilweise ergänzen können:

- **Biologisches Modell:** Psychische Erkrankungen entstehen durch Veränderungen in Nervenzellen, Neurotransmitterübertragung, Stoffwechsel, Hirnstrukturen oder Erbanlagen.
- **Psychoanalytisches Modell:** Psychische Krankheiten entstehen als Resultat ungelöster frühkindlicher Konflikte.
- **Lerntheoretisches Modell:** Psychische Erkrankungen entstehen als Ergebnis von falsch erlerntem Verhalten.
- **Gesellschaftskritisches Modell:** Psychische Erkrankungen entstehen aufgrund gesellschaftlicher Bedingungen, die für Einzelne unerträglich sind.
- **Systemisches Modell:** Die Umgebung spielt eine Rolle bei der Entstehung und Behandlung psychischer Erkrankungen.
- **Recovery-Ansatz:** Hat sich aus der Betroffenenbewegung entwickelt. Hauptziel ist nicht die Heilung, sondern der Lernprozess, mit einer Diagnose zu leben.

Gründe für einen multiprofessionellen Therapieansatz

- **Ganzheitliche Versorgung:**
  - Psychische, physische, soziale und emotionale Auswirkungen der Erkrankung werden als Ganzes betrachtet.
  - Alle Professionen werden mit einbezogen.
- **Nutzung der Kompetenzvielfalt:** Unterschiedliche Fähigkeiten und Fachkenntnisse der Mitglieder des multiprofessionellen Teams (psychiatrische Pflegefachpersonen, Psychologen, Psychiaterinnen, Sozialarbeiter, Ergotherapeutinnen etc.) ergänzen sich.
- **Individualisierte Behandlung:**
  - Jeder Patient ist einzigartig und hat unterschiedliche Bedürfnisse.
  - Behandlungspläne können auf die spezifischen Bedürfnisse jedes Patienten zugeschnitten werden.
- **Zusammenarbeit bei Früherkennung und Prävention:**
  - Anzeichen für eine Verschlechterung oder einen Rückfall können frühzeitig erkannt werden.
  - Krisen können verhindert oder abgemildert werden.
- **Verbesserung der Versorgungsqualität:** Verschiedene Perspektiven und Ansätze können kombiniert werden.
- **Effizienz und Ressourcennutzung:** Aufgaben können effizienter verteilt und Ressourcen optimiert werden, was zu kosteneffektiveren Behandlungsplänen führt.

QR-Code 012.33
Fragen

https://else4.de/25153_012-33

Kompetenzen und Operatoren

Diese Aufgabe besteht aus drei Aufgabenteilen, die alle dem Kompetenzschwerpunkt V.1 (Anlage 2 PflAPrV) zugeordnet werden können.
Der Operator „Nennen Sie" verlangt eine (knappe) Aufzählung. Ein Zusammenhang zwischen den genannten Informationen muss nicht deutlich werden. Der Operator „Erläutern Sie" erfordert, Sachverhalte in ihren komplexen Beziehungen an Beispielen und/oder Theorien auf der Grundlage von Kenntnissen bzw. Fallanalysen zu verdeutlichen.
Der Operator „Begründen Sie" verlangt, eine Meinung durchdacht und sachlich fundiert mit Argumenten, Belegen und Beispielen zu untermauern.

- **Zentrierung auf den Patienten:**
  - Der Patient kann ins Team einbezogen werden.
  - Seine Meinung und seine Ziele werden berücksichtigt.
  - Dies trägt zur Patientenzufriedenheit und aktiven Teilnahme an der Behandlung bei.

Insgesamt ermöglicht ein multiprofessioneller Therapieansatz in der psychiatrischen Pflege eine umfassende, individualisierte und qualitativ hochwertige Versorgung von Menschen mit psychischen Gesundheitsproblemen.

ACHTUNG

Menschen mit psychischen Erkrankungen sehen sich oft Vorurteilen und Missverständnissen ausgesetzt. Ihnen wird häufig mit abwertenden Bemerkungen wie „Reiß dich zusammen!" oder „Hab dich nicht so!" begegnet. Im Gegensatz dazu würde man zu einem Menschen mit Lungenkrebs nicht sagen: „Hör endlich auf zu husten." Dies unterstreicht die Notwendigkeit, psychische Gesundheitsprobleme genauso respektvoll zu behandeln wie körperliche Erkrankungen. Angehörigen der Gesundheitsberufe kommt hier eine hohe Verantwortung in der Aufklärung insbesondere außerhalb medizinischer Einrichtungen zu.

2. In der Psychiatrie wird, wie in der Fallsituation beschrieben, ein multiprofessioneller Ansatz verfolgt. Beschreiben Sie anhand von mindestens sechs Aspekten die Grundsätze erfolgreicher interprofessioneller Zusammenarbeit. 16 Punkte

Kompetenzen und Operatoren

Diese Aufgabe kann dem Kompetenzschwerpunkt III.1 (Anlage 2 PflAPrV) zugeordnet werden.

Der Operator „Beschreiben Sie" fordert eine strukturierte (geordnete) und umfassende Wiedergabe von Inhalten unter Verwendung der Fachsprache.

Eine erfolgreiche interprofessionelle Zusammenarbeit erfordert:

- **Kommunikation:** Offene, ehrliche und respektvolle Kommunikation, aktiv zuhören, Fragen stellen, Gedanken und Informationen klar vermitteln.
- **Klare Rollen und Verantwortlichkeiten:** Sie verhindern Missverständnisse und Konflikte.
- **Gegenseitiger Respekt:** Respekt vor den Kenntnissen und Fähigkeiten jedes Teammitglieds ist unerlässlich. Jede Profession bringt eine einzigartige Perspektive und Expertise mit sich, die wertvoll ist.
- **Zielorientierung:** Klare Ziele sind zu formulieren, die gemeinsam verfolgt werden. Die Tätigkeiten jeder Profession sind darauf zu fokussieren, und es ist sicherzustellen, dass alle auf dasselbe Ziel hinarbeiten.
- **Flexibilität:** Psychiatrie und psychische Gesundheit sind oft komplex und erfordern flexible Herangehensweisen. Die Mitglieder des multiprofessionellen Teams müssen bereit sein, neue Ideen und Ansätze zu diskutieren und zu testen.
- **Kontinuierliche Weiterbildung:** Das Feld der Psychiatrie entwickelt sich ständig weiter, daher sind Wissen und Fähigkeiten durch Weiterbildung und Fortbildung zu erweitern.
- **Feedback:** Konstruktives Feedback ist in beide Richtungen zu geben. Teammitglieder unterstützen sich gegenseitig und geben Feedback, um die Qualität der Pflege und der Therapie zu verbessern.
- **Patientenzentrierung:** Das Wohl des zu pflegenden Menschen steht immer im Mittelpunkt. Die Entscheidungsfindung und die Pflege sind darauf ausgerichtet, dessen Bedürfnisse und Ziele zu erfüllen.

Diese Grundsätze tragen dazu bei, dass multiprofessionelle Teams in der Psychiatrie effektiv zusammenarbeiten, um die bestmögliche Versorgung für Menschen mit psychischen Gesundheitsproblemen sicherzustellen.

LERNTIPP

Ziemlich viele Komponenten … Finden Sie auch? Um sich diese leichter zu merken, malen Sie ein Bild mit Laura im Mittelpunkt, um sie herum Pfeile, die aus vielen verschiedenen Richtungen auf sie zeigen. Auf jeden dieser Pfeile schreiben Sie je einen Grundsatz aus der Liste mit einem kleinen Symbol. Die Pfeile stellen die Mitglieder des multiprofessionellen Teams dar, die Symbole (z. B. Auge, Ohr, Mund für Kommunikation, Kopf mit Hut für klare Rollen und Verantwortlichkeiten, Mensch, der seinen Hut zieht, für gegenseitigen Respekt, Dartscheibe für Zielorientierung, Echse für Flexibilität, Buch für kontinuierliche Weiterbildung, Spiegel für Feedback, Laura in der Mitte des Bilds für Patientenzentrierung) veranschaulichen die Grundsätze.
Übrigens, im vierten Prüfungsbeispiel (➤ Kap. 5) wird das multiprofessionelle Team im Setting der Intensivpflege betrachtet.

3. Laura möchte nach Hause und könnte dies in ihrem Alter auch selbst entscheiden. Sie wissen, dass es besser wäre, wenn Sie die Therapie nicht abbrechen würde. Sie müssen die richtigen Worte finden. Ihre ethisch-moralische Grundhaltung als Pflegefachperson ist gefragt. Erläutern Sie den ICN-Ethikkodex für Pflegefachpersonen, der Ihnen für das Gespräch mit Laura als Leitfaden dienen kann. 10 Punkte

TIPP

Der ICN-Ethikkodex für Pflegefachpersonen ist ein Leitfaden, der Pflegefachpersonen in ethisch herausfordernden Situationen Orientierung bietet. Er trifft im Grunde Aussagen zu vier verschiedenen Bereichen der Pflegetätigkeit.

1. **Pflegefachpersonen und Menschen mit Pflegebedarf:** Pflegefachpersonen verpflichten sich, die Würde und die individuellen Rechte der zu pflegenden Menschen zu respektieren.
   Für das Gespräch mit Laura bedeutet das, ihre Wünsche und Entscheidungen anzuhören und zu verstehen und gleichzeitig ihre Sicherheit und ihr Wohl im Auge zu behalten. Dies gelingt mir in der Fallsituation sehr gut, da ich einfühlsam agiere.
2. **Pflegefachpersonen und die Praxis:** Pflegefachpersonen üben ihren Beruf mit Professionalität und Kompetenz aus.
   Es ist wichtig, Laura die bestmögliche Versorgung und Therapie zukommen zu lassen, um ihre Gesundheit zu fördern, während gleichzeitig ihre Autonomie und ihre Entscheidungsfreiheit respektiert werden.
3. **Pflegefachpersonen und der Beruf:** Pflegefachpersonen arbeiten im Team und fördern die Zusammenarbeit und den Respekt untereinander.
   In Lauras Fall bedeutet dies, dass ich mit anderen Mitgliedern des multiprofessionellen Teams zusammenzuarbeite, um eine einvernehmliche Lösung zu finden, die sowohl Lauras Wünsche berücksichtigt als auch ihrer Gesundheit zugutekommt.

Kompetenzen und Operatoren

Diese Aufgabe kann dem Kompetenzschwerpunkt V.2 (Anlage 2 PflAPrV) zugeordnet werden.
Der Operator „Erläutern Sie" erfordert, Sachverhalte in ihren komplexen Beziehungen an Beispielen und/oder Theorien auf der Grundlage von Kenntnissen bzw. Fallanalysen zu verdeutlichen.

4. **Pflegefachpersonen und globale Gesundheit:** Pflegefachpersonen engagieren sich für die kontinuierliche Verbesserung ihrer Fähigkeiten und die Weiterentwicklung der Pflegepraxis. Dies bedeutet, dass sie immer auf dem neuesten Stand der Forschung und Praxis sein sollten, um die bestmögliche Pflege anzubieten, die im besten Interesse der zu pflegenden Menschen liegt.
   Es könnte hilfreich sein, Laura von wissenschaftlichen Erkenntnissen zu berichten, die ich z. B. einem Fachartikel entnommen habe und die belegen, dass es sehr häufig in dem Therapiestadium, im dem sie sich gerade befindet, zu Therapieabbrüchen kommt. Dass Patienten aber, wenn sie diesen kritischen Punkt überwinden, gute Chancen auf Besserung oder gar Heilung haben. Mein Fachwissen würde Laura vermutlich mehr überzeugen als meine Bitte zu bleiben.

In Lauras Fall bedeutet die Anwendung dieser Prinzipien also, dass …

- ich einfühlsam mit Laura spreche,
- ihre Bedenken und Gründe für den Therapieabbruch verstehe,
- ihr die Vorteile der Fortsetzung der Therapie erläutere und gemeinsam mit ihr nach Lösungen suche, um ihre Ängste und Sorgen anzugehen, und dabei
- Lauras Autonomie respektiere, aber auch Verantwortung für ihre Gesundheit wahrnehme und versuche, mit ihr zu einer gemeinsamen Entscheidung zu kommen, die ihr Wohl berücksichtigt.

TIPP

Der ICN-Ethikkodex wurde 1953 durch das International Council of Nurses (ICN), dem internationalen Dachverband der Pflegeberufe, verabschiedet. Er dient als ethische Leitlinie für Pflegefachpersonen weltweit und enthält Prinzipien und Verpflichtungen, die sich auf die Pflegepraxis und die professionelle Verantwortung von Pflegefachpersonen beziehen. Er betont Prinzipien wie Würde, Sicherheit, Patientenrechte und die Pflicht, die Interessen der zu pflegenden Menschen zu wahren.
In moralischer Hinsicht ist der ICN-Ethikkodex mit dem Eid des Hippokrates (5. Jh. v. Chr.) für Ärzte vergleichbar.

Kompetenzen und Operatoren

Diese Aufgabe besteht aus zwei Aufgabenteilen, die beide dem Kompetenzschwerpunkt III.1 (Anlage 2 PflAPrV) zugeordnet werden können.
Der Operator „Vergleichen Sie" verlangt eine Gegenüberstellung von Gemeinsamkeiten und Unterschieden. Der Operator „Positionieren Sie sich" erfordert, zu einem Sachverhalt nach kritischer Prüfung und sorgfältiger Abwägung ein begründetes Urteil abzugeben.

4. Sie fühlen sich von Ihrem Kollegen Michael gut eingearbeitet, und Sie konnten von ihm viel lernen. Neulich hörten Sie, wie eine ältere Kollegin etwas vorwurfsvoll meinte: „Uns hat man damals einfach ins kalte Wasser geworfen, und wir haben es auch geschafft! Die jungen Leute werden heute zu lange eingearbeitet. Man lernt am besten durch Selbermachen!" Vergleichen Sie zunächst das Selbermachen als Lernmethode mit der strukturierten Einarbeitung (8 P.). Positionieren Sie sich anschließend zur Aussage aus der Fallsituation (5 P.). 13 Punkte

LERNTIPP

Erinnern Sie sich an die ersten Tage ihrer Praxiseinsätze in neuen Bereichen? Ihnen sind in den vergangenen drei Jahren bestimmt beide Formen der Einarbeitung begegnet. Mit welcher kommen Sie besser zurecht und warum? Berichten Sie im Prüfungsgespräch von eigenen Erfahrungen. Es ist den Prüfenden wichtig, dass Sie nicht nur Faktenwissen präsentieren, sondern dieses auch mit dem richtigen Leben verknüpfen können.

Die Aussage der älteren Kollegin wirft Fragen zur Bedeutung der Einarbeitung neuer Mitarbeitenden in der Pflege auf. Es gibt verschiedene Ansichten zu diesem Thema.

Vergleich

- Selbermachen als Lernmethode
  - **Theorie:** Praktische Erfahrungen und das eigenständige Lösen von Aufgaben werden als der beste Weg angesehen, um in der Pflege zu lernen.
  - **Praxis:** Neue Mitarbeiter frühzeitig in die Praxis einbinden und damit Fähigkeiten entwickeln.
  - **Vorteile:** Praxisorientiertes Lernen, neue Mitarbeiter erhalten unmittelbar ein Feedback (aus Fehlern lernen), Selbstvertrauen und Selbständigkeit werden gestärkt.
  - **Nachteile:** Mangelnde Struktur (Gefahr der Überforderung durch Aufgaben), unzureichende Einbindung ins Team, fehlende Sicherheit, Qualitätsrisiko.
- Strukturierte Einarbeitung
  - **Theorie:** Strukturierte Einarbeitung ist für neue Mitarbeiter unerlässlich.
  - **Praxis:** Neue Mitarbeiter werden schrittweise und unter Anleitung in neue Aufgaben eingeführt, sie bauen allmählich Sicherheit und Kompetenz auf, müssen nicht sofort alle Aufgaben eigenständig erledigen, sondern übernehmen nach und nach mehr Verantwortung.
  - **Vorteile:** Klare Anleitung, besseres Verständnis, Sicherung der Qualität, Integration ins Team.
  - **Nachteile:** Zeit- und Personalaufwand, Gefahr der Überforderung durch zu viel Anleitung und Kontrolle, eingeschränkte Flexibilität (fehlender Raum für Flexibilität), kostenintensiv.

Mögliche Positionierung

Die Wahl zwischen diesen Ansätzen hängt von verschiedenen Faktoren ab, z. B. von den individuellen Lernstilen der neuen Mitarbeiter, der Art der pflegerischen Aufgaben und der organisatorischen Ausrichtung einer Gesundheitseinrichtung.

In der Praxis ist eine ausgewogene Herangehensweise oft sinnvoll. Eine strukturierte Einarbeitung bietet Sicherheit und Qualität in der Pflege, während das eigenständige Handeln und Lernen im Lauf der Zeit gefördert werden sollten. Dies ermöglicht es neuen Mitarbeitenden, Vertrauen und Kompetenz aufzubauen, während sie gleichzeitig von erfahrenen Kollegen unterstützt werden.

ACHTUNG

Eine zu schnelle Einarbeitung (der Sprung ins kalte Wasser) kann für neue Mitarbeitende mitunter belastend sein, da sie meinen, beweisen zu müssen, oder auch beweisen wollen, dass sie den Anforderungen gewachsen sind. Gleichzeitig sind sie sich jedoch bewusst, dass sie noch nicht über das erforderliche Wissen und die erforderlichen Fähigkeiten verfügen. Dieser Zwiespalt kann zu Unsicherheit und Stress führen, da die Erwartungen an ihre Leistungsfähigkeit hoch sind, während sie sich gleichzeitig in einem Lernprozess befinden und noch nicht alle im Einsatzbereich geforderten Kompetenzen beherrschen.

QR-Code 012.34
Fazit zum Prüfungsbeispiel

https://else4.de/25153_012-34

12.10.2 Umgang mit Nachfragen und weitere Tipps

Unter dem QR-Code hier können Sie sich das Fazit eines Prüfers zum Prüfungsbeispiel anhören.

LITERATUR

1. Böhmer-Breuer R. Zusammenarbeit im multiprofessionellen Team. In: Böhmer-Breuer R, Herrmann E (Hrsg.). PFLEGEN Fokus Alter Mensch. München: Elsevier, 2021. S. 268–282.
2. Calia G. Einführung in die Pflege von Menschen mit psychischen Erkrankungen. In: Gold, K, Geiermann S (Hrsg.). Neurologie Psychiatrie. Pflege konkret. 7. A. München: Elsevier, 2022. S. 255–298.
3. Herrmann E. Berufsethische Grundlagen. In: Böhmer-Breuer R, Herrmann E (Hrsg.). PFLEGEN Fokus Alter Mensch. München: Elsevier, 2021. S. 419–432.
4. International Council of Nurses (ICN). Der ICN-Ethikkodex für Pflegefachpersonen. Überarbeitet 2021. Aus: www.wege-zur-pflege.de/fileadmin/daten/Pflege_Charta/Schulungsmaterial/Modul_5/Weiterführende_Materialien/M5-ICN-Ethikkodex-DBfK.pdf (letzter Zugriff: 8.2.2024).
5. Kommerell T et al. Gesundheitsförderung und Prävention. In: Menche N., Keller C, Teigeler B (Hrsg.). PflegeHeute. 8. A. München: Elsevier, 2023. S. 368–399.
6. Schmal J. Berufliches Selbstverständnis. Aufbauwissen Pflege. München: Elsevier, 2022.

II Die praktische Prüfung zur Pflegefachperson – Vorbereitung und Ablauf

KAPITEL

13 Vorbereitung auf die praktische Prüfung

Erik Herrmann

Neben den theoretischen Prüfungen im schriftlichen und mündlichen Bereich steht die praktische Abschlussprüfung für den Nachweis der praktisch erworbenen Kompetenzen. Mit dem Bestehen aller drei Prüfungsbereiche wird das Examen in der Pflege erworben.

Während die beiden anderen Prüfungsbereiche das Ziel, möglichst einheitlich zu prüfen, durch gleiche Aufgaben für mehrere zu Prüfende recht gut erreichen können, ist dies bei der praktischen Prüfung deutlich schwerer umzusetzen. Eine gewisse Vergleichbarkeit wird durch gesetzliche Regelungen erzielt (§ 16 PflAPrV).

Neben individuellen Bedürfnissen der zu Pflegenden, die in der praktischen Prüfung versorgt werden, können in der praktischen Pflege schnell Situationen entstehen, die spontane Anpassungen der geplanten Abläufe nötig machen. Einflüsse auf die Umsetzung der praktischen Pflege haben z. B. der Versorgungsbereich (ambulante und stationäre Langzeitpflege, stationäre Akutpflege), das Alter der Pflegebedürftigen (Kinder, Erwachsene, alte Menschen) und ggf. Spezialisierungen der Fachbereiche bzw. verschiedene Krankheitsbilder. Da die Prüfung im Bereich des Vertiefungseinsatzes der Praxisausbildung im letzten Ausbildungsdrittel stattfindet, ist das Prüfungssetting grundsätzlich bekannt.

13.1 Gestaltung der praktischen Prüfung

Die Gestaltung der praktischen Prüfung wird bundesweit einheitlich durch § 16 PflAPrV „Praktischer Teil der Prüfung" geregelt. Hier wird beschrieben, welche Kompetenzbereiche in diesem Prüfungsteil eine Rolle spielen, wie die Prüfung gestaltet werden soll, an wie vielen zu pflegenden Menschen sie stattfinden soll, wie geprüft wird und wie sich die Gesamtnote anhand von Prüfungsergebnis und Vornote berechnet. Diese Inhalte werden übersichtlich in ➤ Tab. 13.1 dargestellt.

Bei der Umsetzung der praktischen Prüfung führt die PflAPrV **zwei Prüfungsteile** auf – den **Vorbereitungsteil** und den **eigentlichen Prüfungsteil.** Der Vorbereitungsteil kann am Vortag der praktischen Prüfung erfolgen, was in den meisten Fällen so gehandhabt wird. Auf diese Weise kann die praktische Abschlussprüfung gut vorbereitet werden. Die Formulierung „angemessene Vorbereitungszeit" beinhaltet allerdings eine gewisse Varianz. Hier liegt es bei den Pflegeschulen (in Absprache mit den Praxispartnern), ob und welche konkreteren Festlegungen ggf. getroffen werden, um eine Vergleichbarkeit der Leistungen der zu prüfenden Personen zu erzielen.

Tab. 13.1 Prüfungsgestaltung entsprechend § 16 PflAPrV

Kriterium	Umsetzung
Kompetenzen	Der praktische Teil der Prüfung erstreckt sich auf die Kompetenzbereiche I bis V der Anlage 2 (bei Vertiefungsprüfungen ggf. Kompetenzen entsprechend der dortigen Anlagen 3–5). Das bedeutet, dass es keine Einschränkungen gibt und alle Kompetenzbereiche geprüft werden können
Einsatzbereich	Die Prüfungsaufgabe soll insbesondere den Versorgungsbereich berücksichtigen, in dem die zu prüfende Person ihren Vertiefungseinsatz absolviert hat
Anzahl zu pflegender Personen	Die Prüfung findet in realen und komplexen Pflegesituationen statt. Es werden mindestens zwei Menschen gepflegt, von denen einer einen erhöhten Pflegebedarf aufweist
Einzel- oder Gemeinschaftsprüfung	Die zu prüfenden Personen werden einzeln geprüft
Allgemeine Aufgaben in der praktischen Prüfung	• Umfassende personenbezogene Erhebung des Pflegebedarfs • Planung der Pflege • Durchführung der erforderlichen Pflege • Evaluation des Pflegeprozesses • Kommunikatives Handeln • Qualitätssicherung • Vorbehaltene Tätigkeiten der Pflege als wesentliches Prüfungselement
Konkrete sich ergebende Aufgaben mit Zeitzuordnung	• Vorbereitung: Ausarbeitung eines Pflegeplans (schriftlich oder elektronisch, ist am Vortag der praktischen Prüfung möglich, angemessene Vorbereitungszeit unter Aufsicht) • Fallvorstellung (max. 20 Minuten) • Durchführung der geplanten und situativ erforderlichen Pflegemaßnahmen (ca. 200 Minuten) • Reflexionsgespräch (max. 20 Minuten) Die Prüfung ohne Vorbereitungsteil soll einschließlich des Reflexionsgesprächs die Dauer von 240 Minuten nicht überschreiten und kann durch eine organisatorische Pause von maximal einem Werktag unterbrochen werden
Prüfungsbewertung	Die Prüfung wird von zwei Fachprüferinnen oder -prüfern abgenommen und benotet. Mindestens einer der beiden Prüfenden ist eine Lehrkraft der Pflegeschule. Aus den Noten der beiden prüfenden Personen bildet der Vorsitzende des Prüfungsausschusses die Prüfungsnote für den praktischen Teil der Prüfung als arithmetisches Mittel mit einer Rundung auf zwei Stellen nach dem Komma. Der praktische Prüfungsteil gilt als bestanden, wenn er mit mindestens „ausreichend" bewertet wurde
Berechnung der Gesamtnote für den praktischen Teil der Ausbildung	Die Gesamtnote für den praktischen Ausbildungsteil ergibt sich aus der Prüfungsnote und der praktischen Vornote. Dabei fließt die Prüfungsnote zu 75 % und die Vornote zu 25 % ein. Das Ergbnis wird mit zwei Stellen nach dem Komma angegeben und erscheint als gerundete Gesamtnote auf dem Abschlusszeugnis der Absolventen. Dabei wird ab ,5 auf die nächstschlechtere Note gerundet

ACHTUNG

Selbst wenn die praktische Prüfung grundsätzlich bundeseinheitlich in der Ausbildungs- und Prüfungsverordnung für die Pflegeberufe (PflAPrV) geregelt ist, kann es verschiedene Anpassungen durch die Prüfbehörden in den Bundesländern geben. Die Pflegeschulen können ebenfalls Konkretisierungen vornehmen. Deshalb ist es wichtig, sich bei der Pflegeschule und dem Praxispartner zu konkreten Abläufen und Vorgaben für die eigene Prüfung zu informieren.
Vor den Prüfungen muss eine **Prüfungsbelehrung** erfolgen – hier empfiehlt es sich, gut zuzuhören und sich Notizen zu machen oder nach einem Protokoll als Zusammenfassung zu fragen.

IMPULS

Fragen Sie am besten schon zu Beginn Ihres Vertiefungseinsatzes in der Schule oder der Einrichtung nach, welche Art der Pflegeplanung und welches „Blankodokument" (handschriftlich oder digital) in der praktischen Prüfung verlangt wird. Sie haben dann früh genug die Möglichkeit zu üben und können auch mit diesem Buch gezielter arbeiten.

13.2 Pflegeprozessgestaltung in der praktischen Prüfung

13.2.1 Der Pflegeprozess in der praktischen Prüfung

Laut PflAPrV wird in der praktischen Abschlussprüfung eine **selbstständige, umfassende** und **prozessorientierte** Pflege gefordert. Das zeigt bereits, dass ein Verständnis des Pflegeprozesses und eine strukturierte Arbeitsweise entsprechend eines Pflegeprozesses gefordert werden.

Ziel der Nutzung des Pflegeprozesses ist eine strukturierte und organisierte Pflege. Diese Strukturen und ein gut formulierter Ablaufplan bieten in der praktischen Prüfung eine inhaltliche und zeitliche Orientierung. Damit kann im Prüfungsverlauf eingeschätzt werden, ob das eigene Zeitmanagement passend ist.

13.2.2 Pflegeprozessmodelle

In der Ausbildung werden verschiedene Pflegeprozessmodelle gelehrt. ➢ Tab. 13.2, ➢ Tab. 13.3 und ➢ Tab. 13.4 zeigen drei verschiedene Modelle, die inhaltlich sehr ähnlich aufgebaut sind. Dabei ist das Pflegeprozessmodell nach **Fiechter und Meier** mit insgesamt sechs Phasen am umfangreichsten, weshalb in ➢ Tab. 13.2 die einzelnen Phasen kurz beschrieben werden.

Tab. 13.2 Pflegeprozessmodell nach Fiechter und Meier

Prozessschritt	Kurzbeschreibung
1. **Informationssammlung**	Informationen über den zu pflegenden Menschen werden erhoben, die im weiteren Verlauf genutzt werden. Die Erhebung der Daten erfolgt z. B. beim Erst- bzw. Aufnahmegespräch, bei der körperlichen Untersuchung z. B. während der Grundpflege, im Rahmen von Risiko-Assessments (z. B. Einschätzung der Sturzgefahr), bei der Krankenbeobachtung, Einschätzung von Verhaltensweisen oder als Erkenntnisse aus Gesprächen
2. **Ressourcen und Probleme erkennen**	Aus den gesammelten Informationen werden Ressourcen (Fähigkeiten) und Pflegeprobleme des zu pflegenden Menschen herausgefiltert. Die Ressourcen werden im Rahmen des weiteren Pflegeprozesses und der Pflegeplanung benötigt, um ressourcenorientiert zu pflegen und damit die Fähigkeiten des Betroffenen aufrechtzuerhalten. Die Pflegeprobleme werden als Einschränkungen verstanden, denen es mit Pflegezielen und passenden Maßnahmen zu begegnen gilt
3. **Pflegeziele formulieren**	Mit Pflegezielen werden gewünschte Endergebnisse der Pflege bezeichnet, die es mittels passend gewählter Maßnahmen zu erreichen gilt. Im Idealfall werden die Pflegeziele von Pflegefachperson und zu pflegendem Menschen gemeinsam besprochen. So wird erreicht, dass dessen Adhärenz gesteigert wird und passende Pflegemaßnahmen ergriffen werden
4. **Pflegemaßnahmen planen**	Pflegerische Tätigkeiten werden geplant, die helfen, das zuvor gesteckte Ziel zu erreichen und Pflegeprobleme zu reduzieren, zu beseitigen oder wenigstens eine Verschlechterung der Situation zu verhindern. Die Maßnahmen sind entweder nach der SMART-Regel zu planen, oder es muss mittels W-Fragen sichergestellt werden, dass sie eindeutig sind
5. **Durchführung der Pflege**	Die geplanten Maßnahmen werden durchgeführt und dokumentiert. Sind situativ andere Maßnahmen oder Abweichungen von der Pflegeplanung notwendig, werden diese ebenfalls dokumentiert und die Pflegeplanung ggf. angepasst
6. **Evaluierung der Pflege**	Nachdem die Pflegemaßnahmen umgesetzt wurden, wird eingeschätzt, ob die Ziele erreicht wurden. Dabei gelten die gestellten Ziele als Soll und werden mit dem erreichten Ist-Zustand verglichen. Sind die Ziele nicht erreicht worden, wird geprüft, ob die Pflegeplanung angepasst werden muss. Am Ende wird der Zustand des zu pflegenden Menschen neu eingeschätzt und der Pflegeprozess beginnt von vorn

Beim **WHO-Pflegeprozessmodell** nach Monika Krohwinkel (➤ Tab. 13.3) werden die Phasen „Ressourcen und Probleme erkennen", „Pflegeziele formulieren" und „Pflegemaßnahmen planen" im Punkt „Pflegeplan erstellen" zusammengefasst. Das Pflegeprozessmodell der **NANDA** (➤ Tab. 13.4) weist die Besonderheit auf, dass hier mit NANDA-Pflegediagnosen statt Pflegeproblemen und Ressourcen gearbeitet wird.

Tab. 13.3 WHO-Pflegeprozessmodell (nach Monika Krohwinkel)
1. **Pflegebedarf einschätzen/Pflegeassessment** *(Assessment)*
2. **Pflegeplan erstellen** *(Planning)*
3. **Pflegeplan ausführen** *(Implementation/Intervention)*
4. **Pflegeevaluierung** *(Evaluation)*

Tab. 13.4 Fünf-Phasen-Pflegeprozessmodell (nach NANDA)
1. **Informationssammlung** *(Assessment)*
2. **Pflegediagnose** *(Diagnosis)*
3. **Pflegeplanung** *(Planning)*
4. **Durchführung** *(Implementation/Intervention)*
5. **Evaluierung** *(Evaluation)*

Allen Modellen ist gleich, dass sie eine gewisse Struktur vorgeben und damit Arbeitsschritte der Pflege sinnvoll nacheinander abgearbeitet werden können. Dadurch wird das Arbeiten effektiver und die Gefahr, dass etwas Wichtiges vergessen wird, reduziert sich.
Ziele der prozessorientierten Pflege sind:
- Effektive Problemlösung
- Entwicklung gemeinsamer Ziele in der Pflege
- Strukturierung der Pflege
- Stärkung der Individualität der zu Pflegenden
- Verständnis der Pflege als fortlaufender Prozess (zyklischer Regelkreis)
- Fachliche Kontinuität
- Steigerung der Pflegequalität

13.2.3 Settingabhängige Planungsbesonderheiten

Abhängig vom Pflegesetting bzw. der Einrichtungsart kann es zu Besonderheiten bei der Pflegeplanung kommen. Hinzu kommen unterschiedliche Dokumentationsformen von Pflegeplanung und -prozess.

In der **stationären Akutpflege** (Krankenhäusern) werden oft eher kurzfristige Ziele gesetzt, um den zu pflegenden Menschen in möglichst kurzer Zeit in seiner gesundheitlichen Situation zu stabilisieren, sodass eine Entlassung möglich und die Anzahl der Krankenhaustage niedrig gehalten wird. Es ist möglich, dass je nach Dokumentationssystem gerade in diesem Bereich die Ziele und ggf. auch andere Teile der Planung nicht dokumentiert werden. Dies kann zur Folge haben, dass es für die Auszubildenden in diesem Bereich schwierig ist, die bei der Prüfung vorgeschriebene Pflegeplanung zu dokumentieren. In diesen Fällen empfiehlt es sich, das Formulieren der Pflegeplanung zuvor mit Mentoren und Praxisanleitenden zu üben. Die Strukturierung der Pflegeplanung erfolgt entweder traditionell nach dem ATL-Modell von Liliane Juchli oder mittels Pflegediagnosen.

In der **stationären Langzeitpflege** (z. B. Altenpflegeheim) spielt die Pflegeplanung eine größere Rolle als in den Kliniken, denn aufgrund des dauerhaften Aufenthalts bis meist zum Lebensende lohnt sich das Ausarbeiten von Pflegeplanungen eher. Nur noch in wenigen Einrichtungen erfolgt die Strukturierung nach dem ABEDL-Modell von Monika Krohwinkel, inzwischen wurde sie fast überall von der Strukturierten Informationssammlung (SIS®) abgelöst. Die SIS® erfasst in fünf Themenfeldern Ressourcen und Probleme, während durchzuführende Maßnahmen im Maßnahmenplan aufgelistet werden. Eine schriftliche Zielformulierung gibt es zumeist nicht.

Auch in der **ambulanten Langzeitpflege** (z. B. Hauskrankenpflege, mobile Pflege, betreutes Wohnen) findet man vorrangig die SIS® als Dokumentationshilfsmittel vor. Hier stellt der Maßnahmenplan des Strukturmodells zugleich die Abrechnungsgrundlage dar.

Im Rahmen der praktischen Abschlussprüfung der Pflegeausbildung kommen durchaus unterschiedliche Dokumente für das schriftliche Festhalten der Pflegeplanung zum Einsatz, die u. U. auch von den in der Praxis gewohnten Dokumenten abweichen können. Die Dokumente werden entweder von der Schule vorgegeben, in Absprache mit dem Träger erstellt oder aus der Pflegeeinrichtung übernommen, in der Vertiefungseinsatz und Prüfung stattfinden. Die Dokumentation kann handschriftlich oder digital erfolgen.

13.3 Prüfungsvorbereitung mit diesem Buch

In den folgenden Kapiteln finden Sie fünf unterschiedliche Prüfungssituationen, die bezogen auf Alter und Setting variieren und in der pflegerischen Praxis so vorgefunden werden können. Anhand dieser Prüfungsbeispiele können Sie wichtige Elemente der praktischen Prüfung üben und vertiefen, und Sie können ermitteln, wo Sie ggf. noch mehr praktische Übung brauchen, um optimal auf Ihre Abschlussprüfung vorbereitet zu sein.
Der Aufbau der Kapitel mit den Prüfungssituationen folgt dem Ablauf der praktischen Prüfung und orientiert sich am Pflegeprozess:
1. Vorstellung der Pflegesituation
2. Pflegeplanung und Ablaufplan
3. Pflegemaßnahmen beschreiben
4. Evaluation der Pflege
5. Abschluss der Prüfungssituation

13.3.1 Vorstellung der Pflegesituation

Im Rahmen der Vorstellung der Pflegesituation wird ein erster Eindruck der zu erwartenden Prüfungsaufgaben gegeben. Sie werden jeweils eine kurze Übergabe der zu erwartenden Pflegesituation bekommen, die teilweise mit Informationen aus der Pflegedokumentation gekoppelt wird. In dieser oder ähnlicher Form wird auch Ihre reale praktische Prüfung beginnen.

Die erste Aufgabe für Sie ist, die Situation zu analysieren und dabei die zu versorgenden Pflegebedürftigen (Akteure) und Handlungsanlässe zu erfassen. Dazu finden Sie jeweils eine Aufgabenstellung in den entsprechenden Kapitelabschnitten vor.

Pflegesituation

Sie befinden sich zu Ihrer praktischen Abschlussprüfung auf einer internistischen Station des Krankenhauses „St. Hedwig". Erst- und Zweitprüfer sind Ihnen bekannt und haben soeben mit der Station die Prüfungssituation abgesprochen, die Ihnen nun von Pflegefachfrau Susanne Köhler in Form einer Übergabe der Pflegesituation vorgestellt wird.

„Hallo! Deine Aufgabe wird es morgen sein, die beiden Damen in Zimmer 7 pflegerisch zu versorgen. Frau Panzer ist eine 57-jährige Patientin, die seit 2 Tagen aufgrund von unklarer Oberbauchschmerzen bei uns auf Station ist. Sie hat bereits einzelne Untersuchungen hinter sich, die bisher aber noch kein eindeutiges Ergebnis gebracht haben. Für morgen ist bei ihr eine Gastroskopie geplant. Der Termin dafür ist um 8:00 Uhr, sodass dies auf jeden Fall auch deinen Prüfungszeitraum betrifft. Nach ca. einer Stunde wird sie vermutlich wieder auf Station sein. Frau Panzer erhält um 7:00 Uhr eine Tablette Pantozol 40 mg als Vormedikation, zum Frühstück kommen dann noch Novaminsulfontropfen gegen die Schmerzen und zwei Medikamente gegen ihren Bluthochdruck dazu. Da sie morgen für die Untersuchung nüchtern bleiben muss, müsstest du mit den Ärzten noch absprechen, ob, wann und in welcher Form sie morgen ihre Medikamente erhalten soll. Aufgrund ihrer Schmerzen ist Frau Panzer etwas zurückgezogen, kann aber problemlos mit uns kommunizieren. Bei Bedarf kann sie zusätzlich Novaminsulfontropfen gegen die Schmerzen bis zu 3 × tgl. erhalten. Sie klingelt, wenn sie starke Schmerzen hat. Die Körperpflege wird sie morgen selbst am Waschbecken durchführen können, sie braucht aber etwas Unterstützung und einen Stuhl, auf den sie sich setzen kann.

Im zweiten Bett liegt Frau Syrigalla. Sie ist 49 Jahre alt, zur Medikamenteneinstellung bei bekannter Hypertonie bei uns und wurde heute erst aufgenommen. Die Hausärztin hat sie eingewiesen, nachdem sie zuletzt von Herzstolpern, Schweißausbrüchen und einem Unruhegefühl berichtet hatte. Bei ihr werden jetzt die oralen Medikamente ausgetauscht, und es muss genau auf auftretende Symptome geachtet werden. Für morgen ist geplant, dass bei ihr alle 2 Std. der Blutdruck gemessen werden soll. Zudem ist täglich der Unterschenkelumfang vor dem Aufstehen zu messen, da sie aktuell stark ausgeprägte Ödeme hat und diese durch Diuretikagabe zurückgehen sollen. Auch sie hat morgen eine Untersuchung. Kurz vor 9:00 Uhr wird sie zum EKG abgeholt und erhält vielleicht ein Langzeit-EKG. Bei ihr sind schon alle Aufklärungen erfolgt, und sie hat die Unterlagen unterschrieben. Die Diuretikagabe erfolgt per Infusion, diese ist gegen 7:30 Uhr anzuhängen, damit Frau Syrigalla pünktlich zur Untersuchung kann. Am besten sprichst du dich dazu morgen mit der zuständigen Pflegefachperson noch mal ab. Die Anordnung haben die Ärzte auf jeden Fall schon mal zeitlich angepasst.

Hast du noch irgendwelche Fragen? Ansonsten wünsche ich dir viel Erfolg bei deiner Prüfung!"

LERNTIPP

Als Vorbereitung auf die praktische Prüfung ist es hilfreich, die Informationen, die Sie bei der Übergabe erfahren haben, zu strukturieren. Das geschieht mittels der folgenden Leitaufgabe:
Analysieren Sie die beschriebene Pflegesituation hinsichtlich der Akteure (zu Pflegenden) und auftretender Handlungsanlässe.

- Ordnen Sie dabei den zu Pflegenden jeweils Informationen zu, die Sie aus der Übergabe erhalten.
- Geben Sie in der Übergabe genannten Handlungsanlässe an und beschreiben Sie daraus resultierende notwendige Pflegemaßnahmen.

ACHTUNG

Wichtig ist, dass alle Notizen, die Sie im Rahmen der Vorbereitung und während der Prüfung bezüglich eines zu pflegenden Menschen erstellen, und die benötigten Unterlagen auf Station verbleiben (oder in einem von den Prüfenden benannten Raum). Sie unterliegen dem Datenschutz, und Sie haben die Schweigepflicht zu beachten.

13.3.2 Pflegeplanung und Ablaufplan

Das Schreiben einer Pflegeplanung und eines Ablaufplans ist (nicht nur) in der praktischen Prüfung eine wichtige Maßnahme, um strukturiert und professionell pflegen zu können. In den meisten Fällen findet die praktische Prüfung an zwei aufeinanderfolgenden Tagen statt, wobei die Pflegeplanung nach Information zur Prüfungssituation, der Einwilligung der involvierten zu Pflegenden und ggf. dem Sammeln wichtiger Informationen (z. B. über die Pflegedokumentation oder kurze Befragung der Pflegebedürftigen) am **ersten Prüfungstag** erstellt wird.

Die Form der **Pflegeplanung** ist entweder vom Träger der Ausbildung (Nutzung der gewohnten Pflegedokumentation) oder der Schule abhängig. Damit kann es sein, dass je nach Pflegeeinrichtung unterschiedliche Formen der Pflegeplanung genutzt werden. Die Pflegeplanung kann entsprechend

§ 16 PflAPrV handschriftlich oder digital erfolgen. Im Rahmen der Prüfungsvorbereitung und Prüfungsbelehrung werden Sie Hinweise dazu erhalten.

In den Unterkapiteln zur Pflegeplanung der einzelnen Prüfungssituationen werden Sie mitunter einen Vorschlag zur Form der Pflegeplanung finden. Sollte es Ihnen wichtiger sein, die Aufgaben in der Ihnen bekannten Form zu bearbeiten, steht Ihnen dies frei. Um die Pflegeplanung zu formulieren, dient jeweils die Pflegeübergabe (Pflegesituation) aus dem ersten Unterkapitel der Prüfungssituationen als Ausgangspunkt. Es werden nicht immer zu jedem Strukturpunkt (z. B. aus ATL, ABEDL, Modul der SIS®) Probleme und Ressourcen zu finden sein – füllen Sie dementsprechend die Vorlagen mit den vorhandenen Informationen aus.

LERNTIPP

Erfassen Sie aus der Übergabe pflegerische Ressourcen und Probleme, und ordnen Sie den Pflegeproblemen passende Ziele und Pflegemaßnahmen zu.

Ressourcen	Pflegeprobleme	Pflegeziele	Pflegemaßnahmen

Versuchen Sie, sich in die Situation hineinzuversetzen, schreiben Sie einen **Ablaufplan** und begründen Sie die einzelnen Maßnahmen. Gehen Sie dabei davon aus, dass die Prüfung um 6:00 Uhr startet.

Zeit	Maßnahme inklusive kurzer Begründung
6:00– …	…

13.3.3 Pflegemaßnahmen beschreiben

Um die praktische Prüfung gedanklich zu simulieren, werden in den Übungskapiteln jeweils einzelne pflegerische Maßnahmen aufgegriffen, die geplant und beschrieben werden sollen. Dies soll Ihnen helfen, sich in die Situationen hineinzuversetzen und bei der Durchführung der Maßnahmen Sicherheit zu gewinnen. Für einige dieser Maßnahmen wird Ihnen evtl. ein Hausstandard vorliegen, den Sie mit einbeziehen. Im jeweiligen Erwartungshorizont sind die Maßnahmen beispielhaft beschrieben, sodass Sie Ihre Beschreibung auf Richtigkeit und Vollständigkeit überprüfen können. Ziel ist es, Abläufe zu festigen und auf bestimmte Besonderheiten in der spezifischen Situation zu achten.

LERNTIPP

Bei Frau Panzer finden Sie die folgende Medikamentenliste:

AZM	Dosis	7:00 Uhr	Früh	Mittag	Abend	Nacht	B. Bed.
Pantozol	40 mg	1	0	0	0	0	0
Novaminsulfon gtt.	500 mg/ml	0	30	0	20	30	2 × 30
Enalapril	10 mg	0	1	0	0	0	0
Furosemid	40 mg	0	1	0	0	0	0

Sie werden dazu Folgendes vermutlich nicht gefragt werden, aber Sie dürfen und sollen Ihre Vorgehensweise beschreiben und damit zeigen, dass Sie begründet handeln. Sprechen Sie **von sich aus** (nicht nur auf Nachfrage) über Ihre Tätigkeiten und Ihr Verhalten. Beschreiben Sie Ihr Tun und Denken …

1. … anhand der 6-R-Regel. Ordnen Sie dabei Informationen entsprechend der Anordnungen in der Medikamentenliste zu,
2. … im Hinblick auf das Richten von Frau Panzers Medikamenten inklusive Vorbereitungsmaßnahmen,
3. … bezogen auf die Tatsache, dass Frau Panzer am Prüfungstag bis zur Untersuchung nüchtern bleiben muss. Erläutern Sie, wie Sie mit dieser Information umgehen und welche Maßnahmen Sie konkret ergreifen werden,
4. … begründen Sie die Notwendigkeit der Gabe von Pantozol unabhängig von anderen Lebensmitteln.

13.3.4 Evaluation der erbrachten Pflege

Im Verlauf der praktischen Prüfung ist es wichtig, den Überblick zu behalten. Ein zwischenzeitlicher Blick auf den Ablaufplan hilft, ein gutes Zeitmanagement zu erzielen und alle zu erledigenden Aufgaben im Blick zu behalten. Nicht alles ist in der praktischen Prüfung planbar. Es kann notwendig werden, individuelle Anpassungen vorzunehmen oder auf spontan auftretende Situationen, z. B. akute Symptome von zu Pflegenden, zu reagieren.

Im Rahmen der **Reflexion,** die fester Bestandteil der praktischen Prüfung ist, wird nach der praktischen Durchführung erwartet, dass Sie Ihre Leistung selbst einschätzen und z. B. erklären können, warum Sie vom Ablaufplan abgewichen sind. Hier haben Sie auch Gelegenheit, nicht optimal gelaufene Situationen zu korrigieren, was sich positiv auf das Prüfungsergebnis auswirken kann, denn so weisen Sie nach, dass Sie es eigentlich besser wissen bzw. können.

Das Reflektieren einer Pflegesituation ist nur möglich, wenn man diese Situation auch selbst erlebt hat. In den jeweiligen Kapiteln werden Sie Hinweise finden, worauf Sie im Rahmen der Reflexion eingehen können.

LERNTIPP

Reflexionsaufgabe: Sammeln Sie Informationen, auf die Sie im Rahmen des Reflexionsgesprächs eingehen würden, z. B. zu folgenden Themen:

- Einschätzung des Zeitmanagements
- Umsetzung des Ablaufplans – an welchen Stellen waren warum Abweichungen nötig?
- Umgang mit Frau Panzers Bauchschmerzen – Erfassung der Schmerzen und ggf. Reaktion, Bedarfsmedikation nötig?
- Vorbereitung für die Gastroskopie – alles nach Standard verlaufen?
- Einschätzung des Arzneimittelstellens – alle Regeln beachtet und alles korrekt abgelaufen? Therapiekontrolle bei Medikamentenanpassung
- Ggf. Blutdruckauffälligkeiten und Reaktion darauf
- Auffälligkeiten bei der Kommunikation mit den zu Pflegenden? Wie wurde damit umgegangen?
- Umsetzung der Körperpflege und Auffälligkeiten bei der Krankenbeobachtung
- Einschätzung der Ödeme – Beschreibung getroffener Maßnahmen
- Rückmeldung zur Kommunikation mit dem ärztlichen Team
- Besonderheiten bei der Vorbereitung der Infusion, rechtliche Hintergründe zum Verabreichen einer Infusion
- Abgleich der Ziele aus der Pflegeplanung – wurden die Ziele erreicht? Was lief anders als geplant? Welche Maßnahmen konnten nicht umgesetzt werden bzw. wurden zusätzlich durchgeführt?

13.3.5 Abschluss der Prüfungssituation

Zum Abschluss der Prüfungsbeispielsituationen werden Sie aufgefordert, jeweils zusammenfassend einen **Pflegebericht** mit den wichtigsten Informationen, die Sie im laufenden Kapitel erhalten haben, zu formulieren. Zudem haben Sie hier jeweils abschließend die Möglichkeit, für sich zu reflektieren, mit welchen Punkten im Prüfungsbeispiel Sie besonders gut zurechtgekommen sind und wo ggf. noch Schwierigkeiten aufgetreten sind.

Bei den folgenden Beispielen wird am Ende des Erwartungshorizonts die Situation noch einmal von den Prüfenden **kommentiert.** Sie beziehen sich dabei auf die Kompetenzbereiche, denn diese sind die Grundlage für die Benotung. Diese Kommentare werden Sie in der realen Prüfung nicht hören, aber sie zeigen Ihnen, welche Gedanken sich die Prüfenden während der Prüfung zur Bewertung machen. Bei den folgenden Beispielen zur praktischen Prüfung wurde auf eine Benotung oder Punktevergabe bewusst verzichtet, da nur Ausschnitte dargestellt werden und somit keine Gesamtnote bzw. -punktzahl ermittelt werden kann. Zudem sind die Beurteilungsunterlagen in den einzelnen Einrichtungen und Bundesländern zu unterschiedlich, als sie hier transparent darstellen zu können. Allen gemein ist aber die **Orientierung an den fünf Kompetenzbereichen,** sodass Sie beim Durchgehen der Prüfungsbeispiele ein Gefühl dafür bekommen werden, was Grundlage einer guten Note ist.

IMPULS

Festigen Sie in der Praxis Abläufe, üben Sie Maßnahmen, bei deren Umsetzung noch Unsicherheiten bestehen, und tauschen Sie sich mit Ihrem Mentor oder Ihrer Praxisanleiterin aus. Auch beim Austausch mit Mitarbeitenden in Ihrem Arbeitsbereich werden Sie weitere wichtige Informationen erhalten, die für Ihre praktische Abschlussprüfung wichtig sein können.

LITERATUR

1. Bundesministerium für Gesundheit (BMG). Die Pflegestärkungsgesetze. 2017. Aus: www.bundesgesundheitsministerium.de/fileadmin/Dateien/5_Publikationen/Pflege/Broschueren/PSG_Das_Wichtigste_im_Ueberblick.pdf (letzter Zugriff: 13.9.2024).
2. Reifferscheid E. Antihypertensiva. Gelbe Liste. 2020. Aus: www.gelbe-liste.de/wirkstoffgruppen/antihypertonika (letzter Zugriff: 13.9.2024).
3. Tham R. Aufbauwissen Pflegeprozesse und Pflegediagnostik. München: Elsevier, 2023.

KAPITEL

14 Lernen für die praktische Prüfung

Erik Herrmann

14.1 Allgemeine Hinweise zur Vorbereitung auf die praktische Prüfung

Im Vergleich der Prüfungsarten in der Pflegeausbildung ist die praktische Prüfung diejenige, die am individuellsten ist und am wenigsten von zu Hause aus vorbereitet werden kann bzw. für die am wenigsten Inhalte gelernt werden können. Gleichzeitig wird jeder Auszubildende in der Pflege ab dem ersten Tag in der Praxis in gewisser Weise auf die praktische Abschlussprüfung vorbereitet. Mindestens 2.500 Praxisstunden gegenüber 2.100 Stunden in der Theorie könnten darauf schließen lassen, dass die praktische Prüfungsvorbereitung am umfangreichsten in den Ausbildungsprozess integriert ist. Dennoch ist es wichtig, die praktische Ausbildung ernst zu nehmen und von Beginn an aufmerksam für Hinweise und Verbesserungsvorschläge zu sein. Eine wichtige Kompetenz in der Pflege ist die Reflexionsfähigkeit. Durch eine gute Selbstreflexion kann die eigene Pflegequalität kontinuierlich verbessert werden.

Im Rahmen der Prüfungsvorbereitung ist es essenziell, selbst Verantwortung für einzelne zu Pflegende übernehmen zu können. Meist ist nicht die Umsetzung der einzelnen Aufgaben die Herausforderung, sondern das Strukturieren von komplexen Abläufen. Während der Ausbildung, insbesondere im ersten und oft noch zweiten Ausbildungsdrittel, ist insbesondere bei den Praxiseinsätzen in Krankenhäusern oft die Funktionspflege vorherrschend. Das bedeutet, dass die Pflegefachpersonen Aufgaben festlegen, die durch die Auszubildenden in der Pflege „abgearbeitet" werden – im Idealfall entsprechend ihrem Ausbildungsstand und der persönlichen Kompetenzen. Doch um in der praktischen Abschlussprüfung den Überblick über alle nötigen Aufgaben bei der Versorgung von mindestens zwei zu Pflegenden zu behalten, ist es wichtig, dies zuvor geübt zu haben. Dazu bietet sich die Bereichspflege an, bei der einer Auszubildenden eine feste Gruppe von zu Pflegenden zugewiesen wird, die sie möglichst vollumfänglich pflegerisch versorgt.

IMPULS

Es liegt auch in der Verantwortung der Auszubildenden, für sich die bestmögliche Ausbildung und damit auch Prüfungsvorbereitung einzufordern. Bestehen Sie also darauf, dass Ihnen spätestens im dritten Ausbildungsdrittel im Stationsalltag ausreichend Gelegenheit gegeben wird, die vollumfängliche pflegerische Versorgung einer oder mehrerer zu Pflegender zu üben!

Durch Wiederholung von Abläufen, am besten mit Feedback und Verbesserungsvorschlägen, optimieren Sie einzelne Pflegemaßnahmen und festigen Abläufe. Bei Fragen und Unsicherheiten empfiehlt es sich, den Rat von Mentorinnen und Praxisanleitenden zu suchen.

14.2 Abläufe der praktischen Prüfung festigen

„Übung macht den Meister" – dies gilt auch für die praktischen Fähigkeiten, die neben dem Fachwissen in der praktischen Abschlussprüfung in der Pflege gefordert werden. Durch wiederholtes Üben wird eine gewisse Sicherheit in der Umsetzung von Maßnahmen erlangt, zudem steigt die Wahrscheinlichkeit, mit außerplanmäßigen Ereignissen besser umgehen zu können.

LERNTIPP

Pflegeplanung schreiben

- Immer wieder Pflegeplanungen erstellen
- Feedback und Formulierungshinweise zu geschriebenen Pflegeplanungen von Praxisanleitenden, Mentoren oder erfahrenen Pflegefachpersonen einholen
- Verschiedene Formen der Dokumentation von Pflegeplanungen (handschriftlich oder digital; SIS®, ATL, ABEDL …) kennenlernen
- Passende Literatur nutzen, z. B. was Formulierungsweisen angeht
- Pflegeplanung ggf. in kleinere Abschnitte unterteilen und zu bestimmten Schwerpunkten wiederholend üben

Ablaufplan schreiben

- Arbeitsabläufe strukturieren und Aufgaben bündeln
- Pflegerische Maßnahmen gezielt mit Blick auf die Uhr verfolgen
- Ablaufpläne schreiben und damit effektiv arbeiten
- Korrekturen in Arbeitsabläufen vornehmen
- Feedback von Praxisanleitenden, Mentoren und erfahrenen Pflegefachpersonen einholen

Fallvorstellung

- Fallvorstellungen im Rahmen von Praxisanleitungen üben
- Übergaben durchführen
- Feedback von Praxisanleitenden, Mentoren und erfahrenen Pflegefachpersonen einholen

Unterstützung bei der Grundpflege

- Arbeitsabläufe im Pflegealltag wiederholen und festigen
- Wünsche der zu Pflegenden erfassen
- Krankenbeobachtung durchführen und passende Maßnahmen umsetzen
- Feedback von Praxisanleitenden, Mentoren und erfahrenen Pflegefachpersonen einholen

Umsetzung behandlungspflegerischer Maßnahmen

- Verschiedene behandlungspflegerische Maßnahmen üben und festigen
- Konkrete Übungen im Rahmen von Praxisanleitungen durchführen

- Mit konkreten Vorgaben (Anordnungen, 6-R-Regel, Standards) abgleichen
- Feedback von Praxisanleitenden, Mentoren und erfahrenen Pflegefachpersonen einholen

Beachtung einer angepassten Kommunikation

- Immer wieder Gespräche mit Mitarbeitenden und zu Pflegenden führen
- Bestimmte Gesprächsarten üben, z. B. Beratungsgespräch, Informationsgespräch, motivierendes Gespräch, Anleitung
- Feedback von Praxisanleitenden, Mentoren und erfahrenen Pflegefachpersonen einholen

Beachtung einer hygienischen Arbeitsweise

- Adäquate hygienische Maßnahmen in den entsprechenden Situationen durchführen
- Hygienepläne der pflegerischen Einrichtung bzw. Klinik einsehen
- Hygienestandards (kennen)lernen
- Feedback von Praxisanleitenden, Mentoren und erfahrenen Pflegefachpersonen einholen

Dokumentation der Pflege

- Schreiben von Pflegeberichten üben
- Hintergründe zu allen dokumentarischen Tätigkeiten im Einsatzbereich erklären lassen
- Feedback von Praxisanleitenden, Mentoren und erfahrenen Pflegefachpersonen einholen

Übergabe der pflegerischen Situation

- Pflegeübernahmen zu Schichtbeginn und Übergaben am Schichtende oder nach Durchführung einzelner pflegerischer Tätigkeiten üben
- Gezielt nachfragen, ob es weitere Fragen gibt und ggf. wichtige Informationen bei Übergaben fehlen
- Feedback von Praxisanleitenden, Mentoren und erfahrenen Pflegefachpersonen einholen

Reflexion inklusive Selbstreflexion

- Bedeutung der Reflexion nach der durchgeführten Pflege verstehen
- Selbstreflexion in mündlicher und schriftlicher Form üben
- Pflegeplanung in die Reflexion einbeziehen
- Feedback von Praxisanleitenden, Mentoren und erfahrenen Pflegefachpersonen einholen

14.3 In der praktischen Prüfung geforderte Kompetenzen

In der praktischen Abschlussprüfung der Pflege kann grundsätzlich jede Kompetenz entsprechend der Kompetenzübersichten der Anlagen 2–5 der Ausbildungs- und Prüfungsverordnung für Pflegeberufe (PflAPrV) geprüft werden, wenn diese bezogen auf die umzusetzende Pflege eine Rolle spielt (➤ Tab. 14.1). Dabei ist die Zuordnung der Anlage abhängig von einer möglichen Spezialisierung im letzten Ausbildungsdrittel (AD) bzw. der Besonderheit des Pflegestudiums. Inhaltlich sind dabei die Anlagen 2–4 relativ gleich, in der Formulierung wird aber gezielt auf die entsprechende Altersstufe geachtet.

Tab. 14.1 Zuordnung der Anlage der PflAPrV entsprechend der Spezialisierung

Anlage	Zuordnung
Anlage 1	Kompetenzen bis zur Zwischenprüfung (1. + 2. AD)
Anlage 2	Kompetenzen zum Ende der Ausbildung in der generalistischen Pflegeausbildung
Anlage 3	Kompetenzen zum Ende der Ausbildung mit der Spezialisierung Gesundheits- und Kinderkrankenpflege
Anlage 4	Kompetenzen zum Ende der Ausbildung mit der Spezialisierung Altenpflege
Anlage 5	Kompetenzen zum Ende des Pflegestudiums an einer Hochschule oder Universität

➢ Tab. 14.2 listet die Kompetenzschwerpunkte entsprechend der Anlage 2 auf sowie einzelne Beispiele, die in der praktischen Abschlussprüfung eine Rolle spielen können.

Tab. 14.2 Mögliche geforderte Kompetenzen in der praktischen Abschlussprüfung

Kompetenzen laut Anlage 2 PflAPrV	Zuordnung von Aufgaben/Inhalten der praktischen Abschlussprüfung
I.1 Die Pflege von Menschen aller Altersstufen verantwortlich planen, organisieren, gestalten, durchführen, steuern und evaluieren	• Pflegeplanung schreiben • Vorstellung von zu Pflegenden • Ablaufplan schreiben • Organisation des Pflegeprozesses – Abläufe absprechen
I.2 Pflegeprozesse und Pflegediagnostik bei Menschen aller Altersstufen mit gesundheitlichen Problemlagen planen, organisieren, gestalten, durchführen, steuern und evaluieren unter dem besonderen Fokus von Gesundheitsförderung und Prävention	• Erfassung des Pflegebedarfs – Pflegeübernahme, Pflegeplanung • Prophylaxen umsetzen • Ressourcenorientiertes Arbeiten • Informationen von Kollegen einholen, Absprachen treffen
I.3 Pflegeprozesse und Pflegediagnostik von Menschen aller Altersstufen in hoch belasteten und kritischen Lebenssituationen verantwortlich planen, organisieren, gestalten, durchführen, steuern und evaluieren	• Beraten von zu Pflegenden und ggf. deren Angehörigen • Umgang mit Schmerzen/Schmerzmanagement
I.4 In lebensbedrohlichen sowie in Krisen- oder Katastrophensituationen zielgerichtet handeln	• Notfallsituationen erkennen (z. B. Blutzucker- oder Blutdruckentgleisung, Aspiration) • In Notfallsituationen sicher handeln
I.5 Menschen aller Altersstufen bei der Lebensgestaltung unterstützen, begleiten und beraten	• Biografiearbeit für eine individuelle pflegerische Versorgung • Beschäftigungsangebote
I.6 Entwicklung und Autonomie in der Lebensspanne fördern	• Wahrung des Selbstbestimmungsrechts – Erfragen von Wünschen und Bedürfnissen • Rehabilitatives Handeln • Entwicklung des zu Pflegenden berücksichtigen

Tab. 14.2 Mögliche geforderte Kompetenzen in der praktischen Abschlussprüfung *(Forts.)*

Kompetenzen laut Anlage 2 PflAPrV	Zuordnung von Aufgaben/Inhalten der praktischen Abschlussprüfung
II.1 Kommunikation und Interaktion mit Menschen aller Altersstufen und ihren Bezugspersonen personen- und situationsbezogen gestalten und eine angemessene Information sicherstellen	• Beziehungsaufbau mit den zu Pflegenden • Gespräche führen • Aussagen der zu Pflegenden im Rahmen der Krankenbeobachtung nutzen und in die Entscheidungsfindung einfließen lassen
II.2 Information, Schulung und Beratung bei Menschen aller Altersstufen verantwortlich organisieren, gestalten, steuern und evaluieren	• Informationsgespräch führen • Einen zu Pflegenden oder Angehörige schulen (z. B. zum Umgang mit Kathetern oder BZ-Messung) • Beratungsbedarf erheben
II.3 Ethisch reflektiert handeln	• Nutzung der ethischen Entscheidungsfindung, um richtige Wahl in schwierigen Situationen zu treffen • Kennen und Nutzen ethischer Grundregeln (z. B. Pflege-Charta, EACH-Charta) • In Dilemmasituationen Entscheidungen treffen und diese im Rahmen der Reflexion begründen können
III.1 Verantwortung in der Organisation des qualifikationsheterogenen Pflegeteams übernehmen	• Interdisziplinäres Arbeiten • Kommunikation mit anderen Berufsgruppen • Kollegialer Austausch und Beratung mit Teammitgliedern • Übergabesituationen
III.2 Ärztliche Anordnungen im Pflegekontext eigenständig durchführen	• Behandlungspflegemaßnahmen durchführen • Ausarbeitung und Umsetzung von ärztlichen Anordnungen • Visiten/Arztkommunikation
III.3 In interdisziplinären Teams an der Versorgung und Behandlung von Menschen aller Altersstufen mitwirken und Kontinuität an Schnittstellen sichern	• Absprachen mit anderen Berufsgruppen (z. B. Physiotherapie) • Einholen von wichtigen Informationen
IV.1 Die Qualität der pflegerischen Leistungen und der Versorgung in den verschiedenen Institutionen sicherstellen	• Nutzen und Beachten von Pflegestandards • Selbstreflexion • Beachtung rechtlicher Rahmenbedingungen
IV.2 Versorgungskontexte und Systemzusammenhänge im Pflegehandeln berücksichtigen und dabei ökonomische und ökologische Prinzipien beachten	• Beachten des Zeitmanagements • Struktur durch Umsetzung des Ablaufplans sichern • Ressourcenschonende Arbeitsweise
V.1 Pflegehandeln an aktuellen wissenschaftlichen Erkenntnissen, insbesondere an pflegewissenschaftlichen Forschungsergebnissen, Theorien und Modellen ausrichten	• Integration von wissenschaftlichen Erkenntnissen • Umsetzung von Experten- und Hausstandards • Berufliche Erfahrung nutzen
V.2 Verantwortung für die Entwicklung (lebenslanges Lernen) der eigenen Persönlichkeit sowie das berufliche Selbstverständnis übernehmen	• Überforderung in der Prüfungssituation wahrnehmen und passend reagieren • Belastungen reduzieren (z. B. durch Arbeitsteilung oder sinnvolle Struktur)

14.4 Bewertung der praktischen Prüfung

Wichtig ist zu wissen, dass es in den einzelnen Bundesländern und teilweise abhängig von der Schule und dem Ausbildungsträger **verschiedene Regelungen** zur Bewertung der praktischen Prüfungen gibt. Die genaue Erörterung dieser erfolgt idealerweise im Rahmen der Prüfungsbelehrung und -vorbereitung. Diesbezügliche Nachfragen sind an die Lehrkräfte der Schule, Praxisanleitende und ggf. Mentorinnen zu richten.

Die beiden Prüfenden **beurteilen** die Prüfung jeweils **einzeln** und bewerten mit ihrer Einschätzung, wie gut der Prüfling die Anforderungen gemeistert hat und wie stark die notwendigen Kompetenzen ausgeprägt sind.

Für die Einschätzung gibt es verschiedene Herangehensweisen und länder- oder schulspezifische Vorgaben. Als Möglichkeiten kommen z. B. checklistenartige Bewertungen bestimmter Kompetenzen oder Prüfungsschwerpunkte, aber auch die subjektive Einschätzung des Gesamteindrucks infrage.

Die Bewertung erfolgt für gewöhnlich im Schulnotensystem von 1 bis 6, gerade bei der hochschulischen Ausbildung werden aber auch andere Varianten angewandt. ➤ Tab. 14.3 zeigt, welche Bedeutung die Zensuren bezogen auf die praktische Prüfung haben.

Grundsätzlich ist das **Ziel** der praktischen Abschlussprüfung, festzustellen, ob der zu Prüfende eine möglichst optimale und professionelle Versorgung der zu Pflegenden erbringen kann. In ➤ Tab. 14.2 sind einige der vielen verschiedenen Kompetenzen genannt, deren Ausprägungsgrad von den Prüfern eingeschätzt werden kann. Vereinfacht lässt sich also zusammenfassen: Je besser die pflegerische Versorgung erfolgt, umso besser fällt die Bewertung der praktischen Abschlussprüfung aus.

Umgekehrt kommt im Rahmen der Prüfungsvorbereitung bei vielen Auszubildenden die Frage auf: Was führt eigentlich dazu, dass ich die Prüfung nicht bestehe? Dies lässt sich nicht pauschal beantworten. Dennoch hier ein paar Beispiele, die sich sehr negativ auf die Bewertung auswirken und zu einem **Nichtbestehen** führen können:

- Sicherheitsrisiken bei der Durchführung von behandlungspflegerischen Maßnahmen (z. B. fehlerhafte Medikamentenverabreichung, Änderung der Behandlungspflege ohne Indikation und/oder Anordnung, fehlerhafte Injektionen)
- Sicherheitsrisiken in Notfallsituationen (z. B. keine Reaktion auf entgleiste Blutzucker- oder Blutdruckwerte, Aspiration aufgrund falsch zubereiteter Nahrung, Sturz aufgrund fehlender Begleitung oder Absicherung)
- Sicherheitsrisiken bei der Mobilisierung (z. B. erhöhte Sturzgefahr aufgrund eines unsachgemäßen Trasfers, unbeaufsichtigter Mobilisation oder eines unsachgemäßen Liftereinsatzes)
- Sicherheitsrisiken bei der Ernährung (z. B. Missachten von angeordneten Kostformen, zu heiße Nahrung inklusive Verbrennungsrisiko, unsachgemäßer Umgang mit Magen- oder PEG-Sonden)

- Gefahren durch Hygienefehler (z. B. fehlende oder falsch umgesetzte Händedesinfektion, Missachten spezieller Schutzmaßnahmen, massive Gefahr einer Keimverschleppung bei der Wundversorgung)
- Sicherheitsrisiken bei der Kommunikation (z. B. verbale Gewalt oder fehlende Kommunikation, Ignorieren von Bedürfnissen, Verweigern von Unterstützung, totale Bevormundung)
- Überschreitung der eigenen Kompetenzen (z. B. eigenständige Umsetzung von Infusionen oder Transfusionen, eigenständiges Formulieren von Anordnungen)
- Fehlerhafte Dokumentation (z. B. Bestätigung nicht durchgeführter Tätigkeiten, Unterschreiben mit fremder Unterschrift/Handzeichen)

Da die Prüfenden in der Prüfungssituation für den zu Pflegenden mit verantwortlich sind, kann es sein, dass sie durch gezielte Fragen oder aktiv durch Handlungen und Entscheidungen in das Prüfungsgeschehen eingreifen müssen. Da dies in der Regel nur bei einer massiven Gefährdungssituation erfolgt, führt ein nötiger Eingriff ins Prüfungsgeschehen oft (aber nicht zwingend) zum Nichtbestehen der Prüfung.

Mit der Entscheidung der Prüfenden wird für den praktischen Prüfungsteil festgehalten, ob sie die Kompetenz der zu prüfenden Person so einschätzen, dass sie zukünftig Aufgaben und Verantwortung übernehmen kann. Neben einem gravierenden Pflegefehler kann auch die Summe mehrerer schlecht ausgeprägter Kompetenzen das Nichtbestehen der praktischen Prüfung zur Folge haben.

Tab. 14.3 Zensuren gemäß § 17 PflAPrV

Zensur	Bedeutung in der praktischen Prüfung
1 – sehr gut	Eine Leistung, die den Anforderungen in besonderem Maße entspricht
2 – gut	Eine Leistung, die den Anforderungen voll entspricht
3 – befriedigend	Eine Leistung, die im Allgemeinen den Anforderungen entspricht
4 – ausreichend	Eine Leistung, die zwar Mängel aufweist, aber im Ganzen den Anforderungen noch entspricht
5 – mangelhaft	Eine Leistung, die den Anforderungen nicht entspricht, jedoch erkennen lässt, dass die notwendigen Grundkenntnisse vorhanden sind und die Mängel in absehbarer Zeit behoben werden können
6 – ungenügend	Eine Leistung, die den Anforderungen nicht entspricht, und selbst die Grundkenntnisse so lückenhaft sind, dass die Mängel in absehbarer Zeit nicht behoben werden können

Bekanntgabe des Prüfungsergebnisses

ACHTUNG

In den meisten Bundesländern sind Prüfbehörden den Schulen und Ausbildungsträgern übergeordnet, was das Prüfungsgeschehen angeht. Zudem kann es länderspezifische Entscheidungen und Abläufe geben, die im Rahmen der **Prüfungsbelehrung** bekannt gemacht werden. Dies betrifft auch den Zeitpunkt der Bekanntgabe der Prüfungsergebnisse.

Obwohl die direkte Nennung des Prüfungsergebnisses eine konkrete Fehleranalyse im Rahmen der Prüfungsauswertung ermöglicht, ist in einigen Bundesländern vorgeschrieben, das Ergebnis der praktischen Prüfung zunächst geheim zu halten. Grund dafür ist, der betreffenden Person zu diesem Zeitpunkt das Nichtbestehen nicht mitteilen zu müssen, sodass deren Konzentration und Motivation für mögliche folgende Prüfungstermine gewahrt wird.

Spätestens auf dem Abschlusszeugnis ist die Bewertung ersichtlich.

LITERATUR

1. Burba S et al. Kompetenzorientiert praktische Prüfungen gestalten. Senftenberg: NEKSA, 2022.

KAPITEL

15 Erstes Prüfungsbeispiel

Erik Herrmann

15.1 Ⓐ Pflegesituation: stationäre Langzeitpflege

Älterer Mensch

Pflegesituation

Ihre praktische Prüfung findet in der Pflegeeinrichtung „Goldener Herbst“ statt, die sich zum Ziel gesetzt hat, mit demenzsensiblen Konzepten besonders auf die Bedürfnisse von verwirrten älteren Menschen einzugehen. Gleichzeitig werden ebenso Pflegebedürftige ohne kognitive Einschränkungen versorgt.

Nachdem Sie Ihren Prüfenden bestätigt haben, dass Sie sich gesundheitlich in der Lage fühlen, Ihre praktische Prüfung anzugehen, und die Prüfenden (eine Ihnen bekannte Lehrkraft aus der Schule und Ihre Praxisanleiterin) mit der Wohnbereichsleitung mögliche Pflegebedürftige für die Prüfung ausgewählt haben, erhalten Sie eine Übergabe durch die Wohnbereichsleitung:

„Ich stelle dir nun deine Prüfungssituation und die zu versorgenden Bewohner vor, die du ja bereits seit einiger Zeit kennst. Die Prüfer haben sich für Frau Agnes Meyer und Frau Isolde Testroet entschieden. Die beiden wohnen jeweils in Einzelzimmern, und die Einverständniserklärung beider Damen und ihrer jeweiligen Betreuungspersonen habe ich bereits in den letzten Wochen eingeholt.

Frau Meyer ist letzten Monat 84 Jahre alt geworden. Sie fällt immer wieder dadurch auf, dass sie aufgrund ihrer Demenz nicht genau weiß, was sie als Nächstes machen soll. Sie fragt dann meist freundlich nach. Manchmal läuft sie aufgrund ihres erhöhten Bewegungsdrangs hier im Wohnbereich über den Gang. Im Sommer geht sie hin und wieder auch in den Garten hinter dem Haus, kommt aber meist nach kurzer Zeit und selbstständig wieder rein und sucht ihr Zimmer. Das ist mit vielen Bildern von Familienangehörigen und ihren Hunden, die sie früher hatte, geschmückt. An ihre Schäferhundzüchtung erinnert sie sich gern zurück und kann noch viel darüber erzählen. Neben einer leicht eingeschränkten örtlichen Orientierung fällt insbesondere im zeitlichen Bereich ihre Orientierungsstörung auf, während sie situativ und zur eigenen Person meist recht gut orientiert ist.

Vor wenigen Tagen ist Frau Meyer unbeaufsichtigt im Zimmer gestürzt und hat sich dabei eine kleine Wunde am Unterarm zugezogen. Diese soll laut ihrem Hausarzt morgen nach einer Wundreinigung mit Octenisept und einem Pflaster versorgt werden. Die Materialien und die Anordnung dazu liegen bei ihr im Zimmer.

Bei der Körperpflege muss Frau Meyer angeleitet werden. Hier ist ihr weder der passende Zeitpunkt bewusst, noch kann man sich darauf verlassen, dass sie sich selbstständig gründlich wäscht. Sie führt die Grundpflege gern stehend vor dem Waschbecken durch und benötigt Hinweise, was sie in welcher Reihenfolge mit welchem Waschlappen waschen soll. Beim Rückenwaschen benötigt sie Hilfe, da sie dort nicht rankommt. Die Haut cremt sie sich gern mit ihrer Lotion selbst ein, muss aber daran erinnert werden. Im Zimmer hat sie zudem eine vom Hautarzt angeordnete Creme für ihren Ausschlag in den Kniekehlen, die dazugehörige Anordnung liegt auch in ihrem Zimmer. Für Ober- und Unterkiefer hat Frau Meyer Zahnprothesen, die im Prothesenbecher liegen und von dir noch gesäubert und ihr mit etwas Haftcreme eingesetzt werden müssen.

Frau Meyer erhält morgens insgesamt drei Tabletten. Eine Vitalzeichenkontrolle ist nur bei Auffälligkeiten nötig. Nach der Pflege im Bewohnerbad wird sie üblicherweise in den Gemeinschaftsraum begleitet. Ans Trinken muss Frau Meyer immer wieder erinnert werden. Das Vorbereiten ihres Frühstücks übernimmt unsere Alltagsgestalterin. Bei der Beschäftigungsrunde ist sie morgen nicht dabei, sodass du dir da noch etwas überlegen könntest.

In ihrem Einzelzimmer fühlt sich Frau Meyer wohl, sie unterhält sich aber gern mit ihren Mitbewohnern und ist aufgeschlossen und kontaktfreudig.

Im Nachbarzimmer wohnt Frau Testroet, für die du morgen auch zuständig bist. Sie ist 78 Jahre alt und erst seit einem halben Jahr bei uns. Frau Testroet konnte zu Hause durch die Familie nicht mehr versorgt werden, als sie aufgrund ihrer COPD immer pflegebedürftiger wurde. Sie hat über Nacht eine CPAP-Atemunterstützung, die du morgens beim Wecken abschalten und auf den Nachttisch legen kannst.

Bei ihr ist es morgens wichtig, den Blutdruck zu messen, da sie in letzter Zeit immer wieder stark schwankende Blutdruckwerte hatte. Ins Bad geht sie dann mit ihrem Rollator, wobei es hilfreich wäre, wenn du sie begleitest, damit sie sich sicherer fühlt. Nach der Körperpflege erhält sie von dir ihren Inhaler, einen Breezhaler. Auch sie frühstückt mit den anderen im Gemeinschaftsraum, wo sie ihre Tabletten erhält."

Medikation Agnes Meyer							
AZM	**Dosis**	**7:00**	**Früh**	**Mittag**	**Abend**	**Nacht**	**B. Bed.**
Melperon	25 mg	0	1	0	1	2	0
Pantoprazol	40 mg	1	0	0	0	0	0
Simvastatin	20 mg	0	1	0	0	0	0
Optiderm Creme	50 g	0	0	0	0	0	Bis 2 ×
Optiderm Creme dünn auf juckende Hautstellen auftragen, bis zu 2 × am Tag.							

Medikation Isolde Testroet							
AZM	**Dosis**	**7:00**	**Früh**	**Mittag**	**Abend**	**Nacht**	**B. Bed.**
ACC akut	600 mg	0	1	0	0	0	0
Novaminsulfon (gtt.)	500 mg/ml	0	30	0	30	0	2 × 30
Simvastatin	20 mg	0	1	0	0	0	0
Telmisartan comp.	80/12,5 mg	0	1	0	0	0	0
Ultibro Breezhaler (Pulverinhalat)	85/43 mg	1	0	0	0	0	0

15.2 Pflegeplanung und Ablaufplan

15.2.1 Erstellen der Pflegeplanung

Da in Einrichtungen der Langzeitpflege für ältere Menschen (stationäre und ambulante Altenpflege) häufig die Strukturierte Informationssammlung (SIS®) für die Pflegeplanung genutzt wird, soll diese hier an dieser Stelle geübt und genutzt werden. Neben der Erfassung von Ressourcen, Problemen und biografischen Informationen im SIS®-Erfassungsbogen werden die geplanten Maßnahmen in einem Maßnahmenplan (meist chronologisch dem Tagesverlauf entsprechend) aufgelistet. Da in der praktischen Prüfung eine strukturierte, zielgerichtete Pflege nachgewiesen werden soll, wählen viele Einrichtungen und prüfende Pflegeschulen zu diesem Anlass eine Lösung, die eine Zielformulierung beinhaltet.

SIS®-Themenfeld	Ressourcen und Probleme
Kognitive und kommunikative Fähigkeiten	
Mobilität und Beweglichkeit	
Krankheitsbezogene Anforderungen und Belastungen	
Selbstversorgung	
Leben in sozialen Beziehungen	

15.2.2 Erstellen des Ablaufplans

Neben der Erfassung von Problemen und Ressourcen im SIS®-Erfassungsbogen sollen in diesem Fall die Maßnahmen in einem Ablaufplan inklusive einer kurzen Beschreibung erfasst werden. Bei der zeitlichen Zuordnung ist davon auszugehen, dass die Prüfung um 6:00 Uhr startet.

Zeit	Maßnahme (ggf. inklusive kurzer Begründung)

15.2.3 Lösungsvorschläge für Pflegeplanung und Ablaufplan

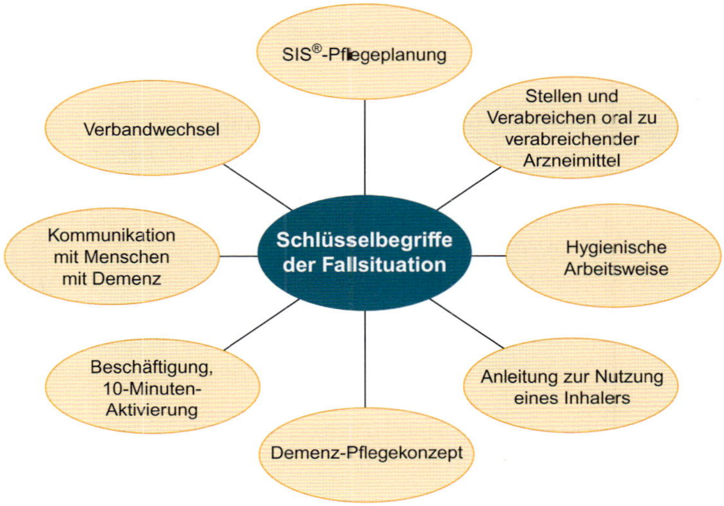
SIS®-Pflegeplanung
Stellen und Verabreichen oral zu verabreichender Arzneimittel
Hygienische Arbeitsweise
Anleitung zur Nutzung eines Inhalers
Demenz-Pflegekonzept
Beschäftigung, 10-Minuten-Aktivierung
Kommunikation mit Menschen mit Demenz
Verbandwechsel
Schlüsselbegriffe der Fallsituation

Hinweis zu den Lösungsvorschlägen

Die folgenden Angaben sind jeweils als Vorschlag zu verstehen, andere Lösungsvarianten können genauso richtig sein. Tauschen Sie sich bei Unsicherheiten mit Ihrem Mentor oder Ihrer Praxisanleiterin aus.

Pflegeplanung

SIS®-Themenfeld	Ressourcen und Probleme
Kognitive und kommunikative Fähigkeiten	Fr. Meyer weiß aufgrund ihrer Demenz/Verwirrtheitssymptomatik oft nicht, was sie machen soll Sie kommuniziert freundlich mit dem Personal und fragt bei Bedarf nach Orientierungsstörung: örtlich leichte Einschränkungen, zeitlich desorientiert, situativ und zur eigenen Situation meist gut orientiert
Mobilität und Beweglichkeit	Fr. Meyer hat einen erhöhten Bewegungsdrang Unsicherheiten im Gangbild führen zu einer Sturzgefahr
Krankheitsbezogene Anforderungen und Belastungen	Fr. Meyer hat eine Demenz, die sich durch Orientierungsstörungen und einen erhöhten Bewegungsdrang bemerkbar machen Aktuell hat sie eine Wunde durch einen Sturz vor wenigen Tagen
Selbstversorgung	Fr. Meyer benötigt Anleitung und Unterstützung bei der Körperpflege
Leben in sozialen Beziehungen	Fr. Meyer ist aufgeschlossen und kontaktfreudig

Ablaufplan

TIPP

Den Ablaufplan erstellt man in erster Linie für sich selbst, um die Pflege zeitlich zu strukturieren. Eventuell reicht ein weniger detaillierter Ablaufplan als der folgende Lösungsvorschlag, der relativ kleinschrittig ausgearbeitet und begründet ist.

Zeit	Maßnahme (inklusive kurzer Begründung)
6:00-6:05	Übergabe vom Nachtdienst – *Erhalt wichtiger Informationen*
6:05-6:20	Vorstellung der Klienten und des Ablaufplans – *den Prüfern ein Bild verschaffen, was zu erwarten ist, Verdeutlichungen des geplanten Pflegeprozesses*
6:20-6:35	Stellen der Medikamente für beide Bewohnerinnen – *Beachtung des Hausstandards, der 6-R-Regel und hygienischer Grundlagen*
6:35-6:40	Wecken von Fr. Testroet, Abschalten CPAP – *Start in den Tag, Durchführung erster Beobachtung, Erfragen von Wünschen (z. B. Getränk)*
6:40-6:45	Vitalzeichenkontrolle bei Fr. Testroet – *Einschätzung der Vitalwerte, ggf. Einleitung weiterer Maßnahmen oder Schonung bei auffälligen RR-Werten*
6:45-6:50	Begleitung von Frau Testroet ins Bad, Vorbereiten und Zurechtlegen des Inhalers – *Sicherheit gewährleisten durch die Begleitung, im Bad Grundpflege, Inhaler als Behandlungspflege vorbereiten, Beachtung der Zeit nach ärztl. Anordnung*
6:55-7:00	Wecken von Frau Meyer, an den Bettrand mobilisieren, Gabe von Pantozol – *Start in den Tag, Pantozol entsprechend Anordnung als Vormedizin um 7:00 Uhr mit Wasser in sitzender Position verabreichen, auf mögliche Auffälligkeiten (z. B. Schwindel) achten, ggf. Vitalzeichenkontrolle*
7:05-7:10	Begleitung von Fr. Meyer ins Bad, Toilettengang – *Sicherheit gewährleisten, örtliche Orientierung unterstützen, Toilettengang als persönliches Bedürfnis der Bewohnerin*
7:10-7:50	Unterstützung und Anleitung von Fr. Meyer bei der Grundpflege, Optiderm auf Haut auftragen – *Hilfe beim Waschen und Anziehen wegen Verwirrtheit nötig, Prothesenpflege übernehmen, Optiderm nach ärztl. Anordnung auf Ausschlag in den Kniekehlen aufgetragen*
7:50-7:55	Fr. Meyer in den Gemeinschaftsraum zum Frühstück bringen – *Begleitung, damit sie trotz Orientierungsstörung im richtigen Raum ankommt*
7:55-8:00	Fr. Testroet in den Gemeinschaftsraum zum Frühstück bringen – *Begleitung bei Gangunsicherheit zur Gewährleistung der Sicherheit*
8:00-8:15	Frühstück für Fr. Testroet ggf. vorbereiten und servieren, Fr. Trestroet und Fr. Meyer Tabletten verabreichen – *Sicherstellung des Frühstücks als erste Tagesmahlzeit, Fr. Meyer erhält dies durch Betreuungskraft, Tabletten entsprechend ärztl. Anordnung als Teil der medizinischen Therapie*
8:15-8:45	Pflegedokumentation – *Festhalten wichtiger Erkenntnisse, Bestätigen von Maßnahmen, Besonderheiten als Bericht formulieren*

Zeit	Maßnahme (inklusive kurzer Begründung)
8:45-8:50	Begleitung von Fr. Meyer in ihr Zimmer – *Sicherheit gewährleisten, Fr. Testroet bleibt bei Beschäftigung*
8:50-9:10	Verbandwechsel Fr. Meyer – *entsprechend ärztl. Anordnung zur Wundversorgung inkl. Wundreinigung*
9:10-9:20	10-Minuten-Aktivierung Fr. Meyer – *Beschäftigungsangebot*
9:20-9:35	Pflegedokumentation – *Festhalten wichtiger Erkenntnisse, Bestätigen von Maßnahmen, Besonderheiten als Bericht formulieren*
9:35-9:40	Pflegeübergabe – *Übermittlung pflegerelevanter Informationen an die diensthabende Pflegefachperson*
9:40–10:00	Reflexion inklusive Selbstreflexion – *Einschätzung der eigenen Pflegehandlungen, Evaluierung entsprechend Pflegeprozess, Nachweis theoretischen Hintergrundwissens*

15.3 Pflegemaßnahmen

15.3.1 Planung einzelner Pflegemaßnahmen

HINWEIS ZU DEN FOLGENDEN AUFGABEN

Im Folgenden finden Sie ausgewählte Aufgaben, die in der Prüfungssituation eine Rolle spielen könnten. Die Bearbeitung kann hier nicht real erfolgen, Sie können die Aufgaben aber durchdenken und sich ggf. dazu Notizen machen.

AUFGABE 1 Beschreiben Sie das Stellen und Verabreichen der oralen Medikamente für die beiden Heimbewohnerinnen. Gehen Sie dabei auf bestimmte Regeln beim Stellen ein und beziehen Sie ggf. Ihren Hausstandard mit ein. Ordnen Sie einem der angeordneten Medikamente die 6 R der 6-R-Regel zu.

AUFGABE 2 Beschreiben Sie die Nutzung eines Pulver-Inhalers und gehen Sie dabei auch auf mögliche Fehlerquellen ein.

AUFGABE 3 Frau Meyer ist dement. Erklären Sie ein Demenz-Pflegekonzept, welches Sie bei der pflegerischen Versorgung von Frau Meyer nutzen können. Geben Sie stichpunktartig mindestens fünf Hinweise, wie Sie mit Frau Meyer umgehen würden.

AUFGABE 4 Überlegen Sie sich Möglichkeiten für eine biografisch passende 10-Minuten-Aktivierung und machen Sie sich dazu Notizen mit biografischer Begründung.

AUFGABE 5 Beschreiben Sie, wie Sie den Verband am Unterarm von Frau Meyer wechseln. Gehen Sie auf die Bedeutung einer hygienischen Arbeitsweise und die Nutzung eines passenden Standards ein.

15.3.2 Lösungsvorschläge für die Planung einzelner Pflegemaßnahmen

1. Beschreiben Sie das Stellen und Verabreichen der oralen Medikamente für die beiden Heimbewohnerinnen. Gehen Sie dabei auf bestimmte Regeln beim Stellen ein und beziehen Sie ggf. Ihren Hausstandard mit ein. Ordnen Sie einem der angeordneten Medikamente die 6 R der 6-R-Regel zu.

Regeln beim Stellen von oral zu verabreichenden Arzneimitteln (AZM)

- 6-R-Regel
  - Richtige Bewohnerin
  - Richtiges Medikament
  - Richtige Dosierung
  - Richtiger Zeitpunkt
  - Richtige Applikationsform
  - Richtige Dokumentation

TIPP

10-R-Regel (©Averosa)

Alternative zur 6-R-Regel, die um weitere Punkte ergänzt wurde, aber seltener genutzt wird als die 6-R-Regel.

- Richtiger Pflegebedürftiger
- Richtiges Medikament
- Richtige Dosierung
- Richtiger Zeitpunkt
- Richtige Applikationsform
- Richtige Dokumentation
- Richtige Dauer der Anwendung
- Richtige Aufbewahrung
- Richtiges Risikomanagement
- Richtige Entsorgung

- Hygieneregeln:
  - Arbeitsfläche vorher desinfizieren, damit Tabletten nicht sofort verworfen werden müssen, wenn Sie versehentlich mit ihr in Berührung kommen
  - Hände vor dem Stellen desinfizieren
  - Ggf. Untersuchungshandschuhe tragen (wenn es der Hausstandard vorsieht)
  - Non-Touch-Prinzip – Tabletten möglichst nicht berühren
- Regeln zur Aufbewahrung von Arzneimitteln:
  - Trocken lagern – Feuchtigkeit kann Verpackung und ggf. die Tabletten beschädigen.
  - Kühl lagern – häufig ist auf den Tablettenverpackungen angegeben, dass Tabletten nicht über 25 °C gelagert werden sollen; ggf. kann bei einzelnen Arzneimitteln auch eine Lagerung im Kühlschrank notwendig sein.

- Schutz vor Beschädigung – Blister dürfen nicht beschädigt werden, denn sobald Luft an die AZM kommt, ist deren Sterilität nicht mehr gegeben.
- Schutz vor Sonneneinstrahlung – Strahlen können die Wirksamkeit der Wirkstoffe beeinträchtigen.
- Schutz vor Entwendung – Räume, in denen AZM aufbewahrt werden, sind immer abzuschließen bzw. vor Personen, die nicht zum Personal gehören, zu schützen. Dies gilt insbesondere für Stationen für Menschen mit Demenz in Pflegeeinrichtungen.

Umsetzung des AZM-Stellens

Vorbereitung:

- Anordnung über die Gabe der AZM und Medikamentenplan/Stellliste zurechtlegen
- Sicherstellen, dass Bewohnerin auch anwesend ist und die AZM-Einnahme zu erwarten ist (Informationen aus der Übergabe beachten)
- Fläche und Hände desinfizieren
- AZM der entsprechenden Bewohnerinnen nacheinander stellen
- Medikamentendispenser personenbezogen bereitstellen

Durchführung:

- Medikament für Medikament entsprechend dem Medikamentenplan/der Stellliste bewohnerbezogen herausnehmen und anhand von Verpackung und Blister prüfen, ob es sich um das richtige Medikament handelt
- Tabletten nacheinander entsprechend der angeordneten Einnahmezeit in das richtige Fach des Dispensers geben, dabei Tabletten auf Auffälligkeiten bezüglich Farbe und Konsistenz überprüfen

Nachbereitung:

- Stellen als erledigte Maßnahme ggf. bestätigen
- Medikamentendispenser an sicherem Ort und mit eindeutiger Zuordnung (Bewohnerin und ggf. Wohnbereich) aufbewahren

Beim Verabreichen der AZM zu beachten

- Prüfen, ob es sich um die richtigen Tabletten für die jeweilige Bewohnerin handelt
- Zeitpunkt der Gabe beachten
- Umstände beachten – z. B. nach dem Essen oder bestimmter Abstand zwischen Einnahme und Essen
- Bei Unsicherheit, ob Bewohner die AZM selbstständig einnehmen kann, ggf. unterstützen oder während der Einnahme dabeibleiben
- Verabreichung dokumentieren
- Ggf. auf Wirkung und Nebenwirkung der Medikamente in der Folgezeit achten und diese dokumentieren

Zuordnung der 6 R

6 R	Kriterien
Richtige Bewohnerin	Agnes Meyer
Richtiges Medikament	Melperon
Richtige Dosis	25 mg
Richtiger Zeitpunkt	1 × früh, 1 × am Abend, 2 × zur Nacht

6 R	Kriterien
Richtige Applikationsform	Tablette, orale Einnahme
Richtige Dokumentation	Stellen und Verabreichung im Anschluss in Frau Meyers Akte dokumentieren

2. Beschreiben Sie die Nutzung eines Pulver-Inhalers und gehen Sie dabei auch auf mögliche Fehlerquellen ein.

Nutzung

Vorbereitung:

- Anordnung prüfen und richtige Kapsel mit in Frau Testroets Zimmer nehmen
- Breezhaler aufklappen, um Kapselkammer zu öffnen
- Kapsel aus dem Blister nehmen und in die Kammer legen
- Breezhaler zuklappen und mit dem Mundstück nach oben halten

Inhalation:

- Anstechknopf bis zum Anschlag eindrücken, um die Kapsel zu zerstechen, damit das Pulverinhalat freigesetzt wird
- Frau Testroet anhalten …
  - langsam und entspannt auszuatmen, ohne den Pulverinhalator dabei an ihren Mund zu halten,
  - das Mundstück mit den Lippen fest zu umschließen,
  - langsam, kräftig und tief einzuatmen, bis die Kapsel vibriert und das Pulver inhaliert ist,
  - den Atem mindestens 5 Sek. anzuhalten,
  - das Mundstück aus dem Mund zu nehmen,
  - langsam auszuatmen,
  - den Vorgang ggf. wiederholen, bis die Pulverkapsel leer ist.

Nachbereitung:

- Mund ggf. ausspülen lassen
- Kapsel entfernen und verwerfen
- Inhalation dokumentieren

Mögliche Fehlerquellen

- Das falsche Medikament/die falsche Kapsel wird ausgewählt.
- Die Kapsel wird im Inhaler nicht richtig aufgestochen.
- Frau Testroet bläst in den Inhaler, statt das Inhalat einzuatmen.
- Frau Testroet atmet zu flach ein.
- Frau Testroet atmet den Kapselinhalt nicht vollständig ein.
- Frau Testroet hält den Atem nicht an, sondern atmet gleich wieder aus.

3. Frau Meyer ist dement. Erklären Sie ein Demenz-Pflegekonzept, welches Sie bei der pflegerischen Versorgung von Frau Meyer nutzen können. Geben Sie stichpunktartig mindestens fünf Hinweise, wie Sie mit Frau Meyer umgehen würden.

Für den Umgang mit Menschen mit Demenz gibt es einige angepasste Konzepte, die den Umgang mit ihnen erleichtern und dabei helfen, ihre speziellen Bedürfnisse zu erfassen.

Pflegekonzepte für Menschen mit Demenz

Ein wichtiges Konzept ist die **Biografiearbeit.** Hierbei wird gezielt versucht, zu verstehen, welche Erfahrungen im Leben für eine bestimmte aktuelle Verhaltensweise verantwortlich sein könnte. Neben persönlichen Vorlieben wird versucht, Erfahrungen im Zusammenhang mit Beruf, Familie und z. B. Krankheiten zu erfassen und zu berücksichtigen. Durch Gespräche über die Biografie wird der zu pflegende Mensch wertgeschätzt und gezeigt, dass man Interesse an ihm hat, weil man sich für sein Leben interessiert und gern darauf eingeht.

Die **Validation** ist ein weiteres sehr bekanntes Konzept für den Umgang und vor allem der Kommunikation mit Menschen mit Demenz. Wichtige Bausteine des Konzepts sind Anerkennung der Gefühle, Wertschätzung und Akzeptanz des Betroffenen. Bei der Validation wird in einigen Fällen die Sichtweise des verwirrten Menschen als dessen Wahrheit akzeptiert, auch wenn man selbst die Realität anders wahrnimmt. Wichtig ist eine klare Sprache mit ehrlichen Worten. Je nach Ansatz des Validationskonzepts spielen Sprüche oder Weisheiten (z. B. „Was Hänschen nicht lernt, lernt Hans nimmermehr.“) oder Volks- und Kinderlieder eine wichtige Rolle. Auch das gezielte Einsetzen von Berührungen kann zielführend sein.

Ein weiterer Ansatz kann die **Milieutherapie** sein. Hierbei werden die Lebensumstände und das soziale Umfeld des Betroffenen erfasst und genutzt. Es können z. B. die Räumlichkeiten gezielt gestaltet werden (z. B. mit Bildern von Familienangehörigen oder besonderen Lebenssituationen), der Tagesablauf so strukturiert werden, wie es der zu pflegende Mensch gewohnt ist (z. B. spät aufzustehen oder an einem bestimmten Tag zu duschen) und auch die zwischenmenschliche Interaktion angepasst werden (z. B. durch die Art und Weise, wie man miteinander spricht, evtl. im Dialekt oder mit gewählter Ausdrucksweise).

Das **Realitätsorientierungstraining (ROT)** ist eine weitere therapeutische Möglichkeit, die besonders für das frühe Stadium einer Demenz geeignet ist und Sicherheit im Alltag schaffen sowie mentale Ressourcen erhalten soll.

Ein weiteres spezielles Pflegemodell für an Demenz Erkrankte ist auch die **personenzentrierte Pflege nach Kitwood.** Dabei steht der betroffene Mensch im Mittelpunkt, und ihm wird wertschätzend mit Anerkennung und Respekt begegnet. Ziel kann es hierbei sein, die Pflegeplanung zusammen mit dem Pflegebedürftigen zu erarbeiten und nach seinen Wünschen und Bedürfnissen zu gestalten.

Hinweise für den Umgang mit Frau Meyer

- Freundliche, offene und wertschätzende Kommunikation
- Bei Unklarheiten freundlich nachfragen
- Gezielt auf Emotionen achten – diese bei Bedarf spiegeln und versuchen herauszufinden, was deren Ursache ist
- Die im Zimmer befindlichen privaten Bilder nutzen, um ein Gesprächsthema zu finden und Nähe zu schaffen
- Nach weiteren biografischen Informationen suchen oder diese erfragen, um biografieorientiert zu pflegen und z. B. Beschäftigungsmöglichkeiten an persönliche Vorlieben anzupassen

- Einfache Sprache verwenden, kurze und einfache Sätze formulieren
- Immer wieder Orientierungshinweise geben, vor allem zeitlich und örtlich
- Im Wohnbereich begleiten, um Sicherheit zu vermitteln
- Kontakt ggf. per Initialberührung aufnehmen, wenn dies von Frau Meyer gewünscht bzw. akzeptiert wird

4. Überlegen Sie sich Möglichkeiten für eine biografisch passende 10-Minuten-Aktivierung und machen Sie sich dazu Notizen mit biografischer Begründung.

Bei Frau Meyer ist bekannt, dass Sie ein großes Interesse an Hunden hat. Ihrer Biografie ist zu entnehmen, dass sie über viele Jahre Schäferhunde hatte und diese Rasse auch züchtete. Da sie auch gern von ihren Hunden erzählt und sich mit dem Thema auseinandersetzt, ist es sicher gut für eine Aktivierung geeignet.

Eine Möglichkeit wäre z. B. ein gezieltes biografisches Gespräch, bei dem es um Hunde und Frau Meyers Tätigkeit als Züchterin gehen könnte. Sie wird gern von ihren Erfahrungen und vielleicht ein paar tollen Erlebnissen berichten. Alternativ könnte auch eine spielerische Auseinandersetzung zum Thema Hunde oder – allgemeiner – Tiere stattfinden. Denkbar ist z. B. ein Quiz, ein Memory o. Ä.

Insgesamt kommen viele verschiedene Beschäftigungsmöglichkeiten in Betracht. Bei der Auswahl ist auf den biografischen Hintergrund und eine gute und für alle Beteiligten angenehme Umsetzung zu achten.

5. Beschreiben Sie, wie Sie den Verband am Unterarm von Frau Meyer wechseln. Gehen Sie auf die Bedeutung einer hygienischen Arbeitsweise und die Nutzung eines passenden Standards ein.

Bei der Wunde am Unterarm von Frau Meyer ist von einer aseptischen Wunde auszugehen, weshalb ein aseptischer Verbandwechsel erfolgt. Dabei ist der gültige Hausstandard und die im Zimmer befindliche Anordnung zu beachten.

Im Rahmen der Vorbereitung wird Frau Meyer über den geplanten Verbandwechsel informiert und die Materialien (Octenisept zur Wundreinigung, Kompressen, Pflaster, Händedesinfektionsmittel, Handschuhe, Tablett als Ablagefläche, Müllbeutel und ggf. Mund- und Haarschutz) zurechtgelegt. Frau Meyer wird in eine angenehme Position gebracht, in der der Arm für die den Verbandwechsel durchführende Pflegefachperson gut zugänglich ist.

Nach erfolgter Händedesinfektion und Anziehen von Einmalhandschuhen wird der alte Verband vorsichtig abgelöst. Je nach Hausstandard ist nun ein Handschuhwechsel inklusive Händedesinfektion angezeigt. Die Wunde wird wie angeordnet mit Octenisept gereinigt (per Sprühdesinfektion oder mit getränkten Kompressen). Anschließend wird ein frisches Pflaster auf die Wunde aufgebracht.

Danach werden im Rahmen der Nachbereitung die genutzten Materialien verworfen und die Maßnahme dokumentiert.

Hygienische Arbeitsweise

Sie ist wichtig, um ein Einbringen von Keimen in die Wunde zu verhindern, die eine Wundheilungsstörung und Vergrößerung der Wunde hervorrufen könnten. Die Verantwortung trägt die durchführende Pflegefachperson; eine durch unhygienische Arbeitsweise entstandene Schädigung kann rechtliche Konsequenzen nach sich ziehen.

Standards

Bei der Wundversorgung sind verschiedene Standards zu beachten. Für gewöhnlich liegen in den Pflegeeinrichtungen neben der Anordnung zur Durchführung des Verbandwechsels **Pflegestandards zur Wundversorgung** vor. Diese Standards sollen eine möglichst hohe Arbeitsqualität fördern und dafür sorgen, dass die Pflegefachpersonen eine Handlungsgrundlage haben und die fachliche Kompetenz bedarfsgerecht zur Verfügung gestellt wird.

Neben Durchführungshinweisen enthält ein Standard zur Wundversorgung auch eine Festlegung, welche Berufsgruppe diesen durchführen darf und ggf. unter welchen Voraussetzungen der Verbandwechsel erfolgen muss. Die Standards zur Wundversorgung sind teilweise durch interne Expertengruppen aus dem Expertenstandard „Pflege von Menschen mit chronischen Wunden“ abgeleitet.

Zudem spielen auch **Hygienestandards** eine wichtige Rolle. Diese regeln z. B., mit welchem Desinfektionsmittel wie lange welche Art von Fläche zu desinfizieren ist.

15.4 Evaluation der erbrachten Pflege

Gehen Sie die Pflegesituation in Gedanken nochmals durch und reflektieren Sie diese. Sammeln Sie Informationen, auf die Sie im Rahmen des Reflexionsgesprächs eingehen würden.

LERNTIPP

Schwerpunkte für das Reflexionsgespräch

- Einschätzung des Zeitmanagements
- Umsetzung des Ablaufplans: An welchen Stellen waren warum Abweichungen nötig?
- Bedeutung von Demenzkonzepten in der Prüfungssituation und Einschätzung der Umsetzung gezielt ausgewählter Maßnahmen
- Einschätzung des Verbandwechsels – evtl. genaue Beschreibung für eine bessere Nachvollziehbarkeit für die Prüfenden
- Umsetzung der Unterstützung bei der Grundpflege – Bedeutung der Anleitung als Mittel zur Nutzung von Bewohnerressourcen
- Einschätzung des Stellens und des Verabreichens der Medikamente (ggf. nach Hausstandard)
- Umsetzung einer Beschäftigung inklusive Einschätzung des Biografiebezugs
- Umgang mit dem Inhaler
- Messung der Vitalzeichen inklusive Einschätzung gemessener Werte und ggf. Reaktion auf Auffälligkeiten
- Abgleich der Ziele aus der Pflegeplanung: Sind die Ziele erreicht worden? Was lief anders als geplant? Welche Maßnahmen konnten nicht umgesetzt werden bzw. wurden zusätzlich durchgeführt?

15.5 Abschluss der Prüfungssituation

Formulieren Sie abschließend einen zusammenfassenden Pflegebericht. Geben Sie zudem an, welche Informationen Sie in der Situation an die zuständige Pflegefachperson weitergeben würden.

Schätzen Sie für sich selbst ein, wo Sie in dieser Prüfungssituation gut zurechtgekommen wären und wo Sie vielleicht noch Unsicherheiten verspüren oder ganz anders gehandelt hätten. Tauschen Sie sich dazu bei Bedarf auch mit Ihren Kolleginnen, Mitauszubildenden sowie mit Ihrem Mentor oder Praxisanleiterin aus. So erfahren Sie ggf. auch andere Lösungsideen und u. U., ob Ihnen eine ähnliche Prüfungssituation bevorstehen kann.

LERNTIPP

Schlüsselbegriffe der Prüfungssituation

- SIS®-Pflegeplanung
- Stellen und Verabreichen oral zu verabreichender Arzneimittel
- Hygienische Arbeitsweise
- Anleitung zur Nutzung eines Inhalers
- Demenz-Pflegekonzept
- Beschäftigung, 10-Minuten-Aktivierung
- Kommunikation mit Menschen mit Demenz
- Verbandwechsel

LITERATUR

1. Böhmer-Breuer R, Werner J, Herrmann E. Unterstützung bei der Lebensgestaltung. In: Böhmer-Breuer R, Herrmann E (Hrsg.). Pflegen Fokus alter Mensch. München: Elsevier, 2021. S. 85–134.
2. Deutsche Atemwegsliga e.V. Inhalieren mit dem Breezhaler. 2024. Aus: www.atemwegsliga.de/breezhaler.html (letzter Zugriff: 23.9.2024).
3. Drees S. Hygiene. In: Menche N, Keller C, Teigeler B. (Hrsg.). PflegeHeute. 8. A. München Elsevier, 2023. S. 1236–1251.
4. Herrmann E. Spezielle Pflegemodelle. In: Böhmer-Breuer R, Herrmann E (Hrsg.). Pflegen Fokus alter Mensch. München: Elsevier, 2021. S. 25–32.
5. Pflege besser. Orientierungshilfe für die Strukturierte Informationssammlung SIS. 2017. Aus: https://pflege-besser.de/download/Orientierungshilfe SIS WEB.pdf (letzter Zugriff: 23.9.2024).
6. Wiedemann T, Heer A, Schraut S. Entlassplanung und Überleitung. In: Schraut V, Trögner J (Hrsg.). PflegeHeute Geriatrische Pflege. München: Elsevier, 2020. S. 139–154.

KAPITEL

16 Zweites Prüfungsbeispiel stationäre Akutpflege

Erik Herrmann

16.1 Ⓔ Pflegesituation: stationäre Akutpflege

Erwachsener

Pflegesituation

Sie haben Ihre praktische Abschlussprüfung auf der urologischen Station eines Schwerpunktkrankenhauses, auf der die urologischen Patienten das gesamten Landkreises versorgt werden. Um lange Krankenhausaufenthalte zu verhindern, wird sehr auf die hygienische Arbeitsweise zur Verhinderung von Infektionen geachtet.

Nachdem Sie Ihren Prüfenden bestätigt haben, dass Sie sich gesundheitlich in der Lage fühlen, Ihre praktische Prüfung anzugehen, und die Prüfenden (eine Ihnen bekannte Lehrkraft aus der Schule und Ihre Praxisanleiterin) mit der Stationsleitung mögliche Patientinnen für die Prüfung ausgewählt haben, erhalten Sie eine Übergabe durch die Stationsleitung:

„Sie sind zu Ihrer Prüfung für die beiden Patientinnen in Zimmer 12 verantwortlich, die Sie von Ihrem gestrigen Dienst bereits kennen. Frau Mai ist wegen eines operativen Eingriffs bei uns, und bei Frau Kovalenko soll die Ursache ihrer Hämaturie herausgefunden werden. Beide sind mit ihrem Mitwirken an der Prüfung einverstanden.

Frau Mai ist die pflegeaufwendigere Patientin, für die auch die Pflegeplanung geschrieben werden soll. Sie ist 87 Jahre alt und hatte in der Vergangenheit eine Gebärmutterentfernung. Dadurch kam es zu einer Verlagerung von Blase und Nieren, die nun operativ positioniert und mit Bändern befestigt wurden. Die OP war heute Morgen und ist gut verlaufen. Frau Mai ist noch etwas geschwächt und erhält aktuell die OP-Nachsorge entsprechend unseres Stationsstandards. Morgen sind insgesamt viermalig die Vitalzeichenkontrollen durchzuführen, in Ihrer Prüfungszeit also mindestens einmal. Zudem ist der Verband zu kontrollieren und nach der Visite zu wechseln, da sich unsere Stationsärztin die Wunde ansehen will. Mit der Visite ist gegen 8:30 Uhr zu rechnen.

Frau Mai benötigt Unterstützung beim Waschen des Rückens und der Beine. Sollte sie weiterhin geschwächt sein, empfiehlt sich eine Waschung im Bett bzw. am Bettrand. Neben der oralen Medikation ist bei Frau Mai eine Infusionstherapie mit 500 ml Elektrolytlösung jeden Morgen um 8:00 Uhr angeordnet. Wenn die Wunde gut aussieht, kann Frau Mai morgen wieder zurück ins Pflegeheim verlegt werden. Dann müssen Sie morgen die Entlassung vorbereiten und den Pflegeüberleitungsbogen ausfüllen.

Im zweiten Bett liegt seit heute Frau Kovalenko mit einer stark ausgeprägten Hämaturie. Sie ist erst vor etwa 10 Wochen aus der Ukraine nach Deutschland geflohen und in einer Erstaufnahmeeinrichtung untergekommen. Aufgrund ihres blutigen Urins wurde sie ins Krankenhaus gebracht und kam heute aus der Notaufnahme zu uns. Sie erhielt dort einen Katheter, und ihr wurden sowohl Blut als auch Urin für die Labordiagnostik abgenommen. Die ersten Ergebnisse lassen eine Infektion vermuten, weshalb sie nun alle 8 Std. eine Antibiotikum-Infusion erhält. Morgens ist diese um 8:00 Uhr zu verabreichen. Außerdem sollen 2 × pro Schicht die Vitalzeichen gemessen werden, und sie soll nach Schmerzen gefragt werden. Gegen Schmerzen wurde ein orales Bedarfsmedikament angeordnet. Der Urin muss natürlich auch weiterhin beobachtet und Veränderungen dokumentiert werden."

16.2 Pflegeplanung und Ablaufplan

16.2.1 Erstellen der Pflegeplanung

Im Bereich der pflegerischen Versorgung in Krankenhäusern wird vielerorts das ATL-Modell von Liliane Juchli für die Erstellung der Pflegeplanung genutzt.
Aktivitäten des täglichen Lebens (ATLs = Strukturelemente des ATL-Modells):

1. Wach sein und schlafen
2. Sich bewegen
3. Sich waschen und kleiden
4. Essen und trinken
5. Ausscheiden
6. Körpertemperatur regulieren
7. Atmen
8. Sich sicher fühlen und verhalten
9. Raum und Zeit gestalten – arbeiten und spielen

10. Kommunizieren
11. Kind, Mann, Frau sein
12. Sinn finden im Werden, Sein, Vergehen

ATL	Ressourcen	Probleme	Pflegeziel	Pflege-maßnahmen

LERNTIPP

Es ist sinnvoll, sich mit dem Strukturmodell auszukennen, das in dem Setting, in welchem Sie die praktische Prüfung ablegen, genutzt wird, und dessen Strukturelemente auswendig zu wissen. Ebenfalls sollten Sie vorher erfragen, ob Sie für die Prüfung die Dokumente des Praxispartners nutzen sollen, oder ob die Berufsfachschule alternative Vorgaben macht.

16.2.2 Erstellen des Ablaufplans

Der Ablaufplan erleichtert das strukturierte Arbeiten am Prüfungstag. Planen Sie jeweils unter Angabe der Zeit, von wann bis wann Sie welche Pflegemaßnahme umsetzen, und starten Sie dabei um 6:00 Uhr mit der Übergabe vom Nachtdienst.

Zeit	Maßnahme (ggf. inklusive kurzer Begründung)

16.2.3 Lösungsvorschläge Pflegeplanung und Ablaufplan

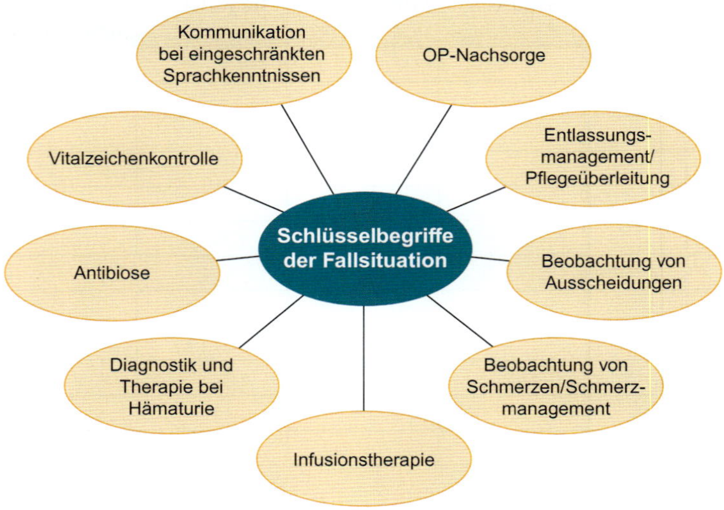

Hinweis zu den Lösungsvorschlägen

Die folgenden Angaben sind jeweils als Vorschlag zu verstehen, andere Lösungsvarianten können genauso richtig sein. Tauschen Sie sich bei Unsicherheiten mit Ihrem Mentor oder Ihrer Praxisanleiterin aus.

Pflegeplanung

ATL	Ressourcen	Probleme	Pflegeziel	Pflegemaßnahmen
Sich bewegen	Kann sich im Bett bewegen	Eingeschränkte Beweglichkeit durch Schwäche nach der OP	Kann an den Bettrand mobilisiert werden	• Aktivierungs-übungen im Bett • Unterstützung beim Transfer an den Bettrand • Positionierung am Bettrand für die Körperpflege und zum Essen
Sich waschen und kleiden	• Kann sich zu großen Teilen selbst waschen und pflegen • Kann Kleidung selbst auswählen	• Kann Rücken und Beine nicht selbstständig waschen • Hat Schwierigkeiten, sich im Bett oder am Bettrand selbstständig anzuziehen	• Ist sauber und fühlt sich wohl • Ist passend zu Situation und Witterung gekleidet	• Anleitung zur Körperpflege im Bett und am Bettrand • Reichen der Pflegeutensilien • Waschen des Rückens und der Beine • Reichen der ausgewählten Kleidung • Unterstützen beim Anziehen nach der Körperpflege
Essen und trinken	Isst vorbereitete Nahrung selbstständig	Eingeschränktes Trinkverhalten/trinkt zu wenig	Erhält genügend Flüssigkeit	• Getränke anbieten • Wunschgetränk erfragen • Infusionstherapie, um Flüssigkeitsdefizit entgegenzuwirken
Sich sicher fühlen und verhalten	Kann Risiken erkennen und sich an das Pflegepersonal wenden	Ist sturz- und dekubitusgefährdet	Stürzt nicht und hat ein intaktes Hautbild	• Bettgitternutzung absprechen, Einverständnis einholen • Sicheren Sitz am Bettrand gewährleisten • Hautbeobachtung und Hautpflege • Positionierung im Bett
Körpertemperatur regulieren/ Atmen	Kann sich bei Veränderungen melden	Aktuell schwankende Vitalwerte	Auffällige Vitalwerte sind erkannt	• Vitalzeichenkontrolle am Morgen • Engmaschige Vitalzeichenkontrolle bei Auffälligkeiten und Arztinfo • Förderung der Mobilität, um Kreislauf anzuregen
Kommunizieren	Kann sprechen	Ist schwerhörig	Kann Gesagtes verstehen	• Laut und deutlich sprechen • Einfache Sätze bilden • Zeit nehmen für die Kommunikation • In Fr. Mais Richtung sprechen

Ablaufplan

TIPP

Den Ablaufplan erstellt man in erster Linie für sich selbst, um die Pflege zeitlich zu strukturieren. Eventuell reicht ein weniger detaillierter Ablaufplan als der folgende Lösungsvorschlag, der relativ kleinschrittig ausgearbeitet ist.

Zeit	Maßnahme
6:00–6:05	Übergabe vom Nachtdienst
6:05–6:25	Vorstellung der Patientinnen und des Ablaufplans
6:20–6:35	Stellen der oralen Medikamente für beide Patientinnen
6:35–6:40	Wecken der Patientinnen
6:40–6:55	Messen der Vitalzeichen, Erfragen von Schmerzen, Beurteilung des Urins
6:55–7:00	Begleitung von Fr. Kovalenko ins Bad, Bereitstellen der Pflegeutensilien
7:00–7:05	Zurechtmachen des Betts von Fr. Kovalenko
7:05–7:20	Unterstützung von Fr. Mai bei der Pflege des Unterkörpers
7:20–7:35	Transfer von Fr. Mai an den Bettrand, Positionierung mit Hilfsmitteln, Unterstützung bei der Pflege des Oberkörpers, Waschen des Rückens, Anbieten eines Getränks
7:35–7:45	Erste Dokumentation – durchgeführte Maßnahmen, ggf. erste Auffälligkeiten im Pflegebericht, bei Bedarf Info an zuständige Pflegefachperson oder ärztliches Personal
7:45–8:00	Vorbereitung der Infusionen
8:00–8:10	Vorbereitung und Bereitstellung des Frühstücks
8:10–8:30	Fortsetzung der Dokumentation
8:30–8:45	Visite
8:45–9:00	Verbandwechsel
9:00–9:15	Ausarbeitung der Anordnungen aus der Visite
9:15–9:35	Evtl. Vorbereitung der Entlassung inklusive Ausfüllen des Überleitungsbogens
9:35–9:40	Übergabe an zuständige Pflegefachperson
9:40–10:00	Reflexion inklusive Selbstreflexion

16.3 Pflegemaßnahmen

16.3.1 Planung einzelner Pflegemaßnahmen

HINWEIS ZU DEN FOLGENDEN AUFGABEN

Im Folgenden finden Sie ausgewählte Aufgaben, die in der Prüfungssituation eine Rolle spielen könnten. Die Bearbeitung kann hier nicht real erfolgen, Sie können die Aufgaben aber durchdenken und sich ggf. dazu Notizen machen.

AUFGABE 1

Beschreiben Sie das Stellen einer Antibiotika-Infusion und gehen Sie dabei davon aus, dass es sich um ein pulverförmiges Medikament handelt, welches in 50 ml 0,9 %-NaCl-Lösung (isotonischer Kochsalzlösung) aufgelöst werden soll. Geben Sie an, welche Umsetzungskriterien zu beachten sind. Erläutern Sie die Bedeutung der Therapiekontrolle bei der Infusionstherapie. Benennen Sie typische Nebenwirkungen der Antibiotikatherapie.

AUFGABE 2

Geben Sie fünf Kriterien der Urinbeobachtung bei Frau Kovalenko an. Erklären Sie, wie es durch bakterielle Infektionen zu Blutbeimengungen im Urin kommen kann.

AUFGABE 3

Beschreiben Sie zwei verschiedene Schmerzassessments. Benennen Sie typische Hinweise auf Schmerzen, wenn diese nicht eindeutig geäußert werden können. Beschreiben Sie Möglichkeiten, mit Frau Kovalenko zu kommunizieren, falls diese der deutschen Sprache nicht mächtig ist. Erläutern Sie, wie Sie sich verhalten, wenn Frau Kovalenko starke Schmerzen angibt.

AUFGABE 4

Beschreiben Sie die allgemeine Bedeutung eines Pflegeüberleitungsbogens. Geben Sie fünf Bereiche eines Pflegeüberleitungsbogens an und ordnen Sie diesen jeweils die pflegerische Relevanz zu. Erörtern Sie den Einfluss des Expertenstandards „Entlassungsmanagement in der Pflege" im Zusammenhang mit dem zu nutzenden Pflegeüberleitungsbogen in der beschriebenen Situation.

16.3.2 Lösungsvorschläge für die Planung einzelner Pflegemaßnahmen

1. Beschreiben Sie das Stellen einer Antibiotika-Infusion und gehen Sie dabei davon aus, dass es sich um ein pulverförmiges Medikament handelt, welches in 50 ml 0,9 %-NaCl-Lösung (isotonischer Kochsalzlösung) aufgelöst werden soll. Geben Sie an, welche Umsetzungskriterien zu beachten sind. Erläutern Sie die Bedeutung der Therapiekontrolle bei der Infusionstherapie. Benennen Sie typische Nebenwirkungen der Antibiotikatherapie.

Stellen einer Antibiotika-Infusion
Zunächst ist die Anordnung zu prüfen und das Einverständnis der Patientin einzuholen, dann wird die Infusion vorbereitet. Neben einem passenden Infusionssystem werden das Medikament, die 50-ml-Flasche 0,9 %-NaCl-Lösung, Desinfektionsmittel, ein Transofix, Beschriftungszubehör und ein Tablett benötigt.

Nach der Desinfektion des Verschlussstopfens wird über den Transofix die NaCl-Lösung in die Flasche, die das Antibiotikumpulver enthält, gegeben und die entstandene Lösung geschwenkt, damit sich das Pulver gut auflöst. Anschließend die Lösung in das größere Fläschchen (vermutlich das NaCl-Fläschchen) laufen lassen. Nach Entfernung des Transofix wird das Infusionssystem eingestochen, befüllt und die Flasche beschriftet (z. B. Patientenetikett/-name, Inhalt, Zeitpunkt der Vorbereitung). Das Medikament sollte anschließend möglichst schnell (je nach Standard meist maximal innerhalb einer Stunde) der Patientin infundiert werden. Danach die Maßnahme dokumentieren und die nicht benötigten Materialien verwerfen. Während die Infusion läuft, Sichtkontrollen machen und die Patientin darauf hinweisen, bei Unwohlsein die Patientenrufvorrichtung zu nutzen.

Umsetzungskriterien
- Anordnung des Medikaments
- 6-R-Regel (alternativ 10-R-Regel)
- Hausstandard zum Stellen und Verabreichen von Infusionen
- Regelungen zum Umgang mit Arzneimitteln

Bedeutung der Therapiekontrolle
Bei der Infusionstherapie kommt es zum sofortigen Eintreten des Arzneimittels in den Körper und damit zu einer sehr schnellen Wirkung. Das bedeutet, dass Wirkung und Nebenwirkungen im Vergleich zu oralen Medikamenten schneller auftreten können. Zudem kann es neben systemischen Auffälligkeiten zu lokalen Veränderungen wie Schwellungen, Hautreizungen o. Ä. kommen. Es muss auch sichergestellt werden, dass die Infusion korrekt in die Vene läuft. Sobald die Infusion durchgelaufen ist, ist das Infusionssystem zu entfernen.

Typische Nebenwirkungen der Antibiotikatherapie
- Magen-Darm-Beschwerden, z. B. Übelkeit, Durchfall, Bauchschmerzen
- Allergische Reaktionen, z. B. Hautjucken, Rötungen

- Pilzinfektionen der Schleimhäute
- Störungen der Nierenfunktion

ACHTUNG

Das Richten einer Infusionslösung stellt eine von vielen behandlungspflegerischen Maßnahmen im Krankenhaus dar, die dementsprechend auch in der praktischen Prüfung notwendig werden können. Doch inwiefern und welche **Behandlungspflegemaßnahmen** im Rahmen der praktischen Prüfung umgesetzt werden sollen, kann je nach Bundesland, Klinik und Schule **unterschiedlich geregelt** sein.
Während die komplette Durchführung aller notwendigen Behandlungspflegemaßnahmen dem Argument folgt, dass man in der Prüfung die Fähigkeit, als Pflegefachperson selbstständig zu arbeiten, unter Beweis stellen soll, gibt es auch Argumente, die dagegen sprechen: Die Prüfung ist Teil der Ausbildung, und in dieser sind behandlungspflegerische Maßnahmen meist „unter Anleitung" durchzuführen. In Einzelfällen kann es sogar sein, dass die Prüfenden selbst keine Erlaubnis besitzen, auf der jeweiligen Prüfungsstation bestimmte behandlungspflegerische Maßnahmen (z. B. Infusionstherapie) umzusetzen.
Es wird daher dringend geraten, sich **im Vorfeld** bezüglich der Umsetzung möglicher Behandlungspflegemaßnahmen mit den Prüfenden sowie anderen Entscheidungsträgern (z. B. Stationsleitung, Schulleitung) abzustimmen und sich ggf. auch Rat bei Mentorinnen oder verantwortlichen Praxisanleitenden zu holen.

2. Geben Sie fünf Kriterien der Urinbeobachtung bei Frau Kovalenko an. Erklären Sie, wie es durch bakterielle Infektionen zu Blutbeimengungen im Urin kommen kann.

Kriterien der Urinbeobachtung

- Miktion und Miktionshäufigkeit
- Urinmenge
- Farbe des Urins
- Beimengungen im Urin
- Geruch des Urins

Entstehen von Blutbeimengungen im Urin

Bakterien in den Harnwegen können die Blaseninnenwand und ebenso die Innenwände von Harnröhre und Harnleiter verletzen. Dabei kann es zum Durchbruch in kleine versorgende Blutgefäße kommen. Aus diesen blutet es dann in die Harnwege ein, das Blut sammelt sich im Urin und wird mit diesem ausgeschieden.

3. Beschreiben Sie zwei verschiedene Schmerzassessments. Benennen Sie typische Hinweise auf Schmerzen, wenn diese nicht eindeutig geäußert werden können. Beschreiben Sie Möglichkeiten, mit Frau Kovalenko zu kommunizieren, falls diese der deutschen Sprache nicht mächtig ist. Erläutern Sie, wie Sie sich verhalten, wenn Frau Kovalenko starke Schmerzen angibt.

Schmerzassessments

Zur Einschätzung von Schmerzen und insbesondere der Schmerzintensität können verschiedene Assessments (Erfassungsbögen) genutzt werden. Das in Krankenhäusern am häufigsten genutzte Assessment ist die **numerische Ra-**

tingskala (NRS), bei der die Schmerzstärke von 0 bis 10 eingeschätzt wird. Je höher die Zahl, umso stärker die Schmerzen.

Des Weiteren gibt es die **Pain Face Scale (Gesichterskala),** die Gesichter mit unterschiedlich starkem Schmerzausdruck zeigt. Sie kann genutzt werden, wenn die Patientin keine Aussagen zu Schmerzen artikulieren kann oder es ihr leichter fällt, eines der Schmerzgesichter auszuwählen.

Hinweise auf Schmerzen

- Verzerrter Gesichtsausdruck
- Unruhe
- Schmerzäußerungen
- Weinen, Wimmern, Schreien
- Tränen in den Augen
- Schonhaltung verletzter Gliedmaßen
- Zusammenkneifen der Augen
- ...

Kommunikationsmöglichkeiten bei Verständigungsschwierigkeiten

Falls Frau Kovalenko nicht gut deutsch spricht, kann man versuchen, in der Klinik eine Person zu finden, die dolmetschen kann, oder einen Dolmetscher extern anfordern. In manchen Fällen reicht es bereits, mit einfachen Worten Dinge zu beschreiben und langsam und deutlich zu sprechen. Manchmal gibt es Angehörige, die besser deutsch sprechen und die Kommunikation unterstützen können. Eine weitere Möglichkeit ist die Nutzung von Piktogrammen und der Pain Face Scale zur Einschätzung der Schmerzen, bei der Frau Kovalenko nur auf das entsprechende Gesicht zeigen muss.

Verhalten bei starken Schmerzen

Bei Frau Kovalenko ist ein Bedarfsmedikament zur Reduzierung von Schmerzen angeordnet. Wichtig ist, die Bedarfsanordnung genau zu lesen und zu verstehen, ob dieses im aktuellen Fall verabreicht werden kann. Neben der Gabe des Analgetikums in verordneter Dosierung muss die Schmerzangabe und die Verabreichung des Medikaments dokumentiert werden. Im weiteren Verlauf ist die Wirkung des Medikaments einzuschätzen, was u. a. eine erneute Schmerzerfassung und -dokumentation beinhaltet. Zusätzlich zur medikamentösen Therapie können nach Absprache mit dem medizinischen Team auch nicht medikamentöse Maßnahmen (z. B. warme Auflagen, Ruhe, schmerzreduzierende Positionierung) angeboten werden.

4. Beschreiben Sie die allgemeine Bedeutung eines Pflegeüberleitungsbogens. Geben Sie fünf Bereiche eines Pflegeüberleitungsbogens an und ordnen Sie diesen jeweils die pflegerische Relevanz zu. Erörtern Sie den Einfluss des Expertenstandards „Entlassungsmanagement in der Pflege" im Zusammenhang mit dem zu nutzenden Pflegeüberleitungsbogen in der beschriebenen Situation.

Bedeutung

Der Pflegeüberleitungsbogen oder auch Pflegeüberleitungsbericht wird von Pflegefachpersonen ausgefüllt und dient der Informationsweitergabe an die folgende Pflegeeinrichtung. Durch standardisierte Vorlagen wird sichergestellt, dass keine relevanten Informationen verloren gehen und die Pflege weiterhin mit guter Qualität ohne Unterbrechung (Versorgungslücken) fortgeführt werden kann.

Bereiche

- Kontaktdaten/Personenbezogene Informationen
- Pflegeprobleme und Ressourcen
- Hilfsmittelbedarf und vorhandene Hilfsmittel
- Erkenntnisse aus Assessmentbögen, z. B. Kontinenzprofil, Einschätzung der Sturzgefahr
- Rechtliche Information, z. B. Patientenverfügung, Vorsorgevollmacht
- Lebensgewohnheiten
- …

Expertenstandard „Entlassungsmanagement in der Pflege"

Dieser Expertenstandard wurde in erster Linie für Krankenhäuser erstellt und gilt als wissenschaftlich fundierte Grundlage für den Aufbau eines systematischen und strukturierten Entlassungsmanagements. Er dient als Grundlage für abgeleitete hausinterne Pflegestandards und die Erstellung von Überleitungsbögen. So soll eine strukturierte und dennoch individuelle Entlassungsplanung ermöglicht werden. Neben der Durchführung der Entlassung ist diese im Anschluss möglichst auch zu evaluieren, sodass der Überleitungsprozess verbessert wird.

16.4 Evaluation der erbrachten Pflege

Gehen Sie die Pflegesituation in Gedanken nochmals durch und reflektieren Sie diese. Sammeln Sie Informationen, auf die Sie im Rahmen des Reflexionsgesprächs eingehen würden.

LERNTIPP

Schwerpunkte für das Reflexionsgespräch

- Einschätzung des Zeitmanagements
- Umsetzung des Ablaufplans: An welchen Stellen waren warum Abweichungen nötig?
- Einschätzung des Verbandwechsels – evtl. genaue Beschreibung für eine bessere Nachvollziehbarkeit für die Prüfenden
- Einschätzung der Schmerzsituation und ggf. Erklärung zur Umsetzung der Bedarfsanordnung
- Besonderheiten bei der Urinbeobachtung und ggf. Erläuterung der Urinbeschaffenheit
- Umsetzung der Unterstützung bei der Grundpflege
- Einschätzung des Stellens und Verabreichens der Arzneimittel bei der Infusionstherapie (ggf. gemäß Hausstandard)
- Messung der Vitalzeichen inklusive Einschätzung gemessener Werte und ggf. Reaktion auf Auffälligkeiten

- Einschätzung von Kommunikation und Verständnis im Zusammenhang mit Frau Kovalenko, falls diese nicht gut deutsch spricht
- Umsetzung des Überleitungsmanagements einschätzen
- Abgleich der Ziele aus der Pflegeplanung: Sind die Ziele erreicht worden? Was lief anders als geplant? Welche Maßnahmen konnten nicht umgesetzt werden bzw. wurden zusätzlich durchgeführt?

16.5 Abschluss der Prüfungssituation

Formulieren Sie abschließend einen zusammenfassenden Pflegebericht. Geben Sie zudem an, welche Informationen Sie in der Situation an die zuständige Pflegefachperson weitergeben würden.

Schätzen Sie für sich selbst ein, wo Sie in dieser Prüfungssituation gut zurechtgekommen wären und wo Sie vielleicht noch Unsicherheiten verspüren oder ganz anders gehandelt hätten. Tauschen Sie sich dazu bei Bedarf auch mit Ihren Kolleginnen, Mitauszubildenden sowie mit Ihrem Mentor oder Praxisanleitenden aus. So erfahren Sie ggf. auch andere Lösungsideen und u. U., ob Ihnen eine ähnliche Prüfungssituation bevorstehen kann.

LERNTIPP

Schlüsselbegriffe der Prüfungssituation

- OP-Nachsorge
- Entlassungsmanagement/Pflegeüberleitung
- Beobachtung von Ausscheidungen
- Beobachtung von Schmerzen/Schmerzmanagement
- Infusionstherapie
- Diagnostik und Therapie bei Hämaturie
- Antibiose
- Vitalzeichenkontrolle
- Kommunikation bei eingeschränkten Sprachkenntnissen

LITERATURVERZEICHNIS

1. Herrmann E. Geriatrische Assessments. In: Böhmer-Breuer R, Herrmann E. (Hrsg.). PFLEGEN. Fokus alter Mensch. München: Elsevier, 2021. S. 43–70.
2. Keller C. Ausscheidung. In: Menche N, Keller C, Teigeler B (Hrsg.). PflegeHeute. 8. A. München: Elsevier, 2023. S. 172–211.
3. Salaja A-M., Organisation der Pflegearbeit. In: Keller C (Hrsg.). PFLEGEN. Grundlagen und Interventionen. 3. A. München, Elsevier, 2021. S. 81–108.

KAPITEL

17 Drittes praktisches Prüfungsbeispiel

Erik Herrmann

17.1 Ⓚ Pflegesituation: stationäre Akutpflege

Kind

Pflegesituation

Sie absolvieren Ihre praktische Abschlussprüfung im örtlichen Krankenhaus auf einer Kinderstation. Das Krankenhaus übernimmt insbesondere kinderchirurgische Fälle aus dem gesamten Umland und hat es sich zum Ziel gesetzt, die Eltern so gut wie möglich in die Betreuung mit einzubeziehen.

Nachdem Sie Ihren Prüfenden bestätigt haben, dass Sie sich gesundheitlich in der Lage fühlen, Ihre praktische Prüfung anzugehen, und die Prüfenden (eine Ihnen bekannte Lehrkraft aus der Schule und Ihre Praxisanleiterin) mit der Stationsleitung mögliche Patienten für die Prüfung ausgewählt haben, erhalten Sie eine Übergabe durch die Stationsleitung:

„Die Prüfenden haben sich für zwei Kinder entschieden, die du beide wahrscheinlich noch nicht kennst. Von beiden Kindern ist jeweils ein Elternteil mit aufgenommen und wird dir einige Informationen geben können.

In Zimmer 2 findest du den 7-jährigen Jonas mit seiner Mama. Er kam gestern im Verlauf des frühen Nachmittags mit unklaren Bauchschmerzen und weiteren typischen Anzeichen einer Appendizitis. Die Untersuchungen haben ergeben, dass er gestern Abend notfallmäßig operiert werden musste. Die OP hat er so weit gut überstanden; heute und morgen hat er noch Bettruhe, dann soll weiter über die Mobilisierung entschieden werden. Die OP wurde mit einem Bauchschnitt durchgeführt, weshalb Jonas aktuell starke Schmerzen im Bereich der Wunde hat. Seine Mutter bemüht sich, ihn abzulenken und zu trösten. 3 × tgl. bekommt Jonas eine Infusion mit Schmerzmitteln, zusätzlich gibt es 2 × tgl. eine 500-ml-Elektrolytinfusionslösung, um die Narkosemittel aus dem Körper zu befördern und da er aktuell noch nicht essen darf. Die erste Schmerzinfusion soll er um 6:30 Uhr bekommen und wenn diese nach etwa einer Stunde durchgelaufen ist, kann etwas später die Elektrolytinfusion vorbereitet werden, sodass diese bis etwa 11:00 Uhr durchgelaufen ist, damit die nächste Schmerzinfusion angehängt werden kann. Ab morgen früh soll ein vorsichtiger Kostaufbau stattfinden, dazu müssen er und seine Mutter noch beraten werden. Im Rahmen der OP-Nachsorge finden heute 4 × tgl. Vitalzeichenkontrollen inklusive Temperaturmessung statt, morgen nur noch morgens, mittags und abends. Das Pflaster soll auf dem Bauch bleiben, es sei denn es blutet durch, ist stark verschmutzt oder löst sich. Für morgen früh ist eine Kontrollblutentnahme geplant, die vor der ersten Elektrolytinfusion durchgeführt werden muss. Wenn du dir die Durchführung nicht zutraust, kannst du sie an die zuständige Pflegefachperson oder die Ärzte delegieren.

Nebenan, in Zimmer 3, ist heute die 10-jährige Cäcilia mit ihrer Mutter aufgenommen worden. Bei Cäcilia ist morgen eine Mandel-OP geplant, bei der die Rachenmandeln entfernt werden sollen. Ihre Mutter ist sehr aufgeregt und macht sich Sorgen, dass etwas passieren könnte, während Cäcilia selbst der OP relativ entspannt entgegensieht. Deine Aufgabe wird es morgen sein, noch mal ein beruhigendes Informationsgespräch mit der Mutter zu führen. Cäcilia wird um 7:45 Uhr für den Eingriff abgeholt, sollte sich bis dahin also schon gewaschen und das OP-Hemd angezogen haben. Sie bekommt kurz vor dem Abholen 5 mg Midazolam als Saft zur Beruhigung. Sollte sie vorher schon recht unruhig sein, versuchst du, dieser Unruhe mit Gesprächen, Ablenkung und Einbeziehung der Mutter entgegenzuwirken. Cäcilia wird erst wieder aus dem Aufwachraum kommen, wenn deine Prüfung vorbei ist. Vielleicht schaust du zwischendurch noch mal nach ihrer Mutter, ob mit ihr alles in Ordnung ist.

17.2 Pflegeplanung und Ablaufplan

17.2.1 Erstellen der Pflegeplanung

In dem Krankenhaus, in dem diese beispielhafte Prüfung durchgeführt werden soll, wird – als Modellprojekt – mit NANDA-Pflegediagnosen gearbeitet. Für die Pflegeplanung im Rahmen der praktischen Abschlussprüfung in der pädiatrischen Pflege wird daher zur Unterstützung eine Übersicht mit typischen Pflegediagnosen zur Verfügung gestellt. Auf der Liste finden Sie folgende Diagnosen [3]:

Beeinträchtigte körperliche Mobilität, Schlafstörung, Beschäftigungsdefizit, Angst, Obstipation, Obstipationsgefahr, Diarrhö, beeinträchtigte Urinausscheidung, Enuresis (Einnässen), Mangelernährung, Überernährung/Gefahr der Überernährung, Flüssigkeitsüberschuss/-defizit, Gefahr eines Flüssigkeitsdefizits, beeinträchtigte Mundschleimhaut, Saug-/Schluckstörung des Säuglings, Selbstversorgungsdefizit, Selbstversorgungsdefizit: Essen, Selbstversorgungsdefizit: Körperpflege – sich kleiden/äußere Erscheinung, Selbstversorgungsdefizit: Toilettenbenutzung, Wahrnehmungsstörung, akute und chronische Schmerzen, Übelkeit, unwirksame Selbstreinigungsfunktion der Atemwege, unwirksamer Atemvorgang, Aspirationsgefahr, Infektionsgefahr, Hyperthermie (erhöhte Körpertemperatur), unwirksame Wärmeregulation (Körpertemperaturschwankungen), Hautschädigung, Gefahr einer Hautschädigung, beeinträchtigte verbale Kommunikation, soziale Isolation, Rollenüberlastung pflegender Angehöriger, Wissensdefizit

Eine Pflegeplanung soll für Jonas für den ersten und zweiten Tag der praktischen Prüfung geschrieben werden.

Pflegediagnose	Kurze, individuelle Beschreibung der Ursache(n)	Ziele	Pflegemaßnahmen

17.2.2 Erstellen des Ablaufplans

Um die Prüfung am zweiten praktischen Prüfungstag strukturiert angehen zu können, soll für diesen Tag ein Ablaufplan geschrieben werden. Der Tag beginnt um 6:00 Uhr mit der Übergabe vom Nachtdienst und endet nach 240 Minuten mit der Reflexion, für die 20 Minuten eingeplant werden sollen. Für den praktischen Teil ist damit bis 9:40 Uhr Zeit.

Zeit	Maßnahme (ggf. inklusive kurzer Begründung)

17.2.3 Lösungsvorschläge für Pflegeplanung und Ablaufplan

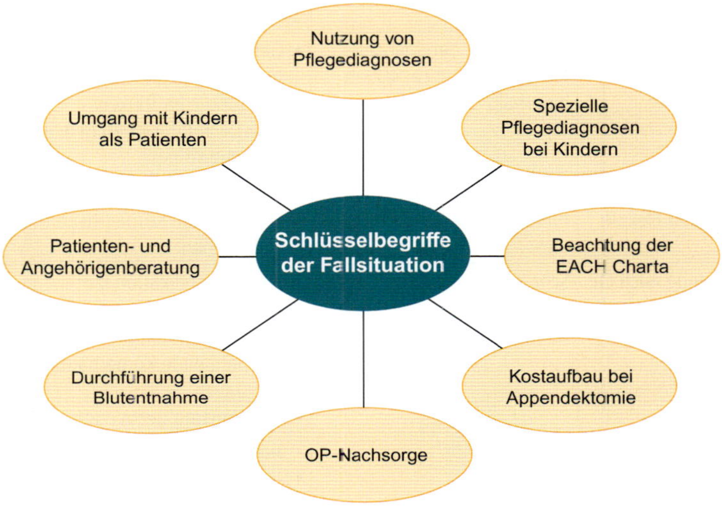
Nutzung von Pflegediagnosen
Spezielle Pflegediagnosen bei Kindern
Beachtung der EACH Charta
Kostaufbau bei Appendektomie
OP-Nachsorge
Durchführung einer Blutentnahme
Patienten- und Angehörigenberatung
Umgang mit Kindern als Patienten
Schlüsselbegriffe der Fallsituation

Hinweis zu den Lösungsvorschlägen

Die folgenden Angaben sind jeweils als Vorschlag zu verstehen, andere Lösungsvarianten können genauso richtig sein. Tauschen Sie sich bei Unsicherheiten mit Ihrem Mentor oder Ihrer Praxisanleiterin aus.

Pflegeplanung

Pflegediagnose	Kurze, individuelle Beschreibung der Ursache(n)	Ziele	Pflegemaßnahmen
Beeinträchtigte körperliche Mobilität	Bettruhe nach der OP, um die Wundnaht zu schützen und Komplikationen zu verhindern	Kontrakturgefahr ist minimiert	• Bewegungsübungen im Bett • Erste Mobilisation nach ärztl. Rücksprache
Beschäftigungsdefizit, soziale Isolation	Jonas muss in seinem Zimmer bleiben, kann sich nicht wie gewohnt beschäftigen	Jonas kann sich sinnvoll und altersgerecht beschäftigen	• Jonas nach seinen Interessen fragen • Auswahl passender Beschäftigungsangebote • Spiele, Bücher o. Ä. bereitstellen
Obstipationsgefahr	Zunächst Nahrungskarenz, dann schrittweiser Nahrungsaufbau, wenig Bewegung	Obstipationsgefahr wird rechtzeitig erkannt	• Reichlich Flüssigkeit zuführen • Erste Bewegungs-übungen

Pflegediagnose	Kurze, individuelle Beschreibung der Ursache(n)	Ziele	Pflegemaßnahmen
Mangelernährung	Eingeschränkte Ernährung aufgrund ärztl. Anordnung	Wichtige Nährstoffe werden zugeführt	Kostaufbau Elektrolytzufuhr über Infusion
Gefahr eines Flüssigkeitsdefizits	Erhöhter Flüssigkeitsbedarf, um Narkosemittel auszuschwemmen	Jonas erhält genügend Flüssigkeit, oral ca. 400 ml innerhalb der Prüfungszeit	• Getränke anbieten (nach dem Aufwachen, zum Frühstück Tee) • Beratung zum Trinken • Zusätzlich Infusionen gemäß ärztl. Anordnung
Selbstversorgungsdefizit: Körperpflege	Veränderte Körperpflege durch Bettruhe und Flexüle im Arm	Jonas ist gewaschen und fühlt sich frisch	• Bei Körperpflege unterstützen • Mutter in die Körperpflege mit einbeziehen
Akute Schmerzen	Durch Bauchwunde nach OP	Schmerzen sind erfasst und bei max. 3 nach numerischer Ratingskala	• Schmerzmedikation laut ärztlicher Anordnung • Schmerzerfassung • Entspannende Körperhaltung für den Bauch • Ggf. Kühlung der Wunde
Infektionsgefahr	Durch OP-Wunde und Flexüleneinstichstelle	Keine Infektion	• Sichtkontrolle des Wundverbands • Aseptischer Verbandwechsel • Sichtung der Flexüleneinstichstelle
Hautschädigung	Wunde am Unterbauch	Wunde wird mit neuem Verband versorgt	• Aseptischer Verbandwechsel laut ärztl. Anordnung • Wunddokumentation nach Standard
Wissensdefizit	Die Situation, sowohl die OP als auch der folgende Nahrungsaufbau, ist für Jonas und seine Mutter völlig neu und ungewohnt	Jonas und seine Mutter sind über die aktuelle Situation und empfohlene Handlungsweisen informiert	• Beratungsgespräch zur OP-Nachsorge • Beratung zur Ernährung inklusive Aufbaukost

Ablaufplan

TIPP

Den Ablaufplan erstellt man in erster Linie für sich selbst, um die Pflege zeitlich zu strukturieren. Eventuell reicht ein weniger detaillierter Ablaufplan als der folgende Lösungsvorschlag, der relativ kleinschrittig ausgearbeitet ist.

Zeit	Maßnahme
6:00–6:05	Übergabe vom Nachtdienst
6:05–6:20	Vorstellung der beiden jungen Patienten
6:20–6:30	Vorbereitung der Infusion für Jonas
6:30–6:35	Kurzer Kontrollgang zu Jonas und seiner Mutter; wenn Jonas munter ist, fragen, ob alles in Ordnung ist; Schmerzinfusion anhängen lassen
6:35–6:40	Wecken von Cäcilia, kurze Erklärung des geplanten Ablaufs
6:40–6:45	Vitalzeichenkontrolle bei Cäcilia
6:45–7:00	Unterstützung von Cäcilia bei der Körperpflege
7:00–7:15	Informationsgespräch mit Cäcilia und ihrer Mutter zur geplanten OP, Klären von Fragen, ggf. Verweis an den behandelnden Arzt und Info an diesen
7:15–7:20	Ggf. Wecken von Jonas und Vitalzeichenkontrolle
7:20–7:35	Blutentnahme bei Jonas, ggf. an zuständige Pflegefachperson oder Ärzte delegieren, eingelaufene Infusion entfernen lassen
7:35–7:45	Unterstützung von Jonas bei der Grundpflege
7:45–7:50	Vorbereitung des Midazolam-Safts für Cäcilia
7:50–7:55	Gabe des Midazolam-Safts und Überziehen der OP-Haube bei Cäcilia, aufmunternde Worte an sie und ihre Mutter, Übergabe an das Transportpersonal, Dokumentation wichtiger Informationen
7:55–8:05	Vorbereitung der Elektrolytinfusion für Jonas mit Übergabe an zuständige Pflegefachperson
8:05–8:10	Rücksprache mit dem diensthabenden Arzt zum Kostaufbau bei Jonas
8:10–8:30	Beratung von Jonas und seiner Mutter zum Kostaufbau
8:30–8:35	Vorbereitung von Jonas' Frühstück (z. B. Suppe oder Zwieback und Tee)
8:35–9:00	Dokumentation zu Jonas
9:00–9:30	Beschäftigung von Jonas mit der Möglichkeit der Entlastung seiner Mutter
9:30–9:40	Dokumentation und Übergabe
9:40–10:00	Reflexion inklusive Selbstreflexion

17.3 Pflegemaßnahmen

17.3.1 Planung einzelner Pflegemaßnahmen

HINWEIS ZU DEN FOLGENDEN AUFGABEN

Im Folgenden finden Sie ausgewählte Aufgaben, die in der Prüfungssituation eine Rolle spielen könnten. Die Bearbeitung kann hier nicht real erfolgen, Sie können die Aufgaben aber durchdenken und sich ggf. dazu Notizen machen.

AUFGABE 1 Die Kinderstation hat es sich zum Ziel gemacht, nach Möglichkeit mit den zu versorgenden Kindern einen Elternteil aufzunehmen. Dies geschieht unter Beachtung der EACH Charta. Benennen Sie Schwerpunkte der EACH Charta, die für die Versorgung von Kindern im Krankenhaus eine Rolle spielen. Bewerten Sie die Anwesenheit von Jonas' Mutter im Krankenhaus und geben Sie mindestens fünf Vorteile an.

AUFGABE 2 Jonas darf heute noch nichts essen, morgen soll der Kostaufbau beginnen. Sie sollen Jonas und seine Mutter am morgigen zweiten Prüfungstag dazu beraten. Beschreiben Sie, was man unter Kostaufbau versteht und wie dieser für gewöhnlich nach einer Appendektomie aussieht. Erklären Sie die Notwendigkeit des Kostaufbaus nach der Nahrungskarenz in dieser Situation. Planen Sie ein Beratungsgespräch mit Jonas und seiner Mutter. Geben Sie dazu an, welche Rahmenbedingungen wichtig sind, und gehen Sie auf Schwerpunkte dieser Beratung ein. Erklären Sie, warum es sinnvoll ist, sowohl Jonas als auch seine Mutter zu beraten.

AUFGABE 3 Geben Sie Schwerpunkte der OP-Nachsorge bei Appendektomie an. Gehen Sie dabei zunächst auf die in der Übergabe benannten Punkte ein und ergänzen Sie ggf. weitere Punkte.

AUFGABE 4 Beschreiben Sie, wie Sie die Blutentnahme kindgerecht erklären und durchführen können.

17.3.2 Lösungsvorschläge für die Planung einzelner Pflegemaßnahmen

1. Die Kinderstation hat es sich zum Ziel gemacht, nach Möglichkeit mit den zu versorgenden Kindern einen Elternteil aufzunehmen. Dies geschieht unter Beachtung der EACH Charta. Benennen Sie Schwerpunkte der EACH Charta, die für die Versorgung von Kindern im Krankenhaus eine Rolle spielen. Bewerten Sie die Anwesenheit von Jonas' Mutter im Krankenhaus und geben Sie mindestens fünf Vorteile an.

Schwerpunkte der EACH Charta

- Aufnahme eines Kindes nur dann, wenn es wirklich notwendig ist. (Artikel 1)
- Kinder haben das Recht, ihre Eltern oder eine Bezugsperson jederzeit bei sich zu haben. (Artikel 2)
- Den Eltern soll die Mitaufnahme im Krankenhaus angeboten werden, ihnen dürfen dadurch keine zusätzlichen Kosten entstehen, und sie sollen über die Pflege informiert und zur aktiven Mitwirkung ermutigt werden. (Artikel 3)
- Kinder haben das Recht, ihrem Alter entsprechend informiert zu werden, und es sollen Maßnahmen ergriffen werden, um ihren körperlichen und seelischen Stress zu mildern. (Artikel 4)
- Kinder haben das Recht, in alle gesundheitlichen Entscheidungen einbezogen zu werden, und sie sollen vor unnötigen Behandlungen und Untersuchungen geschützt werden. (Artikel 5)
- Kinder sollen zusammen mit anderen Kindern betreut werden, die ähnliche Bedürfnisse haben, und Besuche sollen ohne Altersgrenzen ermöglicht werden. (Artikel 6)
- Die Umgebung der Kinder soll bedürfnisgerecht eingerichtet sein und Spielen, Erholung und Bildung ermöglichen. (Artikel 7)
- Kinder haben das Recht, von gut ausgebildetem und mit Einfühlungsvermögen ausgestattetem Personal versorgt zu werden, welches auf die Bedürfnisse der Kinder und ihrer Familien eingeht. (Artikel 8)
- Die Kinder sollen durch ein möglichst kleines Team versorgt werden, um immer wieder die gleichen Ansprechpartner zu haben. (Artikel 9)
- Kinder müssen verständnisvoll behandelt und ihre Intimsphäre muss respektiert werden. (Artikel 10)

TIPP

Neben der EACH Charta gibt es auch weitere Rechte von Kindern, die bei deren Pflege und Versorgung zu beachten sind. Dabei geht es nicht darum, irgendwelche Artikel auswendig zu lernen, sondern es ist wichtig zu wissen, welche Rechte Kinder allgemein haben und wo passende Informationen zu finden sind.

- EACH Charta mit Erläuterungen: www.uniklinik-ulm.de/fileadmin/default/02_Kliniken-Zentren/Downloads/EACH-CHARTA.pdf
- UN-Konvention über die Rechte des Kindes: www.kinderrechte.de/kinderrechte/un-kinderrechtskonvention-im-wortlaut

Bezogen auf die EACH Charta empfiehlt es sich, die Umsetzung der einzelnen Artikel zu prüfen und ggf. zu hinterfragen, warum manche nicht gut umgesetzt werden können. Durch das Prüfen der Umsetzung verinnerlichen Sie die Inhalte der EACH Charta besser und können dieses Fachwissen im Rahmen der Reflexion zeigen.

Bewertung der Anwesenheit der Mutter und damit verbundene Vorteile
Die Anwesenheit der Mutter ist positiv zu bewerten, denn sie unterstützt, beschäftigt und tröstet Jonas, und es gibt keine Anhaltspunkte, dass ihre Anwesenheit für ihn nicht gut wäre.
Vorteile:

- Die Mutter kann Jonas trösten, wenn er traurig ist oder Schmerzen hat.
- Sie ist die ganze Zeit bei ihm und kann ihn individuell beschäftigen.
- Sie kennt seine Vorlieben und kann Beschäftigungs- und Nahrungsangebote daran ausrichten.
- Sie kennt Jonas vermutlich am besten und kann damit bei Diagnostik und Therapie unterstützen.
- Sie vermittelt ihrem Sohn Sicherheit und gibt ihm Rückhalt.

2. Jonas darf heute noch nichts essen, morgen soll der Kostaufbau beginnen. Sie sollen Jonas und seine Mutter am morgigen zweiten Prüfungstag dazu beraten. Beschreiben Sie, was man unter Kostaufbau versteht und wie dieser für gewöhnlich nach einer Appendektomie aussieht. Erklären Sie die Notwendigkeit des Kostaufbaus nach der Nahrungskarenz in dieser Situation. Planen Sie ein Beratungsgespräch mit Jonas und seiner Mutter. Geben Sie dazu an, welche Rahmenbedingungen wichtig sind, und gehen Sie auf Schwerpunkte dieser Beratung ein. Erklären Sie, warum es sinnvoll ist, sowohl Jonas als auch seine Mutter zu beraten.

Kostaufbau nach einer Appendektomie

- Kostaufbau bezeichnet die schrittweise Erweiterung des Nahrungsangebots nach vorheriger Einschränkung.
- Bei einer Appendektomie besteht vor und bis zu wenige Tage nach der OP Nahrungskarenz.
- Bei gutem Verlauf darf am 1. Tag nach der OP Tee getrunken werden.
- An den Folgetagen werden schrittweise leicht verdauliche Speisen gereicht – für gewöhnlich startet man mit Zwieback und Suppen.
- Im weiteren Verlauf kommen Weißbrot und andere leicht verdauliche Speisen, z. B. Bananen, Rührei mit Kartoffelbrei, dazu.
- Wichtig ist, zunächst auf fettreiche und schwer verdauliche Produkte, z. B. Hülsenfrüchte, Pilze, zu verzichten.
- Der Kostaufbau wird in der Regel mit dem ärztlichen Team besprochen, das Schritt für Schritt zusätzliche Lebensmittel zum Verzehr freigibt.

Notwendigkeit von Kostaufbau und Nahrungskarenz nach einer Appendektomie
Wichtig ist die Nahrungskarenz und der schrittweise Nahrungsaufbau aufgrund der OP am Darm. Der entzündete Darmbereich wurde entfernt, sodass eine Wunde entstand, die vernäht wurde. Bei normaler Ernährung würde die Wunde gereizt und die Wundnaht unnötig gedehnt werden, sodass die Wunde aufreißen könnte. Dies hätte zur Folge, dass sich Darminhalt in den Bauchraum entleert.

Rahmenbedingungen für das Beratungsgespräch

- Ruhiger Raum, z. B. Patientenzimmer, in dem Jonas und seine Mutter untergebracht sind
- Zeit nehmen, Zeit für Fragen lassen
- Evtl. Informationsmaterial mitnehmen (z. B. Flyer/Infobroschüre)
- Kindgerechte Erklärungen
- Ggf. Jonas getrennt ansprechen und ihm und seiner Mutter jeweils personenbezogene Hinweise geben

Beratungsschwerpunkte

- Erklärung, warum Jonas nach der OP zunächst nichts essen durfte
- Hintergründe zur Verdauung allgemein und aktuell
- Sinn und Bedeutung des Nahrungsaufbaus
- Gestaltungsmöglichkeiten des Nahrungsaufbaus
- Konkrete Ernährungshinweise mit Produktbeispielen

Sinnhaftigkeit der Beratung sowohl von Jonas als auch seiner Mutter

- Da es um Jonas geht, ist es sinnvoll, ihn mit einzubeziehen. Er benötigt altersgerechte Hinweise, um zu verstehen, warum seine Ernährung aktuell eingeschränkt ist und wie es weitergeht.
- Jonas' Mutter ist als Erziehungsberechtigte und die Person, die vermutlich für Jonas das Essen zubereitet bzw. anrichtet, zu informieren und zu beraten. Sie benötigt konkrete Informationen, was man unter Kostaufbau versteht, wie er aufgebaut ist, und ab wann Jonas was essen darf.

LERNTIPP

Verschiedene Situationen erfordern gezielte und teilweise sehr individuelle Beratungen. Dies kann auch in der praktischen Prüfung nötig sein, weshalb es von Vorteil ist, wenn Sie in dieser Situation überzeugend beraten können.
Um verschiedene Beratungssituationen zu meistern, empfiehlt es sich, diese vorher zu üben. In der pflegerischen Praxis gibt es dazu mehrere Möglichkeiten, daneben können Sie Beratungen auch spielerisch üben. Sie benötigen nur einen Gesprächspartner und ein Beratungsthema. Es können auch Karten mit verschiedenen Personen (z. B. Pflegefachperson, alte Dame, Kind) und Beratungsanlässen (z. B. Ernährungsumstellung, OP-Vorbereitung, Umgang mit Menschen mit Demenz) vorbereitet werden, die dann blind gezogen werden.

3. Geben Sie Schwerpunkte der OP-Nachsorge bei Appendektomie an. Gehen Sie dabei zunächst auf die in der Übergabe benannten Punkte ein und ergänzen Sie ggf. weitere Punkte.

- Zunächst Einhaltung der Bettruhe, dann langsame Mobilisation laut ärztlicher Anordnung
- Erfassung der Schmerzen
- Schmerzmedikation laut ärztlicher Anordnung
- Infusionstherapie laut ärztlicher Anordnung
- Nahrungskarenz, dann schrittweiser Nahrungsaufbau
- Beratungsgespräche
- Vitalzeichenkontrolle (4 × tgl.) inklusive Temperaturmessung
- Verbandkontrolle

- Kontrollblutentnahme
- Schmerzarme Positionierung und Ablenkung
- Achten auf Urin- (u. a. wegen Ausscheidung des Narkosemittels) und Stuhlausscheidung (Obstipationsgefahr)

4. Beschreiben Sie, wie Sie die Blutentnahme kindgerecht erklären und durchführen können.

Jonas und seine Mutter sollten zunächst über die geplante Blutentnahme informiert werden und bei Bedarf der Hintergrund der geplanten Maßnahme erklärt werden (routinemäßige postoperative Erfassung bestimmter Blutwerte, z. B. Entzündungswerte). Die Materialien sind zuvor auf einem Tablett vorzubereiten, das ins Zimmer mitgenommen wird und zunächst außer Jonas' Sichtweite platziert wird. Die Anordnung wird nochmals geprüft und das Einverständnis von Jonas und seiner Mutter eingeholt.

Um den Eingriff für Jonas so angenehm wie möglich zu gestalten, kann er entweder abgelenkt (z. B. durch die Mutter, ein Spielzeug oder das Schauen eines Videos) oder spielerisch mit einbezogen werden. So könnte z. B. das Blut als Fracht bezeichnet werden, die mit dem Flugzeug abgeholt wird, wobei die Kanüle das Flugzeug und die Blutröhrchen den Frachtraum darstellen.

In Jonas' Alter erfolgt die Blutentnahme üblicherweise aus einer Armvene. Bei der Stauung ist darauf zu achten, dass diese nicht zu fest und einschneidend erfolgt.

Ist eine große Schmerzempfindlichkeit bekannt, kann nach ärztlicher Anordnung 30–60 min vor Entnahme ein EMLA-Pflaster auf die Einstichstelle geklebt werden. Dieses enthält Lokalanästhetika, die die Haut betäubt.

Nach der erfolgreichen Blutentnahme kann Jonas und seiner Mutter noch erklärt werden, dass das Blut nun ins Labor geschickt und dort untersucht wird.

ACHTUNG

Die Blutentnahme stellt grundsätzlich eine ärztliche Tätigkeit dar. Die Delegation an Pflegepersonal erfolgt in den einzelnen Bundesländern und Kliniken unterschiedlich. Vergewissern Sie sich, ob in Ihrer Klinik/Ihrem Arbeitsbereich die Blutentnahme eine Tätigkeit darstellt, die in der Prüfungssituation an Sie delegiert werden darf. Selbst wenn Ihnen die Aufgabe der Blutentnahme übertragen wird, sollten Sie diese nur übernehmen, wenn Sie sich sicher dabei fühlen und in dieser Tätigkeit geübt sind.

17.4 Evaluation der erbrachten Pflege

Gehen Sie die Pflegesituation in Gedanken nochmals durch und reflektieren Sie diese. Sammeln Sie Informationen, auf die Sie im Rahmen des Reflexionsgesprächs eingehen würden.

LERNTIPP

Schwerpunkte für das Reflexionsgespräch

- Einschätzung des Zeitmanagements
- Umsetzung des Ablaufplans: An welchen Stellen waren warum Abweichungen nötig?
- Krankenbeobachtung: Einschätzung der Bauchschmerzen und weiterer Symptome
- Einschätzung von Vitalzeichen (inklusive Köpertemperatur) mit Beachtung altersabhängiger Besonderheiten
- Umsetzung der OP-Vor- und -Nachsorge
- Umgang mit den kleinen Patienten und deren Eltern (inkl. Einschätzung der Gesprächsführung)
- Einschätzung des Stellens der Infusion nach Standard
- Hinweise zum Kostaufbau
- Einschätzung der Wundauflage: War ein Verbandwechsel nötig? Ging dieser reibungslos vonstatten?
- Umsetzung der Blutentnahme; ggf. Begründung, warum eine Delegation stattgefunden hat
- Einschätzung von Stellen und Verabreichen des Midazolam-Safts und ggf. weiterer Medikamente
- Abgleich der Ziele aus der Pflegeplanung: Sind die Ziele erreicht worden? Was lief anders als geplant? Welche Maßnahmen konnten nicht umgesetzt werden bzw. wurden zusätzlich durchgeführt?

17.5 Abschluss der Prüfungssituation

Formulieren Sie abschließend einen zusammenfassenden Pflegebericht. Geben Sie zudem an, welche Informationen Sie in der Situation an die zuständige Pflegefachperson weitergeben.

Schätzen Sie für sich selbst ein, wo Sie in dieser Prüfungssituation gut zurechtgekommen wären und wo Sie vielleicht noch Unsicherheiten verspüren oder ganz anders gehandelt hätten. Tauschen Sie sich dazu bei Bedarf auch mit Ihren Kollegen und Mitauszubildenden sowie mit Ihrem Mentor oder Praxisanleitenden aus. So erfahren Sie ggf. auch andere Lösungsideen und u. U., ob Ihnen eine ähnliche Prüfungssituation bevorstehen kann.

Sollten Ihre praktische Prüfung nicht auf einer Kinderstation stattfinden, versuchen Sie sich bewusst zu machen, welche Besonderheiten Sie in Ihrem Arbeitsbereich vorfinden werden.

LERNTIPP

Schlüsselbegriffe der Prüfungssituation

- Nutzung von Pflegediagnosen
- Spezielle Pflegediagnosen bei Kindern
- Beachtung der EACH Charta
- Kostaufbau bei Appendektomie
- OP-Nachsorge
- Durchführung einer Blutentnahme
- Patienten- und Angehörigenberatung
- Umgang mit Kindern als Patienten

LITERATUR

1. Aktionskomitee Kind im Krankenhaus (AKIK). Die EACH Charta mit Erläuterungen. 2018. Aus: www.uniklinik-ulm.de/fileadmin/default/02_Kliniken-Zentren/Downloads/EACH-CHARTA.pdf (letzter Zugriff: 23.9.2024).
2. Fley G, Schneider F. Pflege bei Schmerzen. In: Fley G, Schneider F (Hrsg.). PflegeHeute Pädiatrische Pflege. München: Elsevier, 2024. S. 599–617.
3. Weissenbacher M, Horvath E. Pflegediagnosen für die Kinder- und Jugendlichenpflege. Wien: Springer, 2008.

KAPITEL

18 Viertes praktisches Prüfungsbeispiel

Erik Herrmann

18.1 Ⓐ Pflegesituation: ambulante Langzeitpflege

Älterer Mensch

Fallsituation

Beim ambulanten Pflegedienst

Sie absolvieren Ihre praktische Abschlussprüfung bei einem ambulanten Pflegedienst. Dieser versorgt in mehreren Touren die zu pflegenden Menschen der Region. Die Touren können in Behandlungspflege-, Grundpflege-, Hauswirtschafts- und Anleitungstouren mit den Praxisanleitenden kategorisiert werden. Für Ihre praktische Abschlussprüfung werden die ausgewählten zu pflegenden Personen aus der üblichen Tour in eine Anleitungstour übernommen, sodass die anderen Abläufe nicht beeinträchtigt werden.

Nachdem Sie Ihren Prüfenden bestätigt haben, dass Sie sich gesundheitlich in der Lage fühlen, Ihre praktische Prüfung anzugehen, und die Prüfenden (eine Ihnen bekannte Lehrkraft aus der Schule und Ihre Praxisanleiterin) mit der Stationsleitung mögliche Patienten für die Prüfung ausgewählt haben, erhalten Sie eine Übergabe durch eine Kollegin, die diese Patienten sonst im Rahmen ihrer Tour versorgt:

„In deiner praktischen Abschlussprüfung heute und morgen sollst du Herrn und Frau Edici pflegerisch unterstützen, die zusammen mit ihrer Tochter in einem Haus wohnen. Die Prüfenden haben sich für das Ehepaar Edici entschieden, damit du nicht mehrere Haushalte anfahren musst.

Das Ehepaar Edici stammt ursprünglich aus der Türkei, ist in den 1980er-Jahren nach Deutschland gekommen, hat hier geheiratet und drei Kinder bekommen. Mit der ältesten Tochter leben sie zusammen in einem Haus, wobei die Tochter ihren eigenen Wohnbereich hat, aber mehrfach täglich nach ihren Eltern sieht. Das gemeinsame Abendessen ist für die Familie Pflicht und gelebtes Familienleben zugleich. Die Tochter ist zudem für den Einkauf der Familie zuständig. Bei Problemen wird sie von ihren Eltern auf dem Handy angerufen, sodass sie so schnell wie möglich kommen kann. Das war z. B. letzte Woche der Fall, als Herr Edici nachmittags Schwierigkeiten hatte, von der Toilette aufzustehen. Die beiden Söhne kommen regelmäßig zu Besuch. Früher ist die Familie oft und viel gereist, und alle können von Erlebnissen aus den verschiedensten Ländern berichten.

Als ambulanter Pflegedienst fahren wir 3 × tgl. zur Familie, wobei du morgen die Frühtour übernehmen wirst. Herr Edici ist Diabetiker, weshalb wir bei ihm jeweils vor den Mahlzeiten den Blutzucker kapillar messen und entsprechend dem Blutzuckerwert Insulin spritzen. Die Anpassungstabelle dazu befindet sich in der Wohnung des Ehepaars. Herr Edici kann sich aufgrund seiner Arthrose oft nur schlecht bewegen und nutzt einen Rollator. Das Bewegen wird ihm zudem durch sein Übergewicht erschwert. Allerdings lässt er sich leicht motivieren, sich in der Wohnung zu bewegen und auch mal mit dem Rollator in den Garten zu gehen. Er sagt immer wieder, dass er viel zu gern isst, um das Essen zu sehr einzuschränken.

Am Morgen ist bei ihm eine große Grundpflege am Waschbecken geplant, dazu setzt er sich nach dem Toilettengang auf einen Duschstuhl. Herr Edici putzt seine Zahnprothese nicht mehr selbst, nachdem ihm diese in der Vergangenheit mal heruntergefallen ist. Ursache war vermutlich seine eingeschränkte Feinmotorik in den Fingern. Gesicht, Oberkörper, Oberschenkel und den Intimbereich kann sich Herr Edici selbst waschen, beim Rest des Körpers wird er morgen von dir Unterstützung brauchen. Da bei ihm alles nur ganz langsam geht und er ungehalten wird, wenn er sich gestresst fühlt, solltest du für seine Pflege eine halbe Stunde einplanen. Nach der Grundpflege kannst du Herrn Edici in das Wohnzimmer begleiten, wo er später mit seiner Frau das Frühstück einnimmt, das du für Herrn Edici vorbereitest.

Da bei Frau Edici eine Thrombose festgestellt wurde, bekommt sie jeden Morgen im Bett Kompressionsstrümpfe an beiden Beinen angezogen. Frau Edici erhält morgens nur eine kleine Körperpflege, somit brauchen die Beine nicht gewaschen zu werden. Ins Bad läuft sie selbstständig. Nach dem Toilettengang wäscht sie sich stehend vor dem Waschbecken und benötigt nur Unterstützung beim Reichen von Waschlappen und Handtuch und Waschen des Rückens.

Morgen ist wieder das Stellen der Medikamente in den Wochenboxen dran, d. h., es werden jeweils die Tabletten für 7 Tage gerichtet. Frau Edici achtet darauf, dass sie und ihr Mann pünktlich ihre Medikamente einnehmen. Ich empfehle dir, die Tabletten zu stellen, während die beiden frühstücken.

Normalerweise ist dann unser morgendlicher Pflegeeinsatz bei den Edicis beendet. Du hast morgen in deiner Prüfung aber etwas mehr Zeit und solltest dir eine sinnvolle Beschäftigungsidee im Sinne einer 10-Minuten-Aktivierung überlegen. Versuch dazu, die Biografie der beiden zu nutzen. Vielleicht fällt dir etwas ein, was die Feinmotorik von Herrn Edici fördert.

Die durchgeführten Maßnahmen werden vor Ort über die Pflegesoftware auf dem Handy bestätigt, einen kurzen Pflegebericht und den Eintrag ins Übergabebuch kannst du später in Ruhe hier in der Zentrale schreiben. Im gestrigen Pflegebericht steht, dass laut Hausärztin diese Woche bei beiden morgens und abends Blutdruck gemessen werden soll, da es beim letzten Praxisbesuch bei beiden Auffälligkeiten gab.“

18.2 Pflegeplanung und Ablaufplan

18.2.1 Erstellen der Pflegeplanung

Bei der Pflegeplanung sind nur für Herrn Edici Ressourcen, Pflegeprobleme, Pflegeziele und Pflegemaßnahmen zu formulieren. Eine strukturelle Zuordnung erfolgt in diesem Pflegeunternehmen nach dem ABEDL-Modell. Es sind nur die ABEDL-Spalten auszufüllen, bei denen Pflegeprobleme festzustellen sind.

Aktivitäten, (soziale) Beziehungen und existenzielle Erfahrungen des Lebens (ABEDL = Strukturelemente des ABEDL-Modells):

1. Kommunizieren
2. Sich bewegen
3. Vitale Funktionen aufrechterhalten
4. Sich pflegen
5. Essen und trinken
6. Ausscheiden
7. Sich kleiden
8. Ruhen, schlafen, sich entspannen
9. Sich beschäftigen, lernen, sich entwickeln
10. Die eigene Sexualität leben
11. Für eine sichere und fördernde Umgebung sorgen

12. Soziale Kontakte und Beziehungen aufrechterhalten können
13. Mit existenziellen Erfahrungen des Lebens umgehen und sich dabei entwickeln können

ABEDL	Probleme/ Ressourcen	Pflegeziel	Pflege-maßnahmen

18.2.2 Erstellen des Ablaufplans

Um die Prüfung am zweiten praktischen Prüfungstag strukturiert angehen zu können, soll für diesen Tag ein Ablaufplan geschrieben werden. Der Dienst beginnt um 6:30 Uhr mit der Übergabe vom Nachtdienst und endet nach 240 Minuten mit der Reflexion, für die 20 Minuten angesetzt werden müssen. Für die Fahrt zur Familie Edici und zurück zur Zentrale müssen Sie jeweils 10 Minuten einplanen, die nicht zur Prüfungszeit zählen. Für den praktischen Anteil ist damit bis 10:00 Uhr Zeit, und die Reflexion erfolgt – genau wie die Erstellung des Pflegeberichts und die Eintragung ins Übergabebuch – in der Zentrale des ambulanten Pflegedienstes von 10:00 bis 10:20 Uhr.

Zeit	Maßnahme (ggf. inklusive kurzer Begründung)

18.2.3 Lösungsvorschläge für Pflegeplanung und Ablaufplan

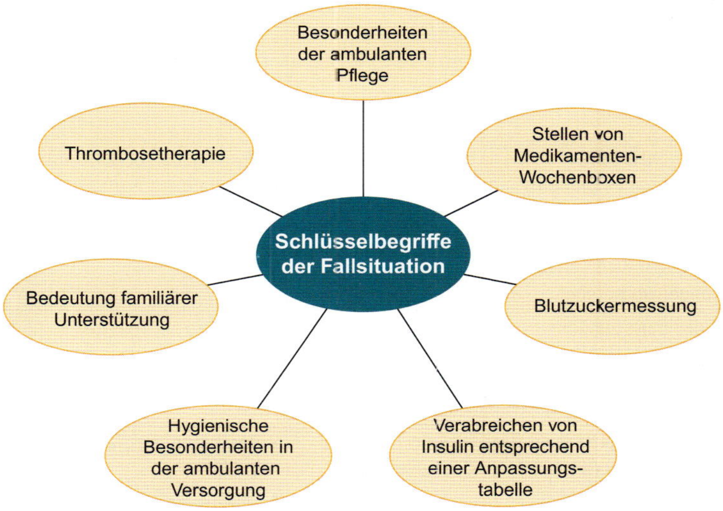
Besonderheiten der ambulanten Pflege
Stellen von Medikamenten-Wochenboxen
Thrombosetherapie
Schlüsselbegriffe der Fallsituation
Bedeutung familiärer Unterstützung
Blutzuckermessung
Hygienische Besonderheiten in der ambulanten Versorgung
Verabreichen von Insulin entsprechend einer Anpassungs-tabelle

Hinweis zu den Lösungsvorschlägen

Die folgenden Angaben sind jeweils als Vorschlag zu verstehen, andere Lösungsvarianten können genauso richtig sein. Tauschen Sie sich bei Unsicherheiten mit Ihrem Mentor oder Ihrer Praxisanleiterin aus.

Pflegeplanung

ABEDL	Probleme/Ressourcen	Pflegeziel	Pflegemaßnahmen
Sich bewegen	**Problem:** Hr. Edici kann sich aufgrund seiner Arthrose und seines Übergewichts nur schlecht bewegen **Ressource:** Er kann sich mit dem Rollator fortbewegen	Hr. Edici kann sich gut und möglichst schmerzarm bewegen	• Begleitung ins Bad • Bereitstellen des Rollators
Vitale Funktionen aufrechterhalten	**Problem:** Hr. Edici hat schwankende Blutzuckerwerte aufgrund seines Diabetes mellitus **Ressource:** Er lässt BZ-Kontrollen und die Medikamenteneinnahme zu	Auffällige BZ-Werte sind erkannt	• BZ-Kontrolle • Stellen und Verabreichen der Medikation • s.c. Insulininjektion

ABEDL	Probleme/Ressourcen	Pflegeziel	Pflegemaßnahmen
Sich pflegen	**Problem:** Hr. Edici benötigt Unterstützung bei der Körperpflege aufgrund der eingeschränkten Feinmotorik in den Fingern **Ressource:** Gesicht, Oberkörper, Oberschenkel und den Intimbereich kann sich Herr Edici selbst waschen	Hr. Edici ist sauber und gepflegt und fühlt sich wohl	• Waschen des Rückens • Waschen der Unterschenkel • Bereitstellen der Pflegeutensilien • Ggf. Anleitung zur Grundpflege • Bei der Körperpflege Zeit lassen
Essen und trinken	**Problem:** Hr. Edici muss seine Ernährung aufgrund seines Diabetes mellitus und seines Übergewichts anpassen **Ressource:** Das Essen wird von den Familienangehörigen vorbereitet	Hr. Edici frühstückt mit seiner Ehefrau	• Insulingabe vor dem Frühstück • Beratung zur Nahrungsmittelauswahl
Ausscheiden	**Problem:** Hr. Edici muss zur Toilette begleitet werden **Ressource:** Normale Ausscheidung auf der Toilette	Hr. Edici wird zur Toilette begleitet und kann dort ausscheiden	Begleitung zur Toilette
Sich beschäftigen	**Problem:** Hr. Edici kann nicht mehr wie früher reisen und ist in den Beschäftigungsmöglichkeiten eingeschränkt **Ressource:** Er lebt mit seiner Frau und der Familie zusammen in einem Haus	Hr. Edici langweilt sich nicht	• Beschäftigungsmöglichkeit anbieten • Gespräche führen • Zeit nehmen
Für eine sichere und fördernde Umgebung sorgen	**Problem:** Hr. Edici ist aufgrund seiner eingeschränkten Beweglichkeit sturzgefährdet **Ressource:** Er erhält Unterstützung durch den Pflegedienst und seine Angehörigen	Hr. Edici stürzt nicht	• Begleitung anbieten • Zu sicherem Umgang mit dem Rollator anleiten

Ablaufplan

TIPP

Den Ablaufplan erstellt man in erster Linie für sich selbst, um die Pflege zeitlich zu strukturieren. Eventuell reicht ein weniger detaillierter Ablaufplan als der folgende Lösungsvorschlag, der relativ kleinschrittig ausgearbeitet und begründet ist.

Zeit	Maßnahme (inklusive kurzer Begründung)
6:30–6:40 Uhr	Einholen von Informationen zum Ehepaar Edici – *um aktuelle Informationen zur Versorgung der beiden zu bekommen*
6:40–6:50 Uhr	Fahrt zum Ehepaar Edici – *um die beiden versorgen zu können*
6:50–6:55 Uhr	Begrüßung beim Betreten der Wohnung – *um einen freundlichen Einstieg zu haben und Vertrauen aufzubauen*
6:55–7:05 Uhr	Hilfestellung beim Aufstehen für Hr. Edici und Begleitung ins Bad – *um ihm Sicherheit zu geben und ihm das Aufstehen und Laufen überhaupt zu ermöglichen*
7:05–7:10 Uhr	Toilettengang ermöglichen, in der Zeit Hr. Edicis Bett machen – *persönliche Bedürfnisse ermöglichen und die Zeit nutzen*
7:10–7:40 Uhr	Unterstützung von Hr. Edici bei der Grundpflege – *da er dies nicht allein kann*
7:40–7:45 Uhr	Begleitung von Hr. Edici ins Wohnzimmer – *um ihm Sicherheit beim Gehen zu geben*
7:45–7:55 Uhr	Messen des Blutzuckers und Spritzen des Insulins – *als notwendige Diabetestherapie*
7:55–8:00 Uhr	Anbieten eines Getränks, kurzes Gespräch zum weiteren Ablauf – *um akut auftretende Wünsche/Bedürfnisse zu erfahren*
8:00–8:15 Uhr	Anziehen der Kompressionsstrümpfe bei Fr. Edici, Bett machen – *Kompressionsstrümpfe müssen im Liegen angezogen werden, um richtig wirken zu können, z. B. als Thrombosetherapie*
8:15–8:25 Uhr	Unterstützung von Frau Edici im Bad bei Bedarf (Reichen von Waschlappen und Handtuch und Waschen des Rückens) – *um gezielt Hilfestellung zu geben*
8:25–8:40 Uhr	Vorbereitung des Frühstücks, Bereitstellen der Frühmedikation – *damit beide frühstücken und ihre Medikamente zur gewohnten Zeit einnehmen können*
8:40–9:10 Uhr	Stellen der Tabletten in den Wochenboxen – *damit die Medikamente für die nächste Woche bereitstehen*
9:10–9:15 Uhr	Abräumen des Frühstückstischs – *um wieder Ordnung zu schaffen*
9:15–9:20 Uhr	Vorbereitung der 10-Minuten-Aktivierung – *um eine Beschäftigung anbieten und Kompetenzen in diesem Bereich zeigen zu können*
9:20–9:30 Uhr	10-Minuten-Aktivierung – *um das Ehepaar zu beschäftigen*
9:30–9:40 Uhr	Dokumentation der durchgeführten Maßnahmen – *als Durchführungsnachweis und zum Nachvollziehen der Durchführung*
9:40–9:50 Uhr	Rückfahrt zur Zentrale – *um dort weiter zu dokumentieren und die Prüfung zu beenden*
9:50 10:00 Uhr	Pflegebericht und Eintrag ins Übergabebuch in der Zentrale – *um die erbrachte Pflege und Besonderheiten für die anderen Pflegefachpersonen festzuhalten*
10:00–10:20 Uhr	Reflexion der Prüfungssituation – *als Rückblick und Abschluss der Prüfung und zur Evaluierung der Pflege*

18.3 Pflegemaßnahmen

18.3.1 Planung einzelner Pflegemaßnahmen

HINWEIS ZU DEN FOLGENDEN AUFGABEN

Im Folgenden finden Sie ausgewählte Aufgaben, die in der Prüfungssituation eine Rolle spielen könnten. Die Bearbeitung kann hier nicht real erfolgen, Sie können die Aufgaben aber durchdenken und sich ggf. dazu Notizen machen.

AUFGABE 1 Beschreiben Sie die kapillare Blutzuckermessung mit einem von Ihnen gewählten Blutzuckermessgerät. Geben Sie Grenzwerte für Blutzuckerabweichungen (Hypo- und Hyperglykämie) an und ordnen Sie Ursachen und typische Symptome zu.

AUFGABE 2 Nennen Sie die Vorteile des Stellens von Wochenboxen im Vergleich zum täglichen Stellen der Arzneimittel. Beschreiben Sie die Durchführung des Stellens der Wochenboxen.

AUFGABE 3 Beschreiben Sie das Anziehen der Kompressionsstrümpfe bei Frau Edici. Zählen Sie weitere Maßnahmen zur Thromboseprophylaxe auf.

AUFGABE 4 Erläutern Sie die Bedeutung familiärer Unterstützung am Beispiel der Familie Edici.

18.3.2 Lösungsvorschläge für die Planung einzelner Pflegemaßnahmen

1. Beschreiben Sie die kapillare Blutzuckermessung mit einem von Ihnen gewählten Blutzuckermessgerät. Geben Sie Grenzwerte für Blutzuckerabweichungen (Hypo- und Hyperglykämie) an und ordnen Sie Ursachen und typische Symptome zu.

Beschreibung der kapillaren Blutzuckermessung

Die kapillare Blutzuckermessung dient dem Erfassen des aktuellen Blutzuckerwerts und erfolgt über einen bis wenige Bluttropfen, die auf einen Messstreifen im Messgerät aufgetragen werden. Zur Blutentnahme werden möglichst die seitlichen Fingerbeeren von Mittel-, Ring- oder kleinem Finger oder die Ohrläppchen genutzt. Die Hände müssen mindestens sauber sein, im Sinne des Eingriffs in den menschlichen Körper ist eine Desinfektion der gewünschten Einstichstelle empfehlenswert. Das Einstechen erfolgt nach Aktivierung des Blutzuckermessgeräts mittels einer Lanzette oder Einstichhilfe. Wenn die Haut zuvor desinfiziert wurde, muss der erste Bluttropfen abgewischt werden, um den Wert nicht zu verfälschen. Der zweite Tropfen wird auf den Messstreifen des Messgeräts aufgetragen und die Einstichstelle am Finger oder Ohr komprimiert. Das Messgerät gibt mit einem kurzen Piepton die abgeschlossene Messung bekannt, und der Blutzuckerwert kann auf dem Display abgelesen werden. Die Geräte können Werte mit den Einheiten mg/dl (Milligramm pro Deziliter) oder mmol/l (Millimol pro Liter) anzeigen. Der Blutzuckerwert wird der zu pflegenden Person mitgeteilt und kann in ein Blutzuckertagebuch eingetragen werden. Die Durchführung der Blutzuckermessung und der Blutzuckerwert werden dokumentiert.

Hypo- und Hyperglykämie

Hypo- und Hyperglykämie sind behandlungsbedürftige Blutzuckerentgleisungen.

	Hypoglykämie	**Hyperglykämie**
Grenzwerte	• < 79 mg/dl bzw. < 3,9 mmol/l • Lebensgefährlich bei < 40 mg/dl bzw. < 2,2 mmol/l	• > 250 mg/dl bzw. > 13,9 mmol/l • Lebensgefährlich bei > 600 mg/dl bzw. 33,3 mmol/l
Mögliche Ursachen	• Überdosierung von Insulin oder oralen Antidiabetika • Zu wenig gegessen • Reichlich Bewegung oder Stress • Genuss von Alkohol	• Zu viel gegessen • Einnahme von Antidiabetika vergessen • Zu wenig Insulin injiziert • Infektionen
Typische Symptome	• Heißhunger • Konzentrationsstörung bis Bewusstlosigkeit • Schwitzen • Zittern • Herzrasen/Tachykardie • Blässe	• Übelkeit • Durst • Harndrang • Müdigkeit • Verwirrtheit • Azetongeruch des Atems

2. Nennen Sie die Vor- und Nachteile des Stellens von Wochenboxen im Vergleich zum täglichen Stellen der Arzneimittel. Beschreiben Sie die Durchführung des Stellens der Wochenboxen.

Vorteile

In der ambulanten Langzeitpflege haben sich Wochenboxen als Alternative zum täglichen Stellen der Medikamente bewährt. Der zeitliche Vorteil ist offensichtlich, da die Medikamente nur 1 × wöchentlich gestellt werden müssen.

Nachteile

An einem Wochentag muss für das Stellen der Wochenboxen mehr Zeit eingeplant werden und die Tour an diesem Tag entsprechend angepasst werden. Zudem muss beachtet werden, dass die Verwendung von Wochenboxen für verwirrte Pflegeempfänger nicht geeignet ist. Wöchentlich gestellt werden können nur feste Arzneimittel (z. B. Tabletten, Kapseln), flüssige Arzneimittel müssen kurz vor dem Verabreichen gestellt werden.

Durchführung

- Zurechtlegen der Anordnung bzw. der Medikamentenstellliste/dem Medikamentenplan
- Bereitstellen der Wochenbox und der benötigten Arzneimittel
- Beachtung der 6-R-Regel (alternativ der 10-R-Regel)
- Stellen der Arzneimittel entsprechend der Reihenfolge im Medikamentenplan für jeweils 7 Tage, danach mit dem nächsten Medikament fortsetzen
- Zählkontrolle für jeden Tag nach dem Stellen der Medikamentenboxen
- Verstauen der Medikamentenboxen an einem sicheren Ort (z. B. Schrank)
- Gabe der Arzneimittel nach und nach jeweils entsprechend der angeordneten Einnahmezeiten
- Darauf achten, dass rechtzeitig eine neue Wochenbox vorbereitet wird

3. Beschreiben Sie das Anziehen der Kompressionsstrümpfe bei Frau Edici. Zählen Sie weitere Maßnahmen zur Thromboseprophylaxe auf.

Anziehen der Kompressionsstrümpfe

Es gibt verschiedene Techniken für das Anziehen von Kompressionsstrümpfen. Wichtig ist, dass der jeweilige Strumpf dem richtigen Bein zugeordnet ist. Am schwersten ist es, Kompressionsstrümpfe wie normale Strümpfe über den Knöchel zu ziehen. Deshalb empfiehlt es sich, den Strumpf auf links zu drehen und dann entlang des Beins hochzuziehen, sobald der Knöchel überwunden ist. Zur Erleichterung gibt es Anziehhilfen, die unterschiedlich zu verwenden sind. Daher muss man sich in die Handhabung des jeweiligen Hilfsmittels einweisen lassen. Bei diesen handelt es sich z. B. um Gestelle zum Einspannen des Strumpfes oder Überzieher aus Materialien, über die die Kompressionsstrümpfe leichter gleiten.

TIPP

Medizinische Kompressionsstrümpfe sollen einer Ödem- und Ulkusbildung vorbeugen. Damit sie wirken können, müssen sie genau passen und werden daher maßgefertigt. Sie werden morgens angezogen, während des Tags getragen und zur Nacht ausgezogen.

Weitere Maßnahmen zur Thromboseprophylaxe

- Heparinhaltige Injektionen
- Orale Medikation
- Kompressionsverbände
- Bewegung
- Reichlich Flüssigkeit
- Ausgewogene Ernährung (vor allem fett-, salz- und zuckerarm)
- Übergewicht vermeiden

4. Erläutern Sie die Bedeutung familiärer Unterstützung am Beispiel der Familie Edici.

Familien stellen ein Personengefüge dar, die durch Blutsverwandschaft oder Heirat miteinander verwandt sind. Familienangehörige sollten sich untereinander unterstützen. Besonders in türkischen Familien wie bei Familie Edici ist das Familiengefüge stark ausgeprägt und Teil des Persönlichkeitsverständnisses. Gegenseitige Unterstützung gehört zur Familienehre.

Für die älteste Tochter des Ehepaars Edici ist es das Zusammenleben und die Unterstützung der Eltern selbstverständlich. Sie wohnt im Haus der Eltern, um sie gut unterstützen zu können, und sieht mehrfach täglich nach ihnen. Zudem ist sie im Notfall jederzeit für ihre Eltern erreichbar, was einen hohen Grad an Sicherheit gewährleistet. Auch das Einkaufen übernimmt die Tochter, um ihre Eltern zu entlasten. Das gemeinsame Essen hat in der Familie einen hohen Stellenwert. Dieser familiäre Zusammenhalt ist für alle Beteiligten wichtig. Regelmäßig sehen sich alle Familienmitglieder, wenn auch die Söhne zu Besuch kommen.

Konkrete Unterstützungsmöglichkeiten durch die Kinder:

- Einkaufen gehen
- Gemeinsames Essen zubereiten
- Gespräche führen und dabei aktuelle Symptome, Wünsche und Bedürfnisse der Eltern erfahren
- In Notfallsituationen helfen
- Bezüglich Gesundheitsentscheidungen beraten
- An frühere, gemeinsam erlebte Momente erinnern
- An Medikamenteneinnahme erinnern
- Zu Arztbesuchen begleiten
- …

18.4 Evaluation der erbrachten Pflege

Gehen Sie die Pflegesituation in Gedanken nochmals durch und reflektieren Sie diese. Sammeln Sie Informationen, auf die Sie im Rahmen des Reflexionsgesprächs eingehen würden.

LERNTIPP

Schwerpunkte für das Reflexionsgespräch

- Einschätzung des Zeitmanagements
- Umsetzung des Ablaufplans: An welchen Stellen waren warum Abweichungen nötig?
- Einschätzung der Kommunikation: Wurde alles richtig verstanden? Wie wurde mit eventuellen Verständigungsschwierigkeiten umgegangen?
- Wahrnehmung der familiären Unterstützung in der Prüfungssituation
- Umgang mit dem Krankheitsbild Diabetes: Blutzuckermessung inklusive Reaktion auf auffällige Werte, Insulinverabreichung
- Einschätzung der Mobilität im Prüfungszeitraum
- Beschreibung der Grundpflege: Unterstützung wie geplant erfolgt? Weitere Maßnahmen nötig? Bedeutung der Ressourcennutzung
- Besonderheiten bei der Vorbereitung des Frühstücks
- Ablauf des Anziehens der Kompressionsstrümpfe bei Frau Edici wie geplant?
- Stellen der Wochenbox: Hat alles funktioniert? Mussten Arzneimittel nachbestellt werden? Gab es Schwierigkeiten?
- Begründung der Auswahl der 10-Minuten-Aktivierung mit biografischem Bezug und Einschätzung, wie gut die Maßnahme gelungen ist
- Beschreibung der Dokumentation
- Abgleich der Ziele aus der Pflegeplanung: Sind die Ziele erreicht worden? Was lief anders als geplant? Welche Maßnahmen konnten nicht umgesetzt werden bzw. wurden zusätzlich durchgeführt?

18.5 Abschluss der Prüfungssituation

Formulieren Sie abschließend einen zusammenfassenden Pflegebericht. Geben Sie zudem an, welche Informationen Sie in der Situation an die zuständige Pflegefachperson weitergeben.

Schätzen Sie für sich selbst ein, wo Sie in dieser Prüfungssituation gut zurechtgekommen wären und wo Sie vielleicht noch Unsicherheiten verspüren oder ganz anders gehandelt hätten. Tauschen Sie sich dazu bei Bedarf auch mit Ihren Kolleginnen und Mitauszubildenden sowie mit Ihrem Mentor oder Praxisanleitenden aus. So erfahren Sie ggf. auch andere Lösungsideen und u. U., ob Ihnen eine ähnliche Prüfungssituation bevorstehen kann.

LERNTIPP

Schlüsselbegriffe der Prüfungssituation

- Besonderheiten der ambulanten Pflege
- Stellen von Medikamenten-Wochenboxen
- Blutzuckermessung
- Verabreichen von Insulin entsprechend einer Anpassungstabelle
- Hygienische Besonderheiten in der ambulanten Versorgung
- Bedeutung familiärer Unterstützung
- Thrombosetherapie

LITERATUR

1. Böhmer-Breuer R. Pflegeplanungs- und -dokumentationssysteme. In: Böhmer-Breuer R, Herrmann E (Hrsg.). PFLEGEN. Fokus Alter Mensch. München: Elsevier, 2021. S. 33–42.
2. Flöer C. Thromboseprophylaxe: Thrombose vorbeugen. 2023. www.pflege.de/krankheiten/thrombose/thromboseprophylaxe (letzter Zugriff: 23.9.2024).
3. Trögner J, Sänger H-C. Stoffwechsel und Hormonsystem. In: Schraut V, Trögner J (Hrsg.). PflegeHeute Geriatrische Pflege. München: Elsevier, 2020. S. 441–455.
4. Vosseler A. Überzuckerung (Hyperglykämie) und diabetische Ketoazidose. 2023. Aus: www.diabinfo.de/leben/behandlung/ueberzuckerung-und-ketoazidose.html (letzter Zugriff: 23.9.2024)
5. Vosseler A. Unterzuckerungen bei Diabetes (Hypoglykämien). 2023. Aus: www.diabinfo.de/leben/behandlung/unterzuckerung.html (letzter Zugriff: 23.9.2024).

KAPITEL

19 Fünftes praktisches Prüfungsbeispiel

Erik Herrmann

19.1 Ⓐ Pflegesituation: psychiatrische Versorgung

Älterer Mensch

Pflegesituation

Sie absolvieren Ihre praktische Abschlussprüfung in einer psychiatrischen Klinik. Im Leitbild der Klinik mit katholischem Träger sind christliche Werte wie Nächstenliebe, Milieutherapie und Beziehungspflege fest verankert und sollen im Umgang mit den Patientinnen und Patienten gelebt werden. Die Station, auf der Sie Ihre praktische Prüfung absolvieren, hat eine gerontopsychiatrische Ausrichtung.

Nachdem Sie Ihren Prüfenden bestätigt haben, dass Sie sich gesundheitlich in der Lage fühlen, Ihre praktische Prüfung anzugehen, und die Prüfenden (eine Ihnen bekannte Lehrkraft aus der Schule und ihre Praxisanleiterin) mit der Stationsleitung mögliche Patienten für die Prüfung ausgewählt haben, erhalten Sie von dieser eine kurze Übergabe:

„Für deine praktische Abschlussprüfung, bei der du heute die Pflegeplanung und den Ablaufplan schreiben und morgen die Patienten versorgen sollst, wurde Zimmer 5 ausgewählt. In diesem Zimmer liegen zwei ältere Herren mit verschiedenen Krankheitsbildern und Therapieplänen. Neben der Unterstützung bei der Grundpflege wird es auch deine Aufgabe sein, die beiden in ihrer Tagesstruktur zu unterstützen und darauf zu achten, dass sie ihre Therapiepläne einhalten.

Wolfgang Hansen ist 72 Jahre alt und hat das Bett am Fenster. Er liegt bei uns zur medikamentösen Einstellung mit Citalopram bei festgestellter Altersdepression. Vor 3 Tagen war er bei laufendem Motor seines alten Ford Mustangs in seiner geschlossenen Garage gefunden worden. Als der Nachbar das Garagentor öffnete, weil er das Motorengeräusch gehört hatte, stand Herr Hansen weinend da und sagte: „Ich will nicht mehr." Der alarmierte Rettungsdienst brachte ihn dann in die Akutpsychiatrie hier im Haus, von wo aus er gestern auf unsere Station verlegt wurde. Herr Hansen nimmt sich seiner Situation inzwischen recht gut an. Aufgrund der Gasvergiftung hustet er immer noch mehrfach am Tag und soll neben einem Spray zur Erweiterung der Bronchien auch 3 × tgl. inhalieren. Neben der medikamentösen Therapie sind bei ihm Zuwendung und Gespräche sehr wichtig. Wenn er nicht dazu motiviert wird, isst und trinkt er nur sehr wenig. Laut Therapieplan steht bei ihm morgen um 8:30 Uhr eine Gesprächsrunde an, wohin du ihn begleiten könntest, da zu dieser Zeit auch sein Mitpatient bei der Therapie ist und Herr Hansen eher einer Begleitung bedarf. Denn nicht nur die Beweglichkeit seiner Beine, sondern auch die Motorik seiner Hände und die Beweglichkeit seiner Arme ist eingeschränkt. Hier nutzt er aktuell einen Rollator, um sich besser fortbewegen zu können. Die körperlichen Einschränkungen nach jahrzehntelanger Tätigkeit in der Automobilindustrie sind neben dem Verlust seiner Ehefrau die größten vermuteten Ursachen seiner depressiven Verstimmung. Seit dem Tod seiner Frau hat Herr Hansen deutlich mehr Kontakt zu seiner Schwester, die versucht, in der für ihn schwierigen Zeit und Situation für ihn da zu sein. Bei der Körperpflege im Bad benötigt Herr Hansen Unterstützung und etwas Zeit. Wenn du dich mit ihm unterhältst, musst du sehr laut sprechen, da er schwerhörig ist. Ein Hörgerät lehnt er aber laut seiner Schwester schon seit einigen Jahren ab. Nachdem er seinen Beruf in der Automobilindustrie durch die körperlichen Einschränkungen aufgeben musste, hat er Schwierigkeiten, sich als Ruheständler im Alltag zurechtzufinden und bis heute kein passendes Beschäftigungsangebot gefunden. Mit seiner Schwester hat er einen Garten, und er mag Blumen sehr, weshalb er auch bei uns an der Gartentherapie teilnimmt, dort aber nur zeitweise mitmachen kann, da seine Schmerzen bei Bewegung zu stark werden.

Der zweite Patient im Zimmer ist Holger Schmidt. Herr Schmidt ist 77 Jahre alt und wirkt in vielen Situationen recht verwirrt. Er hat über Jahrzehnte bei und nach der beruflichen Tätigkeit auf dem Bau reichlich Alkohol getrunken und zu Höchstzeiten bis zu drei Schachteln Zigaretten geraucht. Mit 55 Jahren musste er seinen Beruf nach mehreren Bandscheibenvorfällen aufgeben und erhielt Erwerbsunfähigkeitsrente. Danach nahm der Alkoholkonsum noch weiter zu, und seiner Akte ist zu entnehmen, dass er mehrfach beinahe bewusstlos in die Notaufnahme gebracht werden musste und bereits vor 15 Jahren erste Erfahrungen mit der Psychiatrie und Entzugskliniken gesammelt hatte.

Er lässt sich in einigen Situationen nur ungern helfen und kann auch ungehalten und aggressiv werden, wenn ihm etwas nicht passt.

Beide Patienten erhalten orale Medikamente zum Frühstück, zudem erhält Herr Hansen, wie gesagt, vor dem Frühstück ein bronchienerweiterndes Spray und eine Inhalation.

Wenn du keine Fragen mehr hast, wünsche ich dir schon mal viel Erfolg bei der Prüfung!"

19.2 Pflegeplanung und Ablaufplan

19.2.1 Erstellen der Pflegeplanung

In der in der Pflegesituation erwähnten psychiatrischen Klinik wird nach dem Modell „Psychiatrie-Pflege-Perspektive" gepflegt und dementsprechend auch die Pflegeplanung formuliert. Es handelt sich hierbei um eine Modifikation der Lebensaktivitäten von Nancy Roper und der ATL von Liliane Juchli für den Fachbereich Psychiatrie. Die Pflegeplanung soll für Herrn Hansen erstellt werden.

Strukturelemente des Modells „Psychiatrie-Pflege-Perspektive":

1. Atmen
2. Essen und trinken
3. Ausscheiden
4. Für Sicherheit sorgen
5. Sich einstellen und zurechtfinden im Leben
6. Kommunizieren
7. Beziehungen eingehen
8. Sich als Mann, Frau, Junge oder Mädchen fühlen und verhalten
9. Den Tag gestalten (berufliche Arbeit/Hausarbeit/Freizeitgestaltung)
10. Sich pflegen und kleiden
11. Sich bewegen und ruhen
12. Schlafen
13. Die Körpertemperatur regulieren
14. Sterben

Lebens-aktivitäten	Probleme/ Ressourcen	Pflegeziel	Pflege-maßnahmen

19.2.2 Erstellen des Ablaufplans

Um eine strukturierte Pflege durchführen zu können, ist es wichtig, vorher zu planen, wann welche Maßnahmen durchzuführen sind. Da diese Maßnahmen meist aus einem gewissen Grund geplant werden, kann dieser hier ebenfalls mit ergänzt werden. Es ist davon auszugehen, dass die Pflege um 6:00 Uhr mit der Übergabe vom Nachtdienst startet und demnach mit einer abschließenden Reflexion um ca. 9:40–10:00 Uhr endet. Bei Schwierigkeiten, sich in Situationen gut hineindenken zu können, können die Maßnahmen ausführlicher beschrieben werden, sonst reicht das bloße Benennen.

Zeit	Maßnahme (ggf. inklusive kurzer Beschreibung)

19.2.3 Lösungsvorschläge für Pflegeplanung und Ablaufplan

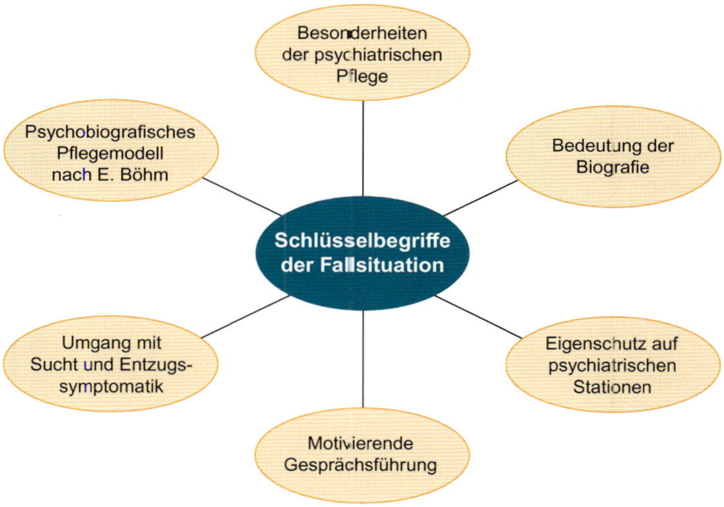

Hinweis zu den Lösungsvorschlägen

Die folgenden Angaben sind jeweils als Vorschlag zu verstehen, andere Lösungsvarianten können genauso richtig sein. Tauschen Sie sich bei Unsicherheiten mit Ihrem Mentor oder Ihrer Praxisanleiterin aus.

Pflegeplanung

Bei der Pflegeplanung für Herrn Hansen ist wichtig, sowohl somatische als auch psychiatrische Beschwerden und Pflegeprobleme zu erfassen und diesen jeweils Ziele und Maßnahmen zuzuordnen.

Lebensaktivitäten	Probleme/Ressourcen	Pflegeziel	Pflegemaßnahmen
Atmen	**Problem:** Hr. Hansen hustet aufgrund der Gasvergiftung immer wieder stark **Ressource:** Er nimmt die Therapie an und lässt sich helfen	Der Hustenreiz wird gelindert	• Spray laut ärztlicher Anordnung am Morgen • Inhalation vor dem Frühstück
Essen und Trinken	**Problem:** Hr. Hansen trinkt und isst von sich aus nur wenig **Ressource:** Er lässt sich durch das Pflegepersonal zum Essen und Trinken gut motivieren	Trinkt im Rahmen der Prüfung mindestens 400 ml und isst ein Brötchen	• Getränke einschütten und ihm immer wieder anbieten • Frühstück appetitlich vorbereiten • Lieblingsgetränke und -essen anbieten
Für Sicherheit sorgen	**Problem:** Suizidversuch in der Vergangenheit durch depressive Verstimmung **Ressourcen:** Er hat Kontakt zur Schwester und begeistert sich für Gartenarbeit **Problem:** Sturzgefahr durch eingeschränkte Beweglichkeit **Ressource:** Er kennt seine Grenzen	Er hat während der Prüfungszeit keine negativen Gedanken und stürzt nicht	• Motivierende Gespräche führen • Festes Schuhwerk bereitstellen und anziehen • Begleitung beim Laufen mit Rollator
Sich einstellen und zurechtfinden im Leben	**Problem:** Hr. Hansen hat seit der Aufgabe seiner Arbeitsstelle Probleme, für sich passende Beschäftigungsmöglichkeiten zu finden **Ressource:** Er nimmt Vorschläge zur Beschäftigung an und probiert sie aus	Er nimmt Beschäftigungsangebote an und findet sich im Klinikalltag zurecht	• Beschäftigungsangebote auswählen und ihm vorschlagen • Therapieplan erklären und ihn zu den Therapien begleiten
Kommunizieren	**Problem:** Hr. Hansen ist schwerhörig und hat daher ein Verständigungsproblem **Ressource:** Wenn das Pflegepersonal sehr laut spricht, wird es von Hr. Hansen verstanden	Hr. Hansen versteht wichtige Anweisungen und kann auf Fragen reagieren	• Laut und deutlich sprechen • Einfache Wortwahl bei Gesprächen • Ggf. Kommunikationshilfsmittel nutzen (z. B. Piktogramme)
Den Tag gestalten	**Problem:** Der Therapieplan der Klinik ist für Hr. Hansen noch neu, und er hat Schwierigkeiten, sich zurechtzufinden **Ressource:** Er nimmt Unterstützung und Hinweise durch das Pflegepersonal an	Hr. Hansen nimmt an den Therapien entsprechend dem Therapieplan teil	• Morgens wecken und zeitliche Orientierung geben • Therapieplan zeigen und sichtbar zurechtlegen • Begleitung zur Therapie • Hinweis geben, wann es Frühstück gibt
Sich pflegen und kleiden	**Problem:** Hr. Hansen kann die Körperpflege aufgrund körperlicher Einschränkungen nicht allein durchführen **Ressource:** Er nimmt Hilfe und Unterstützung an	Hr. Hansen ist sauber, frisch gekleidet und fühlt sich wohl	• Begleitung ins Bad • Unterstützung bei der Grundpflege im Bad • Anleitung zur Pflege von Gesicht, Oberkörper, Armen
Sich bewegen und ruhen	**Problem:** Hr. Hansen hat Bewegungseinschränkungen in Beinen, Armen und Händen durch jahrelange schwere Arbeit **Ressource:** Er nimmt Unterstützung und Hilfsmittel an	Hr. Hansen kann sich mit dem Rollator im Klinikbereich bewegen	• Rollator als Hilfsmittel bereitstellen und ggf. erklären • Begleitung bei der Mobilisation • Bewegungsübungen für Arme und Hände im Rahmen der morgendlichen Körperpflege

Ablaufplan

TIPP

Den Ablaufplan erstellt man in erster Linie für sich selbst, um die Pflege zeitlich zu strukturieren. Eventuell reicht ein weniger detaillierter Ablaufplan als der folgende Lösungsvorschlag, der relativ kleinschrittig ausgearbeitet ist.
Beim Erstellen des Ablaufplans in psychiatrischen Einrichtungen sind die Therapiepläne zu berücksichtigen. Hieraus ergeben sich ggf. Termine, die im Ablaufplan berücksichtigt werden müssen.

Tab. 19.1 Ablaufplan

Zeit	Maßnahme
6:00–6:05	Übergabe vom Nachtdienst
6:05–6:20	Vorstellung von Patienten und Ablaufplan unter Einbeziehung der Pflegeplanung von Hr. Hansen
6:20–6:35	Stellen der Medikamente für beide Patienten
6:35–6:40	Wecken und Begrüßen der beiden Patienten, Gabe von Orientierungshilfen und Hinweis auf Therapiepläne, Anbieten von Wasser
6:40–6:45	Zurechtstellen des Rollators für Hr. Hansen, Begleitung ins Bad
6:45–7:10	Unterstützung von Hr. Hansen bei der Grundpflege im Bad, Aufforderung zum Bettenmachen
7:10–7:15	Begleitung von Hr. Hansen ins Zimmer
7:15–7:25	Gabe des Sprays und anschließende Inhalation bei Hr. Hansen
7:25–7:30	Information an Hr. Schmidt, dass er sich waschen gehen kann, Hilfe anbieten
7:30–7:40	Vorbereitung und Bereitstellen des Frühstücks
7:40–7:55	Dokumentation der Grundpflege und ggf. von Besonderheiten
7:55–8:05	Verabreichen der Medikamente unter Aufsicht
8:05–8:15	Gespräch mit beiden Patienten zum Tagesablauf unter Einbeziehung der Therapiepläne
8:15–8:30	Begleitung von Hr. Hansen zur Gesprächsrunde
8:30–9:00	Teilnahme an der Gesprächsrunde, ggf. Unterstützung von Hr. Hansen
9:00–9:15	Begleitung von Hr. Hansen zurück zur Station, Schauen nach Hr. Schmidt
9:15–9:30	Weitere Dokumentation
9:30–9:40	Übergabe
9:40–10:00	Reflexion inklusive Selbstreflexion

19.3 Pflegemaßnahmen

19.3.1 Planung einzelner Pflegemaßnahmen

HINWEIS ZU DEN FOLGENDEN AUFGABEN

Im Folgenden finden Sie ausgewählte Aufgaben, die in der Prüfungssituation eine Rolle spielen könnten. Die Bearbeitung kann hier nicht real erfolgen, Sie können die Aufgaben aber durchdenken und sich ggf. dazu Notizen machen.

AUFGABE 1 Die psychiatrische Klinik ist eine christliche Einrichtung. Beschreiben Sie, inwiefern das Vermitteln christlicher Werte einen positiven Einfluss auf die Entwicklung der Patienten und den Umgang mit ihnen haben kann. Schätzen Sie ein, ob die Vermittlung christlicher Werte nicht gläubigen Menschen oder Personen anderer Religionen schaden oder von diesen abgelehnt werden könnte.

AUFGABE 2 Das Psychobiografische Pflegemodell nach E. Böhm stellt einen ganzheitlichen Ansatz für die Pflege und Betreuung verwirrter und psychiatrisch erkrankter Menschen dar. Zählen Sie Inhalte und Ziele des Psychobiografischen Pflegemodells auf. Beschreiben Sie, inwiefern Ihnen die Anwendung des Modells beim Umgang mit Herrn Hansen und Herrn Schmidt in der Prüfungssituation weiterhelfen kann. Nennen Sie Vorteile für die Mitarbeitenden der psychiatrischen Einrichtung, wenn jeder das benannte Modell kennt und im täglichen Umgang nutzt.

AUFGABE 3 Erklären Sie die Bedeutung des Biografiebezugs bei der Versorgung psychiatrisch erkrankter Menschen am Beispiel von Herrn Hansen. Listen Sie wichtige Themen im Rahmen einer Biografieerfassung auf.

AUFGABE 4 Erklären Sie, warum der Eigenschutz in der Psychiatrie eine große Rolle spielt. Beschreiben Sie, welche Schutzmaßnahmen Sie in der Situation konkret ergreifen würden.

19.3.2 Lösungsvorschläge für die Planung einzelner Pflegemaßnahmen

1. Die psychiatrische Klinik ist eine christliche Einrichtung. Beschreiben Sie, inwiefern das Vermitteln christlicher Werte einen positiven Einfluss auf die Entwicklung der Patienten und den Umgang mit ihnen haben kann. Schätzen Sie ein, ob die Vermittlung christlicher Werte nicht gläubigen Menschen oder Angehörenden anderer Religionen schaden oder von diesen abgelehnt werden könnte.

Positiver Einfluss durch die Vermittlung christlicher Werte

- Glaube unterstützt Menschen in Krankheit und Leid, spendet Trost und gibt Sicherheit.
- Orientierung durch christliche Werte (z. B. Gebote).
- Nächstenliebe als Unterstützung, Achtung, Anerkennung.
- Bedürfniserkennung.
- Fürsorge als Kern professioneller Pflege ist ein christlicher Wert.
- Bedeutung der Familie als wichtiger Rückhalt.

Schaden durch christliche Werte oder deren Ablehnung

- Ein Schaden ist sehr unwahrscheinlich.
- Eine Ablehnung ist möglich.
- Christliche Werte dürfen niemandem aufgezwungen werden.
- Ggf. gibt es Probleme zwischen den Religionen, wenn es um den Streit der „wahren" Religion geht und Einzelne andere Religionen nicht akzeptieren wollen.

2. Das Psychobiografische Pflegemodell nach E. Böhm stellt einen ganzheitlichen Ansatz für die Pflege und Betreuung verwirrter und psychiatrisch erkrankter Menschen dar. Zählen Sie Inhalte und Ziele des Psychobiografischen Pflegemodells auf. Beschreiben Sie, inwiefern Ihnen die Anwendung des Modells beim Umgang mit Herrn Hansen und Herrn Schmidt in der Prüfungssituation weiterhelfen kann. Nennen Sie Vorteile für die Mitarbeitenden der psychiatrischen Einrichtung, wenn jeder das benannte Modell kennt und im täglichen Umgang nutzt.

Inhalte und Ziele des Pflegemodells

- Ganzheitliches Pflegemodell speziell für verwirrte und psychiatrisch erkrankte Menschen.
- Kommunikation spielt eine zentrale Rolle.
- Bezieht Biografie mit ein – im Sinne einer seelischen und emotionalen Entwicklung und unter Berücksichtigung einschneidender Erlebnisse.
- Erhalt und Förderung von Selbstfürsorge und Selbstpflege.
- Verhinderung entpersonalisierender Verhaltensweisen (z. B. Etikettierung, Stigmatisierung, Entmündigung, Einschüchterung).

- Beachtung entwicklungsbedingter Interaktions- bzw. Erreichbarkeitsstufen (insbesondere bei an Demenz erkrankten Personen bedeutsam).
- Krankheit bedeutet, bestimmte Aufgaben nicht erfüllen zu können.
- Konkrete Ziele:
  - Wiederbelebung der Altersseele
  - Belebung der Seele der pflegenden Personen
  - Erweiterung der Auffassung gesellschaftlicher Normalität
  - Prozessartige Darstellung des Pflegeablaufs unter Einbeziehung pflegewissenschaftlicher Erkenntnisse

Bedeutung des Pflegemodells in der Prüfungssituation

- Der Biografiebezug des Modells erhöht die emotionale und kommunikative Erreichbarkeit der beiden zu Pflegenden.
- Durch Einbeziehung der Emotionalität werden auch aktuelle Emotionen genauer betrachtet, was bei beiden zu Pflegenden wichtig ist (Hinweise auf Depressivität bei Herrn Hansen bzw. Aggression bei Herrn Schmidt).
- Neben dem Blick auf die zu Pflegenden wird der Blick auch auf den Pflegenden (Auszubildenden in der Prüfungssituation) gerichtet.
- Ganzheitlichkeit unterstützt einen umfassenden Blick auf die zu Pflegenden.

Vorteile, wenn allen Mitarbeitenden das Modell bekannt ist

- Klare Strukturen und Verhaltensweisen
- Umfassender Pflegeprozess, der von allen Mitarbeitenden getragen wird
- Bessere Pflegequalität

3. Erklären Sie die Bedeutung des Biografiebezugs bei der Versorgung psychiatrisch erkrankter Menschen am Beispiel von Herrn Hansen. Listen Sie wichtige Themen im Rahmen einer Biografieerfassung auf.

Bedeutung

Der Biografiebezug kann …

- Selbstvertrauen stärken und den Menschen in seiner Persönlichkeit respektieren,
- seine biografischen Erlebnisse und Prägungen wertschätzen,
- Kommunikationsfähigkeit und Eigeninitiative verbessern,
- durch in der Gruppe erlebtes Gemeinschaftsgefühl Isolation und Vereinsamung vorbeugen,
- kognitive Fähigkeiten aktivieren und fördern,
- durch Beschäftigung mit der Vergangenheit positive Emotionen erneut erleben lassen.

Themen im Rahmen der Biografieerfassung

- Wichtige Ereignisse in den einzelnen Lebensabschnitten
- Medizinische Anamnese (Krankheitsbilder, Therapien)
- Familienanamnese
- Ess- und Trinkbiografie
- Sensobiografie/Sinnesbiografie
- Bevorzugter Kleidungsstil

- Gewohnheiten und Traditionen bei Feierlichkeiten
- Religiöse Anamnese

4. Erklären Sie, warum der Eigenschutz in der Psychiatrie eine große Rolle spielt. Beschreiben Sie, welche Schutzmaßnahmen Sie in der Situation konkret ergreifen würden.

Bedeutung
Die persönliche Wahrnehmung psychisch erkrankter Menschen kann von der des Pflegepersonals je nach Krankheitsbild massiv abweichen. So ist z. B. das Erleben von Nähe und Distanz zum Teil ganz anders. Missverständnisse können schnell in Aggressionen (verbal und körperlich) umschlagen. Mitunter fühlen sich psychiatrische Patienten auch eingesperrt oder sind es im Rahmen von geschlossenen Unterbringungen sogar. Damit kann es auch die Vorstellung des Betroffenen sein, das Pflegepersonal überwinden zu müssen, um wieder in die Freiheit zu gelangen. Im Rahmen mancher Krankheitsbilder ist es für den Betroffenen auch wichtig, eine Machtposition einzunehmen. Im Fall von Herrn Schmidt kann auch der Suchtdruck aggressiv machen.

Schutzmaßnahmen
Insbesondere Herr Schmidt wird als zeitweise aggressiv beschrieben. Grundsätzlich wird in der psychiatrischen Pflege ein großes Augenmerk auf die Beobachtung der Patienten gelegt, bei Herrn Schmidt wird insbesondere auf seine Gestik, Mimik und Körperhaltung (z. B. sehr angespannt) geachtet. Es wird empfohlen, sich immer so zu positionieren, dass man die Patienten gut beobachten und im Notfall aus dem Raum fliehen kann, wenn ein Patient aggressiv werden sollte. Es ist also darauf zu achten, dass sich Herr Schmidt vor einem befindet und mindestens eine Armlänge Abstand zu ihm besteht. In Situationen, in denen er als auffällig oder aggressiv eingeschätzt wird, ist es empfehlenswert, zu zweit zu ihm zu gehen. Dies bringt eine stärkere Position mit sich, und im Nachhinein gibt es zwei Zeugen, die Auffälligkeiten wahrnehmen und wiedergeben können (rechtliche Absicherung). Neben dem körperlichen Schutz, ist es wichtig, verletzende Äußerungen nicht zu sehr an sich herankommen zu lassen. Zur Verarbeitung und der gemeinsamen Suche nach besseren Lösungen können kollegiale Beratung, Supervision oder interdisziplinäre Fallbesprechungen genutzt werden.

19.4 Evaluation der Pflege

Gehen Sie die Pflegesituation in Gedanken nochmals durch und reflektieren Sie diese. Sammeln Sie Informationen, auf die Sie im Rahmen des Reflexionsgesprächs eingehen würden.

LERNTIPP

Schwerpunkte für das Reflexionsgespräch

- Einschätzung des Zeitmanagements
- Umsetzung des Ablaufplans: An welchen Stellen waren warum Abweichungen nötig?
- Unterstützungsmöglichkeiten bei Therapien
- Einschätzung des Medikamentenmanagements (Stellen, Verabreichen, Kontrolle von Wirkung und Nebenwirkungen)
- Umgang mit suizidgefährdeten Patienten
- Umsetzung der Verabreichung des Sprays und der Inhalation
- Durchführung von Gesprächen
- Rückmeldungen zur Begleitung der Therapierunden
- Besonderheiten des Arbeitens in der Psychiatrie
- Umgang mit Schwerhörigen: Wurde alles verstanden?
- Wie lief die Unterstützung bei der Grundpflege?
- Umgang mit Süchtigen
- Ursachen von Aggressionen und Umgang damit
- Abgleich der Ziele aus der Pflegeplanung: Sind die Ziele erreicht worden? Was lief anders als geplant? Welche Maßnahmen konnten nicht umgesetzt werden bzw. wurden zusätzlich durchgeführt?

19.5 Abschluss der Prüfungssituation

Formulieren Sie abschließend einen zusammenfassenden Pflegebericht. Geben Sie zudem an, welche Informationen Sie in der Situation an die zuständige Pflegefachperson weitergeben.

Schätzen Sie für sich selbst ein, wo Sie in dieser Prüfungssituation gut zurechtgekommen wären und wo Sie vielleicht noch Unsicherheiten verspüren oder ganz anders gehandelt hätten. Tauschen Sie sich dazu bei Bedarf auch mit Ihren Kolleginnen und Mitauszubildenden sowie Ihrem Mentor oder Praxisanleitenden aus. So erfahren Sie ggf. auch andere Lösungsideen und u. U., ob Ihnen eine ähnliche Prüfungssituation bevorstehen kann.

Sollten Sie Ihre praktische Prüfung nicht auf einer psychiatrischen Station haben, versuchen Sie, sich bewusst zu machen, welche Besonderheiten Sie in Ihrem Arbeitsbereich vorfinden.

LERNTIPP

Schlüsselbegriffe der Prüfungssituation

- Besonderheiten der psychiatrischen Pflege
- Bedeutung der Biografie
- Eigenschutz auf psychiatrischen Stationen
- Motivierende Gesprächsführung
- Umgang mit Sucht und Entzugssymptomatik
- Psychobiografisches Pflegemodell nach E. Böhm

LITERATUR

1. Böhmer-Breuer R, Werner J, Herrmann E. Unterstützung bei der Lebensgestaltung, In: Böhmer-Breuer R, Herrmann E (Hrsg.). Pflegen Fokus alter Mensch. München: Elsevier, 2001. S. 85–129.
2. Herrmann E. Spezielle Herausforderungen. In: Böhmer-Breuer R, Herrmann E (Hrsg.). Pflegen Fokus alter Mensch. München: Elsevier, 2001. S. 259–266.
3. Prell M. Das Psychobiographische Pflegemodell nach Prof. Böhm. 2002. Aus: www.senioren-wohngemeinschaft-eitorf.de/_pflege/pflegemodell_boehm.pdf (letzter Zugriff: 26.9.2024).
4. Richter M-P, Schulte M. Pflege in der Gerontopsychiatrie. In: Gold K (Hrsg.). Pflege konkret Neurologie Psychiatrie. München: Elsevier, 2022. S. 407–438.
5. Universitätsklinikum Hamburg-Eppendorf (UKE). Pflegemodell „Psychiatrie-Pflege-Perspektive". 1996. Aus: www.uke.de/dateien/kliniken/psychiatrie-und-psychotherapie/dokumente/pflegemodell_ppp.pdf (letzter Zugriff: 26.9.2024).

Register